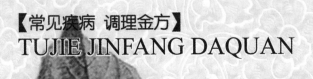

【常见疾病 调理金方】
TUJIE JINFANG DAQUAN

布渣叶
清暑，消食，化痰。
感冒，中暑，消化不良，
腹泻。

图解

金方大全

编著 ◉ 李 敏

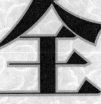

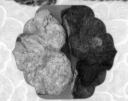

何首乌
补益精血·解毒
截疟·润肠通便

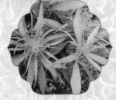

白术
健脾益气·燥湿利尿
止汗·安胎

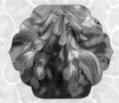

丹参
活血调经·祛瘀止痛
凉血消痈·除烦安神

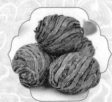

石斛
益胃生津·滋阴清热

条目清晰有序
资料详实齐全 ＋ 语言通俗易懂 ＋ 力求达到
医学知识多寡不同层次
读者能读懂会用

中医古籍出版社
Publishing House of Ancient Chinese Medical Books

图书在版编目（CIP）数据

图解金方大全 / 李敏编著 . -- 北京 ：中医古籍出
版社，2017.8

ISBN 978-7-5152-1629-4

Ⅰ．①图… Ⅱ．①李… Ⅲ．①验方－汇编 Ⅳ．
① R289.5

中国版本图书馆 CIP 数据核字（2017）第 278722 号

图解金方大全

编　　著：	李敏	
责任编辑：	于峥	
出版发行：	中医古籍出版社	
社　　址：	北京市东直门内南小街 16 号（100700）	
印　　刷：	北京彩虹伟业印刷有限公司	
发　　行：	全国新华书店发行	
开　　本：	710mm×1000mm　1/16	
印　　张：	14	
字　　数：	280 千字	
版　　次：	2018年1月第1版　2018年1月第1次印刷	
书　　号：	ISBN 978-7-5152-1629-4	
定　　价：	48.00 元	

前言

中医学源远流长，是世界科学史上具有独特理论体系和卓越临床疗效的一门自然科学，历经五千年而不衰，留下浩如烟海的文献资料。这些宝贵文献既有丰富的中医理论，也有屡试屡爽的治病良方，为归纳整理这些珍贵文献，也为方便广大患者，我们编写了这本《图解金方大全》，以求实现求全致用，造福人民的目的。

本书以科为纲，以疾病为目，以方为主，精选了历代前贤的经典医学文献及近现代名老中医名方、经方、验方千余条，内容涉及内科、外科、眼科、妇科、男科、儿科、肿瘤等，既有常见病多发病，又有疑难重症，所选内容为历代中医名家临床实践的经验总结，疗效确切可靠，针对性强。

书中对每一科的各种病症都做了简明的概述，让读者对本病的病因病机、临床症状等基本情况有一了解，然后对各种病症配有若干条金方，每一条金方针对不同的证型病人，内容包括组成、用法、功用、证候、按语部分。条目清晰有序，资料翔实齐全，语言通俗易懂，力求达到医学知识多寡不同层次读者能读懂会用。由于方中剂量是针对一般患者，对一些特殊体质患者，不可按图索骥，草率行事，应根据具体病情和体质差异，在医生指导下正确使用。

编者

目录

第一章　内科金方 /1

第二章　外科金方 /109

第三章　眼科金方 /115

第五章　男科金方 /171

第六章　儿科金方 /181

第七章　癌症金方 /197

第一章 内科金方

感冒

感冒是一种最为常见的呼吸道疾病。"感冒"一词，最早见于中国北宋的《仁斋直指方.诸风》，书中说："感冒风邪，发热头痛，咳嗽声重，涕唾稠黏。"一般来说，感冒大致可分为两种，即普通感冒和流行感冒。

中医根据辨证施治的原理，把普通感冒分为：风寒感冒：怕冷，发热轻或不发热，无汗，鼻痒，鼻塞声重，打喷嚏，流清涕，咳嗽，咯痰白，肢体酸楚疼痛；风热感冒：微恶风寒，发热重，有汗，鼻塞，流黄浊涕，咯浓痰，痰色常呈黄色，咽喉红肿疼痛，口渴喜饮；暑湿感冒：病人浑身发热，有头重身重感，胸闷，心烦口渴。

流行性感冒，简称流感，是由流感病毒引起的急性呼吸道传染病。流感症状影响全身，包括发热发冷、出汗、鼻塞、咳嗽、头痛、全身酸痛、肌肉痛、骨痛、食欲不振等，严重时会引起支气管炎、肺炎、心肌炎等并发症，治疗不及时可致死。

荆防败毒散（明·张时《摄生众妙方》）

【组成】羌活、独活、柴胡、前胡、枳壳、茯苓、防风、荆芥、桔梗、川芎各4.5克，甘草15克。

【用法】上药用水300毫升，煎至240毫升，温服。

【功用】发汗解表，散风祛湿。

【证候】风寒感冒。

恶寒重，发热轻，无汗，头痛，肢节酸疼，鼻塞声重，时流清涕，喉痒，咳嗽，痰吐稀薄色白，舌苔薄白，脉浮或浮紧。

【按语】本方为治疗风寒感冒常用方。方中以荆芥、防风解表散寒；柴胡解表疏风；羌活、独活散寒除湿，为治肢体疼痛之要药；川芎活血散风止头痛；枳壳、前胡、桔梗宣肺利气；甘草化痰和中。风寒重，恶寒甚者，加麻黄、桂枝，头痛加白芷，项背强痛加葛根；风寒夹湿，身热不扬，身重苔腻，脉濡者，用羌活胜湿汤加减；风寒兼气滞，胸闷呕恶者，用香苏散加减；表寒兼里热，又称"寒包火"，发热恶寒，鼻塞声重，周身酸

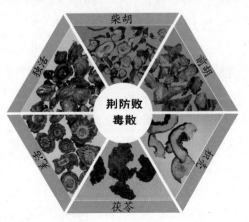

柴胡
前胡
芎芎
茯苓
荆芥
独活

荆防败毒散

痛，无汗口渴，咽痛，咳嗽气急，痰黄黏稠，或尿赤便秘，舌苔黄白相兼，脉浮数，解表清里，用双解汤加减。

银翘散（吴瑭《温病条辨》）

【组成】金银花、连翘各15克，荆芥穗、淡竹叶各4克，淡豆豉、生甘草各5克，牛蒡子、薄荷、桔梗各6克。

【用法】共为粗末，每服18克，以鲜芦根汤送服。

【功用】辛凉透表，清热解毒。

【证候】风热感冒。

发热，微恶风寒，或有汗，鼻塞喷嚏，流稠涕，头痛，咽喉疼痛，咳嗽痰稠，舌苔薄黄，脉浮数。

【按语】本方为治疗风热感冒常用方。方中以金银花、连翘辛凉透表，兼以清热解毒；薄荷、荆芥穗、淡豆豉疏风解表，透热外出；桔梗、牛蒡子、甘草宣肺祛痰，利咽散结；淡竹叶、芦根甘凉轻清，清热生津止渴。发热甚者，加黄芩、石膏、大青叶清热；头痛重者，加桑叶、菊花、蔓荆子清利头目；咽喉肿痛者，加板蓝根、玄参利咽解毒；咳嗽痰黄者，加黄芩、知母、浙贝母、杏仁、瓜蒌壳清肺化痰；口渴重者，重用芦根，加花粉、知母清热生津。

时行感冒，呈流行性发生，寒战高热，全身酸痛，酸软无力，或有化热传变之势，重在清热解毒，方中加大青叶、板蓝根、蚤休、贯众、石膏等。

新加香薷饮（清·吴鞠通《温病条辨》）

【组成】香薷、厚朴、连翘各6克，金银花、鲜扁豆各9克。

【用法】水煎服。

【功用】祛暑解表，清热化湿。

【证候】暑湿感冒。

发生于夏季，面垢身热汗出，但汗出不畅，身热不扬，身重倦怠，头昏重痛，或有鼻塞流涕，咳嗽痰黄，胸闷欲呕，小便短赤，舌苔黄腻，脉濡数。

【按语】本方为治疗暑湿感冒常用方。方中以香薷发汗解表；金银花、连翘辛凉解表；厚朴、扁豆和中化湿。

暑热偏盛，加黄连、青蒿、鲜荷叶、鲜芦根清暑泄热；湿困卫表，身重少汗恶风，加清豆卷、藿香、佩兰芳香化湿宣表；小便短赤，加六一散、赤茯苓清热利湿。

暑湿感冒或感冒而兼见中焦诸症者，可用成药藿香正气丸（片、水、软胶囊）等。

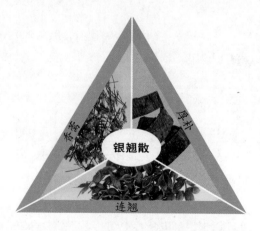

参苏饮(《太平惠民和剂局方》)

【组成】人参、紫苏叶、干葛(洗)、半夏(汤洗七次,姜汁制炒)、前胡(去苗)、茯苓(去皮)各三分(6克),枳壳(去瓤,麸炒)、桔梗(去芦)、木香、陈皮(去白)、甘草(炙)各半两(4克)。

【用法】加生姜7片,大枣1枚,水煎温服。

【功用】益气解表,理气化痰。

【证候】气虚外感风寒。

素体气虚者易反复感冒,感冒则恶寒较重,或发热,热势不高,鼻塞流涕,头痛,汗出,倦怠乏力,气短,咳嗽咯痰无力,舌质淡苔薄白,脉浮无力。

【按语】本方为治疗气虚外感风寒、内有痰湿证的常用方。方中以人参、茯苓、甘草益气以祛邪;苏叶、葛根疏风解表;半夏、陈皮、桔梗、前胡宣肺理气,化痰止咳;木香、枳壳理气调中;姜、枣调和营卫。表虚自汗者,加黄芪、白术、防风益气固表;气虚甚而表证轻者,可用补中益气汤益气解表。凡气虚易于感冒者,可常服玉屏风散,增强固表卫外功用,以防感冒。

加减葳蕤汤(俞根《重订通俗伤寒论》)

【组成】玉竹、淡豆豉各9克,薄荷、桔梗各5克,生葱白6克,白薇3克,红枣2枚,炙甘草1.5克。

【用法】水煎服。

【功用】滋阴解表。

【证候】阴虚感冒。

阴虚津亏,感受外邪,津液不能作汗外出,微恶风寒,少汗,身热,手足心热,头昏心烦,口干,干咳少痰,鼻塞流涕,舌红少苔,脉细数。

【按语】本方专为素体阴虚,感受风热患者而设。方中以白薇清热和阴,玉竹滋阴助汗;葱白、薄荷、桔梗、豆豉疏表散风;甘草、大枣甘润和中。咳嗽咳痰不爽,可加川贝母、杏仁、瓜蒌皮以止咳化痰;心烦口渴较甚,加芦根、竹叶、天花粉以清热生津;表证较重,酌加葛根、防风以祛风解表。

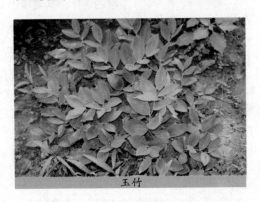
玉竹

咳嗽

　　咳嗽是指外感或内伤等因素，导致肺失宣肃，肺气上逆，冲击气道，发出咳声或伴咯痰为临床特征的一种病证。历代将有声无痰称为咳，有痰无声称为嗽，有痰有声谓之咳嗽。临床上多为痰声并见，很难截然分开，故以咳嗽并称。

　　肺气不清，失于宣肃，上逆作声而引起咳嗽为本病证的主要症状。由于感邪的性质、影响的脏腑、痰的寒热、火的虚实等方面的差别，咳嗽有不同的临床表现。咳嗽的病程，有急性咳嗽和慢性咳嗽。咳嗽的时间，有白日咳嗽甚于夜间者，有早晨、睡前咳嗽较甚者，有午后、黄昏、夜间咳嗽较甚者。咳嗽的节律，有时作咳嗽者，有时时咳嗽者，有咳逆阵作、连声不断者。咳嗽的性质，有干性咳嗽、湿性咳嗽。咳嗽的声音，有咳声洪亮有力者，有咳声低怯者，有咳声重浊者，有咳声嘶哑者。咳痰的色、质、量、味等也有不同的临床表现。痰色有白色、黄色、灰色甚至铁锈色、粉红色等。痰的质地有稀薄、黏稠等。有痰量少甚至干咳者，有痰量多者。痰有无明显气味者，也有痰带腥臭者。

　　咳嗽的治疗应分清邪正虚实。外感咳嗽，为邪气壅肺，多为实证，故以祛邪利肺为治疗原则，根据邪气风寒、风热、风燥的不同，应分别采用疏风、散寒、清热、润燥治疗。内伤咳嗽，多属邪实正虚，故以祛邪扶正，标本兼顾为治疗原则，根据病邪为"痰"与"火"，祛邪分别采用祛痰、清火为治，正虚则养阴或益气为宜，又应分清虚实主次处理。

　　咳嗽的治疗，除直接治肺外，还应从整体出发注意治脾、治肝、治肾等。外感咳嗽一般均忌敛涩留邪，当因势利导，俟肺气宣畅则咳嗽自止；内伤咳嗽应防宣散伤正，注意调理脏腑，顾护正气。咳嗽是人体祛邪外达的一种病理表现，治疗决不能单纯见咳止咳，必须按照不同的病因分别处理。

三拗汤合止嗽散

　　三拗汤（《太平惠民和剂局方》）组成：甘草（不炙）、麻黄（不去根节）、杏仁（不去皮尖）各等份（各30克）。上为粗末，每服五钱（15克），水一盏半，姜五片，同煎至一盏，去滓，通口服。以衣被盖覆睡，取微汗为度。功用：宣肺解表。

　　止嗽散（程国彭《医学心悟》）组成：桔梗（炒）、荆芥、紫菀（蒸）、百部（蒸）、白前（蒸）各二斤（1000克），甘草（炒）十二两（375克），陈皮（水洗去白）一斤（500克）。用法：上为末。每服三钱（9克），食后、临卧开水调下；初感风寒，生姜汤调下。现代用法：共为末，每服6～9克，温开水或姜汤送下。亦可作汤剂，水煎服，用量按原方比例酌减。功用：宣利肺气，疏风止咳。

【证候】风寒袭肺。

咳声重浊，气急，喉痒，咯痰稀薄色白，常伴鼻塞，流清涕，头痛，肢体酸楚，恶寒发热，无汗等表证，舌苔薄白，脉浮或浮紧。

【按语】方中用麻黄、荆芥疏风散寒，合杏仁宣肺降气；紫菀、白前、百部、陈皮理肺祛痰；桔梗、甘草利咽止咳。咳嗽较甚者加矮地茶、金沸草祛痰止咳；咽喉痒甚者，加牛蒡子、蝉蜕祛风止痒；鼻塞声重加辛夷花、苍耳子宣通鼻窍；若挟痰湿，咳而痰黏，胸闷，苔腻者，加半夏、茯苓、厚朴燥湿化痰；若表证较甚，加防风、苏叶疏风解表；表寒未解，里有郁热，热为寒遏，咳嗽音嘎，气急似喘，痰黏稠，口渴心烦，或有身热者加生石膏、桑白皮、黄芩解表清里。

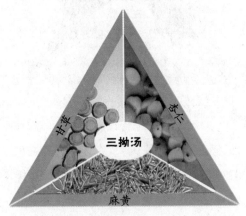

桑菊饮（吴瑭《温病条辨》）

【组成】桑叶10克，菊花10克，杏仁 10克，连翘10克，薄荷5克，桔梗5克，甘草5克，苇根5克。

【用法】水煎服，煎煮时间不宜长。煎液滤后，亦可作洗眼用。

【功用】疏风清热。

【证候】风热犯肺。

咳嗽咳痰不爽，痰黄或稠黏，喉燥咽痛，常伴恶风身热，头痛肢楚，鼻流黄涕，口渴等表热证，舌苔薄黄，脉浮数或浮滑。

【按语】方中桑叶、菊花、薄荷疏风清热；桔梗、杏仁、甘草宣降肺气，止咳化痰；连翘、芦根清热生津。咳嗽甚者，加前胡、瓜壳、枇杷叶、浙贝母清宣肺气，化痰止咳；表热甚者，加金银花、荆芥、防风疏风清热；咽喉疼痛，声音嘎哑，加射干、牛蒡子、山豆根、板蓝根清热利咽；痰黄稠，肺热甚者，加黄芩、知母、石膏清肺泄热；若风热伤络，见鼻衄或痰中带血丝者，加白茅根、生地凉血止血；热伤肺津，咽燥口干，加沙参、麦冬清热生津；夏令暑湿加六一散、鲜荷叶清解暑热。

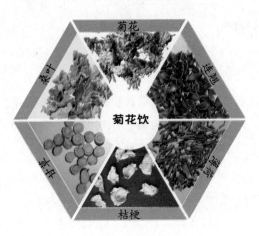

桑杏汤（吴瑭《温病条辨》）

【组成】桑叶、贝母、豆豉、山栀、梨皮各一钱（3克），杏仁一钱五分（4.5克），沙参二钱（6克）。

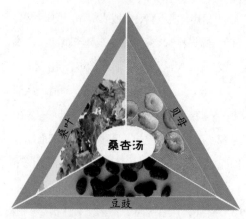

【用法】水煎服。

【功效】清宣温燥，润肺止咳。

【证候】风燥伤肺。

喉痒干咳，无痰或痰少而黏连成丝，咳痰不爽，或痰中带有血丝，咽喉干痛，唇鼻干燥，口干，常伴鼻塞，头痛，微寒，身热等表证，舌质红干而少津，苔薄白或薄黄，脉浮。

【按语】本方为治疗温燥伤肺轻证的常用方。方中桑叶、豆豉疏风解表，清宣肺热；杏仁、贝母化痰止咳；沙参、梨皮、山栀清热润燥生津。表证较重者，加薄荷、荆芥疏风解表；津伤较甚者，加麦冬、玉竹滋养肺阴；肺热重者，酌加生石膏、知母清肺泄热；痰中带血丝者，加生地、白茅根清热凉血止血。

另有凉燥伤肺咳嗽，乃风寒与燥邪相兼犯肺所致，表现干咳而少痰或无痰，咽干鼻燥，兼有恶寒发热，头痛无汗，舌苔薄白而干等症。用药当以温而不燥，润而不凉为原则，方取杏苏散加减；药用苏叶、杏仁、前胡辛以宣散；紫菀、款冬花、百部、甘草温润止咳。若恶寒甚、无汗，可配荆芥、防风以解表发汗。

二陈汤合三子养亲汤

二陈汤（《太平惠民和剂局方》）组成：半夏、陈皮各15克，茯苓9克，炙甘草5克。用法：水煎服。功效：燥湿化痰，理气和中。

三子养亲汤（《韩氏医通》）组成：紫苏子、白芥子、莱菔子各9克。用法：水煎服。功用：降气消食、温化痰饮。

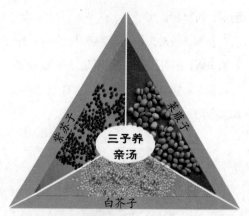

【证候】痰湿蕴肺。

咳嗽反复发作，尤以晨起咳甚，咳声重浊，痰多，痰黏腻或稠厚成块，色白或带灰色，胸闷气憋，痰出则咳缓、憋闷减轻。常伴体倦，脘痞，腹胀，大便时溏，舌苔白腻，脉濡滑。

【按语】二陈汤以半夏、茯苓燥湿化痰；陈皮、甘草理气和中；三子养亲汤以白芥子温肺利气，快膈消痰；苏子降气行痰，使气降则痰不逆；莱菔子消食导滞，使气行则痰行。两方合用，则燥湿化痰，理气止咳。临床应用时，尚可加桔梗、杏仁、枳壳以宣降肺气；胸闷脘痞者，可加苍术、厚朴健脾燥湿化痰；若寒痰较重，痰黏白如泡沫，怯寒背冷，加干姜、细辛以温肺化痰；脾虚证候明显者，加党参、白术以健脾益气；兼有表寒者，加紫苏、荆芥、防风解表散寒。症情平稳后可服六君子汤加减以资调理。

清金化痰汤（《杂病广要》）

【组成】桔梗二钱（10克），黄芩、山栀各一钱半（8克），麦冬（去心）、桑白皮、贝母、知母、瓜蒌仁、陈皮、茯苓各一钱（5克），甘草四分（3克）。

【用法】水煎，饭后服。

【功用】清热肃肺，化痰止咳。

【证候】痰热郁肺。

咳嗽气息急促，或喉中有痰声，痰多稠黏或为黄痰，咳吐不爽，或痰有热腥味，或咳吐血痰，胸胁胀满，或咳引胸痛，面赤，或有身热，口干欲饮，舌苔薄黄腻，舌质红，脉滑数。

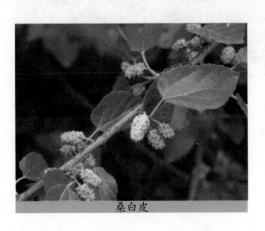
桑白皮

【按语】方中用黄芩、知母、山栀、桑白皮清泄肺热；茯苓、贝母、瓜蒌、桔梗、陈皮、甘草化痰止咳；麦冬养阴润肺以宁咳。若痰热郁蒸，痰黄如脓或有热腥味，加鱼腥草、金荞麦根、贝母、冬瓜仁等清化痰热；胸满咳逆，痰涌，便秘者，加葶苈子、风化硝泻肺通腑化痰；痰热伤津，咳痰不爽，加北沙参、麦冬、天花粉养阴生津。

黛蛤散合黄芩泻白散

黛蛤散（《医说》引《类编》）组成：青黛、蚌粉（用新瓦将蚌粉炒令通红，拌青黛少许）。每服三钱（9克）米饮下。功用：清火宁肺，化痰止咳。

黄芩泻白散（《症因脉治》）组成：黄芩10克，桑白皮、地骨皮各15克，甘草5克。水煎服。功用：清泻肺热。

【证候】肝火犯肺。

上气咳逆阵作，咳时面赤，常感痰滞咽喉，咯之难出，量少质黏，或痰如絮状，咳引胸胁胀痛，咽干口苦。症状可随情绪波动而增减。舌红或舌边尖红，舌苔薄黄少津，脉弦数。

【按语】方中青黛、海蛤壳清肝化痰；黄芩、桑白皮、地骨皮清泻肺热；粳米、甘草和中养胃，使泻肺而不伤津。二方相合，使气火下降，肺气得以清肃，咳逆自平。火旺者加山栀、丹皮清肝泻火；胸闷气逆者加葶苈子、瓜蒌、枳壳利气降逆；咳引胁痛者，加郁金、丝瓜络理气和络；痰黏难咯，加海浮石、贝母、冬瓜仁清热豁痰；火热伤津，咽燥口干，咳嗽日久不减，酌加北沙参、百合、麦冬、天花粉、诃子养阴生津敛肺。

沙参麦冬汤（《温病条辨》）

【组成】沙参、麦冬各三钱（9克），玉竹二钱（6克），桑叶、扁豆、天花粉各一钱五分（4.5克），生甘草一钱（3克）。

【用法】水五杯，煮取二杯，日再服。

【功用】清养肺胃，生津润燥。

【证候】肺阴亏耗。

干咳，咳声短促，痰少黏白，或痰中带血丝，或声音逐渐嘶哑，口干咽燥，常伴有午后潮热，手足心热，夜寐盗汗，口干，舌质红少苔，或舌上少津，脉细数。

【按语】方中用沙参、麦冬、玉竹、天花粉滋阴润肺以止咳；桑叶轻清宣透，以散燥热；甘草、扁豆补土生金。若久热久咳，可用桑白皮易桑叶，加地骨皮以泻肺清热；咳剧者加川贝母、杏仁、百部润肺止咳；若肺气不敛，咳而气促，加五味子、诃子以敛肺气；咳吐黄痰，加海蛤粉、知母、瓜蒌、竹茹、黄芩清热化痰；若痰中带血，加山栀、丹皮、白茅根、白及、藕节清热凉血止血；低热，潮热骨蒸，酌加功劳叶、银柴胡、青蒿、白薇等以清虚热；盗汗，加糯稻根须、浮小麦等以敛汗。

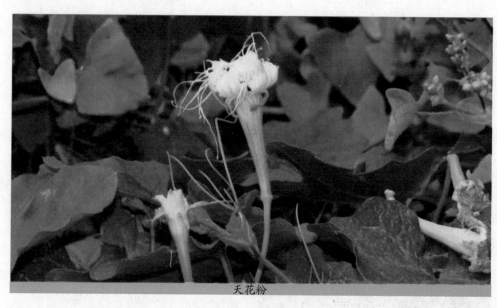

天花粉

支气管哮喘

支气管哮喘，简称哮喘，是一种常见的过敏性疾病。本病由于支气管痉挛、黏膜水肿、分泌物增多而引起通气阻塞，临床特征为发作性伴有哮鸣音的呼气性呼吸困难，咳嗽和咯痰。长期反复发作常并发慢性支气管炎和肺气肿。患病率在我国局部地区调查约为 0.5% ~ 2.0%，有报道高达 5.29%。其中有相当一部分为老年患者。

在临床上，本病大致可分为外源性和内源性两大类。

外源性哮喘，多数病人有明显的过敏原接触史，发作时多有鼻、眼睑痒、喷嚏、流涕或干咳等黏膜过敏先兆，继之出现带哮鸣音的呼气性呼吸困难，胸闷，被迫采取坐位，严重时出现紫绀，维持数分钟至数小时，可自行缓解或经治疗好转，发作将停时，常咳出较多稀薄痰液后，气促减轻，发作缓解。

内源性哮喘，一般是继发于呼吸道感染之后，故常见有咳嗽咳痰史，随着咳嗽的增加或持续不退，逐渐出现哮喘症状。在哮喘发作后，其表现和过敏性哮喘相似，但来势较缓，持续时间较长，而且哮喘症状时轻时重，缓解后又可有短时轻度发作。

哮喘发作严重，持续时间在 24 小时以上者，称"哮喘持续状态"。患者表现呼吸困难加重，吸气较浅，呼气长而费力，张口呼吸，发绀，大汗淋漓，面色苍白，四肢冷，脉快，严重时出现呼吸功用衰竭。

中医认为，"哮即痰喘之久而常发者，因内有壅塞之气，外有非时之感，肺有胶固之痰，三者相合，闭拒气道，搏击有声，发为哮病。"认为病理因素以痰为主，"伏痰"遇感引触，痰随气升，气因痰阻，相互搏结，壅塞气道，肺管狭窄，引发本病。

中医药对本病积累了丰富的治疗经验，方法多样，疗效显著，它不仅可以缓解发作时的症状，而且通过扶正治疗，达到祛除夙根，控制复发的目的。

射干麻黄汤（《金匮要略》）

【组成】射干十三枚（9克），麻黄四两（9克），生姜四两（6克），细辛、紫菀、款冬花各三两（6克），半夏（大者，洗）半升（9克），五味子半升（3克），大枣七枚（3枚）。

【用法】水煎服。

【功用】宣肺祛痰，下气止咳。

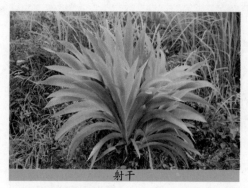

射干

【证候】寒哮。

呼吸急促，喉中哮鸣有声，胸膈满闷如窒，咳不甚，痰少咳吐不爽，白色黏痰，口不渴，或渴喜热饮，天冷或遇寒而发，形寒怕冷，或有恶寒，喷嚏，流涕等表寒证，舌苔白滑，脉弦紧或浮紧。

【按语】本方用射干、麻黄宣肺平喘，豁痰利咽；细辛、半夏、生姜温肺蠲饮降逆；紫菀、款冬花、甘草化痰止咳；五味子收敛肺气；大枣和中。痰涌喘逆不能平卧者，加葶苈子、苏子、杏仁泻肺降逆平喘。若表寒里饮，寒象较甚者，可用小青龙汤解表化痰，温肺平喘。若痰稠胶固难出，哮喘持续难平者，加猪牙皂、白芥子豁痰利窍以平喘。

若哮喘甚剧，恶寒背冷，痰白呈小泡沫，舌苔白而水滑，脉弦紧有力，体无虚象，属典型寒实证者，可服紫金丹。本方由主药砒石配豆豉而成，有劫痰定喘之功，对部分患者奏效较快，每服米粒大5～10粒（＜150毫克），临睡前冷茶送下，连服5～7日；有效需续服者，停药数日后再服。由于砒石大热大毒，热哮、有肝肾疾病、出血、孕妇忌用；服药期间忌酒，并须严密观察毒性反应，如见呕吐、腹泻、眩晕等症立即停药；

再者本药不可久用，且以寒冬季节使用为宜。

病久阳虚，发作频繁，发时喉中痰鸣如鼾，声低，气短不足以息，咯痰清稀，面色苍白，汗出肢冷，舌淡苔白，脉沉细者，当标本同治，温阳补虚，降气化痰，用苏子降气汤，酌配黄芪、山萸肉、紫石英、沉香、诃子之类；阳虚者，伍以附子、补骨脂、钟乳石等温补肾阳。

定喘汤（张时彻《摄生众妙方》）

【组成】白果、麻黄、款冬花、杏仁、半夏、桑白皮各9克，苏子、黄芩各6克，甘草3克。

【用法】水煎服。

【功效】宣肺降气，清热化痰。

【证候】热哮。

气粗息涌，喉中痰鸣如吼，胸高胁胀，张口抬肩，咳呛阵作，咯痰色黄或白，黏浊稠厚，排吐不利，烦闷不安，汗出，面赤，口苦，口渴喜饮，舌质红，苔黄腻，脉弦数或滑数。

【按语】方用麻黄、杏仁宣降肺气以平喘；黄芩、桑白皮清肺热而止咳平喘；半夏、款冬花、苏子化痰止咳，降逆平喘；白果敛肺气以定喘，且可防麻黄过于耗散之弊；甘草和中，调和诸药。全方合用，宣、清、降俱备，共奏清热化痰，宣降肺气，平喘定哮之功。若痰稠胶黏，酌加知母、浙贝母、海蛤粉、瓜蒌、胆南星之类以清化热痰。气息喘促，加葶苈子、地龙泻肺清热平喘。内热壅盛，加石膏、金银花、鱼腥草以清热，大便秘结，加大黄、芒硝通腑利肺。表寒里热，加桂枝、生姜兼治表寒。

若病久热盛伤阴，痰热不净，虚实夹杂，气急难续，咳呛痰少质黏，口燥咽干，烦热颧红，舌红少苔，脉细数者，又当养阴清热，敛肺化痰，可用麦门冬汤。偏于肺阴不足者，酌加沙参、冬虫夏草、五味子、川贝母；肾虚气逆，酌配地黄、山萸肉、胡桃肉、紫石英、诃子等补肾纳气定喘。

若哮病发作时寒与热俱不显著，但哮鸣喘咳甚剧，胸高气满，但坐不得卧，痰涎壅盛，喉如曳锯，咯痰黏腻难出，舌苔厚浊，脉滑实者，此为痰阻气壅，痰气壅盛之实证，当涤痰除壅，降气利窍以平喘逆，用三子养亲汤加葶苈子、厚朴、杏仁，另吞皂荚丸以利气涤痰，必要时可加大黄、芒硝以通腑泻实。

若久病正虚，发作时邪少虚多，肺肾两亏，痰浊壅盛，甚至出现张口抬肩，鼻煽气促，面青，汗出，肢冷，脉浮大无根等喘脱危候者，当参照喘病之喘脱救治。

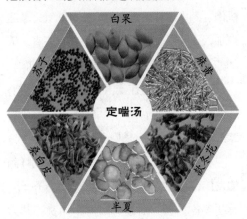

玉屏风散（金礼蒙《医方类聚》）

【组成】防风一两（30克），黄芪（蜜炙）、白术各二两（60克）。

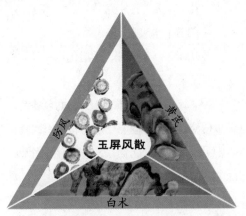

【用法】上药共为粗末，每次服6～9克，每日2次，水煎服；亦可作汤剂，用量按原方比例酌定。

【功效】益气固表止汗。

【证候】肺虚。

气短声低，动则尤甚，或喉中有轻度哮鸣声，咳痰清稀色白，面色㿠白，常自汗畏风，易感冒，每因劳倦、气候变化等诱发哮病，舌淡苔白，脉细弱或虚大。

【按语】方中黄芪益气固表；白术健脾补肺；防风亦名"屏风"，《本草纲目·防风》说："防者，御也，……屏风者，防风隐语也。"可见，防风有屏蔽御邪之功效。李东垣说："防风能制黄芪，黄芪得防风其功愈大，乃相畏而相使者也"。若怕冷畏风明显，加桂枝、白芍、姜、枣调和营卫。阳虚甚者，加附子助黄芪温阳益气。若气阴两虚，咳呛，痰少质黏，口咽干，舌质红者，可用生脉散加北沙参、玉竹、黄芪等益气养阴。

六君子汤（宋·陈自明《妇人良方》）

【组成】党参、白术、茯苓（去皮）、陈皮、甘草（炙）各9克，半夏12克。

【用法】水煎服。

【功用】益气健脾，燥湿化痰。

【证候】脾虚。

平素痰多气短，倦怠无力，面色萎黄，食少便溏，或食油腻易于腹泻，每因饮食不当则易诱发哮病，舌质淡，苔薄腻或白滑，脉细弱。

【按语】方中党参、茯苓、白术、甘草补气健脾；陈皮、半夏理气化痰。若形寒肢冷便溏者，可加干姜、桂枝以温脾化饮，甚者加附子以振奋脾阳。脾肺两虚者，可与玉屏风散配合应用。

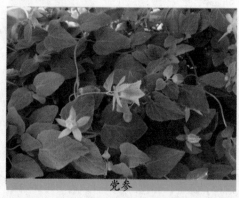
党参

金匮肾气丸或七味都气丸

金匮肾气丸或七味都气丸

金匮肾气丸（《金匮要略》）组成：干地黄240克，山药120克，山茱萸120克，泽泻90克，茯苓90克，牡丹皮90克，桂枝30克，附子30克（炮）。用法：浓缩丸，每服8粒，早晚各1次，开水送下。或作汤剂：肉桂（后下），附子（先煎）各3克，余药各10克，水煎服。功用：温补肾阳。

七味都气丸组成：熟地黄24克，山茱萸、干山药各12克，泽泻、茯苓、牡丹皮各9克，五味子6克。用法：炼蜜为丸，每丸约重15克，每日服3次，每次1丸；亦可用饮片作汤剂水煎服。功用：滋肾纳气。

【证候】肾虚。

平素短气息促，动则尤甚，吸气不利，或喉中有轻度哮鸣，腰膝酸软，脑转耳鸣，劳累后易诱发哮病。或畏寒肢冷，面色苍白，舌淡苔白，质胖嫩，脉象沉细。或颧红，烦热，汗出黏手，舌红苔少，脉细数。

【按语】前方偏于温肾助阳，后方偏于益肾纳气。阳虚明显者，肾气丸加补骨脂、仙灵脾、鹿角片；阴虚明显者，七味都气丸加麦冬、当归、龟胶。肾虚不能纳气者，胡桃肉、冬虫夏草、紫石英等补肾纳气之品随证加入，喘甚时予人参蛤蚧散。有痰者，酌加苏子、半夏、橘红、贝母等以化痰止咳。

若平时无明显症状，可用平补肺肾之剂，如党参、黄芪、五味子、胡桃肉、冬虫夏草、紫河车之类，并可酌配化痰之品。

另外，白芥子敷贴法对减少和控制哮病的发作也有一定疗效。其方法是将白芥子、延胡索各20克，甘遂、细辛各10克，共为末，加麝香0.6克，和匀，在夏季三伏中，分三次用姜汁调敷肺俞、膏肓、百劳等穴，约1～2小时去之，每10日敷1次。

肺气肿

肺气肿是肺脏充气过度，致使支气管、肺泡管、肺泡囊和肺泡过度膨胀的一种病理状态。一般病程较长，缓慢发生，早期患者没有什么症状，或仅有些咳嗽、咯痰；随着病变的发展，患者在运动时开始出现呼吸困难、气短，乃致力不从心；病状再恶化下去的话，患者在休息时都会感到吸收困难，有的嘴唇、手指甲、脚趾甲呈现紫色，学名叫"紫绀"。冬至到来时，肺气肿患者的病情往往加重，伴有畏寒、发热、咯脓痰、全身无力、上腹饱胀等症状。

中医根据辨证施治，常把肺气肿分为肾虚、脾虚、痰壅等类型，治疗时主张温阳固本，宣肺平喘，消痰止咳，通气活血。

小青龙汤（张仲景《伤寒论》）

【组成】麻黄（去节）、白芍、桂枝（去皮）各9克，细辛、干姜、甘草（炙）各6克，五味子6克，半夏9克。

【用法】水煎温服。

【功用】解表散寒，温肺化饮。

【证候】风寒内饮。

咳逆喘满不得卧，气短气急，咯痰白稀，呈泡沫状，胸部膨满，恶寒，周身酸楚，或有口干不欲饮，面色青黯，舌体胖大，舌质暗淡，舌苔白滑，脉浮紧。

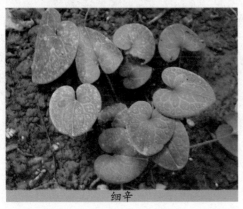
细辛

【按语】方中麻黄、桂枝、干姜、细辛温肺散寒化饮；半夏、甘草祛痰降逆；佐白芍、五味子收敛肺气，使散中有收。若咳而上气，喉中如有水鸡声，表寒不著者，可用射干麻黄汤。若饮郁化热，烦躁而喘，脉浮，用小青龙加石膏汤兼清郁热。

越婢加半夏汤（《金匮要略》卷上）

【组成】麻黄12克，石膏25克，生姜9克，大枣15枚，甘草6克，半夏9克。

【用法】上药六味，以水1.2升，先煮麻黄，去上沫，纳诸药，煮取600毫升，分三次温服。

【功用】宣肺泄热，止咳平喘。

【证候】痰热郁肺。

咳逆喘息气粗，痰黄或白，黏稠难咯，胸满烦躁，目胀睛突，或发热汗出，或微恶寒，溲黄便干，口渴欲饮，舌质暗红，苔黄或黄腻，脉滑数。

【按语】方用麻黄、石膏，辛凉配伍，

辛能宣肺散邪，凉能清泄肺热；半夏、生姜散饮化痰以降逆；甘草、大枣安内攘外，以扶正祛邪。

若痰热内盛，痰胶黏不易咯出，加鱼腥草、黄芩、瓜蒌皮、贝母、海蛤粉以清化痰热，痰热内盛亦可用桑白皮汤。痰热壅结，便秘腹满者，加大黄、风化硝通腑泄热。痰鸣喘息，不能平卧者，加射干、葶苈子泻肺平喘。若痰热伤津，口干舌燥，加花粉、知母、麦门冬以生津润燥。

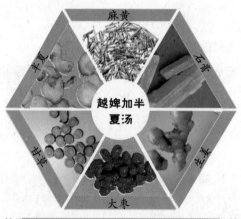

葶苈大枣泻肺汤合桂枝茯苓丸

葶苈大枣泻肺汤（张仲景《金匮要略》）葶苈子（熬令黄色，捣丸如弹子大）10克，大枣4枚。用法：水煎服。功用：泻肺行水，下气平喘。

桂枝茯苓丸（张仲景《金匮要略》）组成：桂枝、茯苓、牡丹皮（去心）、桃仁（去皮尖，熬）、芍药各等份（9克）。用法：共为末，炼蜜和丸，每日服3～5克。功用：活血化瘀，缓消癥块。

【证候】痰瘀阻肺。

咳嗽痰多，色白或呈泡沫，喉间痰鸣，喘息不能平卧，胸部膨满，憋闷如塞，面色灰白而暗，唇甲紫绀，舌质暗或紫，舌下瘀筋增粗，苔腻或浊腻，脉弦滑。

【按语】方中用葶苈子涤痰除壅，以开泄肺气；佐大枣甘温安中而缓药性，使泻不伤正；桂枝通阳化气，温化寒痰；茯苓除湿化痰；牡丹皮、赤芍助桂枝通血脉，化瘀滞。痰多可加三子养亲汤化痰下气平喘。本证亦可用苏子降气汤加红花、丹参等化痰祛瘀平喘。若腑气不利，大便不畅者，加大黄、厚朴以通腑除壅。

涤痰汤（《奇效良方》）

【组成】南星（姜制）、半夏（汤洗七次）各二钱半（7.5克），枳实（麸炒）、茯苓（去皮）二钱（6克），橘红一钱半（4.5克），石菖蒲、人参各一钱（3克），竹茹七分（2克），甘草半钱（1.5克）。

【用法】加生姜三片，水煎服。

【功用】涤痰开窍。

【证候】痰蒙神窍。

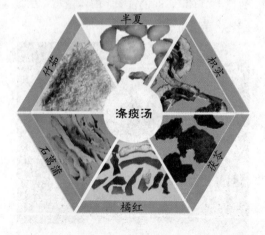

咳逆喘促日重，咳痰不爽，表情淡漠，嗜睡，甚或意识朦胧，谵妄，烦躁不安，入夜尤甚，昏迷，撮空理线，或肢体困动，抽搐，舌质暗红或淡紫，或紫绛，苔白腻或黄腻，脉细滑数。

【按语】涤痰汤中半夏、茯苓、甘草、竹茹、南星清热涤痰；橘红、枳实理气行痰除壅；石菖蒲芳香开窍；人参扶正防脱。加安宫牛黄丸或至宝丹清心开窍。若舌苔白腻而有寒象者，以制南星易胆南星，开窍可用苏合香丸。若痰热内盛，身热，烦躁，谵语，神昏，舌红苔黄者，加黄芩、桑白皮、葶苈子、天竺黄、竹沥以清热化痰。热结大肠，腑气不通者，加大黄、风化硝，或用凉膈散或增液承气汤通腑泄热。若痰热引动肝风而有抽搐者，加钩藤、全蝎、羚羊角粉凉肝熄风。唇甲紫绀，瘀血明者，加红花、桃仁、水蛭活血祛瘀。如热伤血络，见皮肤黏膜出血、咯血、便血色鲜者，配清热凉血止血药，如水牛角、生地黄、牡丹皮、紫珠草、生大黄等；如血色晦暗，肢冷，舌淡胖，脉沉微，为阳虚不统，气不摄血者，配温经摄血药，如炮姜、侧柏炭、童便或黄土汤、柏叶汤。

补虚汤合参蛤散

【组成】人参、黄芪、茯苓、甘草、蛤蚧、五味子、干姜、半夏、厚朴、陈皮。

【用法】水煎服。

【功用】补肺纳肾，降气平喘。

【证候】肺肾气虚。

呼吸浅短难续，咳声低怯，胸满短气，甚则张口抬肩，倚息不能平卧，咳嗽，痰如白沫，咯吐不利，心慌，形寒汗出，面色晦暗，舌淡或黯紫，苔白润，脉沉细无力。

【按语】方中用人参、黄芪、茯苓、甘草补益肺脾之气；蛤蚧、五味子补肺纳肾；干姜、半夏温肺化饮；厚朴、陈皮行气消痰，降逆平喘。还可加桃仁、川芎、水蛭活血化瘀。若肺虚有寒，怕冷，舌质淡，加桂枝、细辛温阳散寒。兼阴伤，低热，舌红苔少，加麦冬、玉竹、知母养阴清热，如见面色苍白，冷汗淋漓，四肢厥冷，血压下降，脉微欲绝等喘脱危象者，急加参附汤送服蛤蚧粉或黑锡丹补气纳肾，回阳固脱。另参附、生脉、参麦、参附青注射液也可酌情选用。

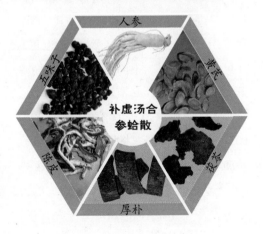

肺结核

肺结核病是指由于结核菌侵入肺部后产生的一种慢性呼吸道传染性疾病。人感染此病，往往会表现出低热、夜间盗汗、咳嗽、咳痰、胸痛、呼吸困难等症状。低热一般出现在午后，热度在 37.4 ～ 38 摄氏度之间。夜间盗汗亦是结核患者常见的中毒症状，夜间熟睡时大汗淋淋，几乎湿透衣服，觉醒后汗止。肺结核引发的咳嗽通常是干咳，咳痰很少。当结核坏死灶累及肺毛细血管时，往往会咯血。另外，部分患者还会出现疲乏无力、胃纳减退、消瘦、失眠等全身症状。

成年人和小儿都可能患上肺结核。小儿所患结核多为原发性肺结核，发病初期多无明显症状，随着病情的发展，会表现出低热、干咳、盗汗、食欲减退等现象。小儿抵抗力弱，治疗不及时，该病可发展为粟粒性肺结核，甚至引起并发病，伤及脑、肾、肠、骨骼等其他器官组织。

中医把肺结核归为肺痨症，治疗以扶正固本、抗痨杀虫为原则。

月华丸（《医学心悟》卷三）

【组成】天冬（去心，蒸）、生地黄（酒洗）、麦冬（去心，蒸）、熟地黄（九蒸，晒）、茯苓、山药（乳蒸）、百部（蒸）、沙参（蒸）、川贝母（去心，蒸）、阿胶各 30 克，茯苓（乳蒸）、獭肝、三七各 15 克。

【用法】用白菊花 60 克（去蒂），桑叶 60 克（经霜者）熬膏，将阿胶化入膏内和药，稍加炼蜜为丸，如弹子大。每服 1 丸，含化，一日三次。

【功用】滋阴保肺，消痰止咳。

【证候】肺阴亏虚。

干咳，咳声短促，或咯少量黏痰，或痰中带血丝或血点，血色鲜红，胸部隐隐闷痛，午后手足心热，皮肤干灼，口干咽燥，或有轻微盗汗，舌边尖红苔薄，脉细或细数。

【按语】本方是治肺痨的基本方，具有补虚抗痨，滋阴镇咳，化痰止血之功。方中北沙参、麦冬、天冬、生地黄、熟地黄滋阴润肺；百部、獭肝、川贝润肺止嗽，兼能杀虫；桑叶、白菊花清肺止咳；阿胶、三七止血和营；茯苓、山药健脾补气，以资生化之源。

若咳嗽频繁而痰少质黏者，加百合、杏仁、炙枇杷叶以润肺化痰止咳。痰中带血丝较多者，加白及、仙鹤草、白茅根、蛤粉炒阿胶等和络止血。若潮热骨蒸甚者，酌加银柴胡、地骨皮、功劳叶、青蒿等以清虚热。

百合固金汤（周之干《慎斋遗书》）

【组成】百合 12 克，熟地黄、生地黄、麦冬、当归各 9 克，贝母、桔梗、白芍各 6 克，甘草、玄参各 3 克。

【用法】水煎服。

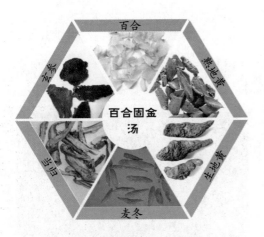

【功用】滋养肺肾，止咳化痰。

【证候】阴虚火旺。

呛咳气急，痰少质黏，或吐稠黄痰，量多，时时咯血，血色鲜红，午后潮热，骨蒸，五心烦热，颧红，盗汗量多，口渴，心烦，失眠，性情急躁易怒，或胸胁掣痛，男子可见遗精，女子月经不调，形体日渐消瘦，舌红而干，苔薄黄或剥，脉细数。

【按语】方中用百合、麦冬、玄参、生地黄、熟地黄滋阴润肺生津；当归、白芍柔润养血；桔梗、贝母、甘草清热止咳。另可加鳖甲、知母滋阴清热；百部、白及补肺止血，抗痨杀虫；龟板、阿胶、五味子、冬虫夏草滋养肺肾之阴，培其本元。骨蒸劳热日久不退，可合用清骨散或秦艽鳖甲散。

若火旺较甚，热势明显升高，酌加胡黄连、黄芩、黄柏等苦寒泻火坚阴。痰热蕴肺，咳嗽痰黄稠浊，酌加桑白皮、知母、金荞麦根、鱼腥草等清化痰热。咯血较著者去当归之辛窜，加黑山栀、紫珠草、大黄炭、地榆炭等凉血止血；血出紫黯成块，伴胸胁掣痛者，可酌加三七、茜草炭、花蕊石、蒲黄、

郁金等化瘀和络止血。盗汗甚者可选加乌梅、煅牡蛎、麻黄根、浮小麦等敛营止汗。声音嘶哑或失音可加诃子、木蝴蝶、凤凰衣、胡桃肉等润肺肾而通声音。

保真汤《医方类聚》

【组成】当归、党参、生地黄、熟地黄、白术、黄芪各9克，赤茯苓、白茯苓、甘草、陈皮、厚朴各4.5克，天冬、麦冬、莲心、白芍、知母、黄柏、五味子、柴胡、地骨皮各6克。

【用法】水煎服。

【功用】益气养阴。

【证候】气阴耗伤

咳嗽无力，气短声低，咯痰清稀色白，偶或痰中夹血，或咯血，血色淡红，午后潮热，伴有畏风，怕冷，自汗与盗汗并见，面色㿠白，颧红，纳少神疲，便溏，舌质嫩红，或舌淡有齿印，苔薄，脉细弱而数。

【按语】方中党参、黄芪、白术、茯苓、甘草补肺益脾，培土生金；天冬、麦冬、生地黄、熟地黄、当归、白芍以育阴养营，填补精血；地骨皮、黄柏、知母、柴胡、莲心以滋阴清热；厚朴、陈皮理气运脾，并可加白及、百部以补肺杀虫。咳嗽痰稀，可加紫菀、款冬花、苏子温润止嗽。夹有湿痰症状者，可加半夏、陈皮以燥湿化痰。咯血量多者可酌加花蕊石、蒲黄、仙鹤草、三七配合补气药以止血摄血。如纳少腹胀，大便溏薄等脾虚症状明显者，酌加扁豆、薏苡仁、莲子肉、山药等甘淡健脾。慎用地黄、阿胶、麦冬等滋腻之品，以免妨碍脾之健运，必要

时可佐陈皮、麦芽等以助脾运。

补天大造丸（程国彭《医学心悟》）

【组成】党参二两（6克），黄芪（蜜炙）、白术（陈土蒸）各三两（9克），当归（酒蒸）、枣仁（去壳，炒）、远志（去心）、甘草（水泡，炒）、白芍（酒炒）、山药（乳蒸）、茯苓（乳蒸）各一两五钱（4.5克），枸杞子（酒蒸）、大熟地黄（酒蒸，晒）各四两（12克），紫河车（甘草水洗）一具（48克），鹿角（熬膏）一斤（48克），龟板（与鹿角同熬膏）八两（24克）。

【用法】以龟鹿胶和药，加炼蜜为丸，每早开水下四钱，阴虚内热甚者，加牡丹皮二两，阳虚内寒者，加肉桂五钱。现代用法：蜜丸，每服9克。

【功用】补五脏虚损。

【证候】阴阳两虚。

咳逆喘息少气，咯痰色白，或夹血丝，血色暗淡，潮热，自汗，盗汗，声嘶或失音，面浮肢肿，心慌，唇紫，肢冷，形寒，或见五更泄泻，口舌生糜，大肉尽脱，男子滑精、阳痿，女子经少、经闭，舌质淡或光嫩少津，脉微细而数，或虚大无力。

【按语】全方肺脾肾兼顾，阴阳双补。方中党参、黄芪、白术、山药、茯苓以补肺脾之气；白芍、地黄、当归、枸杞子、龟板培补阴精以滋养阴血；鹿角胶、紫河车助真阳而填精髓；枣仁、远志敛阴止汗，宁心止悸。

若肾虚气逆喘息者，配胡桃仁、冬虫夏草、蛤蚧、五味子等摄纳肾气以定喘。阳虚血瘀水停者，可用真武汤合五苓散加泽兰、红花、北五加皮温阳化瘀行水。五更泄泻者配用煨肉豆蔻、补骨脂以补火暖土，此时忌投地黄、阿胶、当归等滋腻润肠之品。

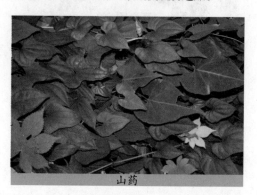

山药

肺结核患者饮食

肺结核是一种消耗性疾病，日常饮食应立足于清补。配合药物治疗，宜食高热量、高蛋白和维生素含量丰富的食物：如牛奶、鸡蛋、鱼肝油、鸡鸭鱼肉、海参、淡菜、紫菜、豆制品、花生、芝麻、胡桃，各种新鲜水果。咯血病人可饮新鲜藕汁、百合莲子汤、清炖银耳，有降火止血作用；潮热盗汗病人，可常食鸭肉、甲鱼、鸡蛋、丝瓜、百合、藕、甘蔗、梨、荸荠、山药、莲子、苹果、橘子等。因这些食物均有养阴增液作用，并能补充损失的蛋白质和维生素；咳嗽的病人，可常食枇杷、梨、罗汉果、胡桃、柿子、百合、白萝卜、豆浆、牛奶，猪肺亦可配制药膳，取以脏补脏之义。

眩晕

眩晕是一种临床自觉症状。眩，指眼前发黑，视物不清；晕，指视物旋转不定。民间又常将眩晕称为"头晕"。眩晕轻者闭目休息一会儿即止；重者如坐舟车，旋转难停，不能站立，伴恶心、呕吐、大汗等症状。

西医认为，眩晕的病因：一是由内耳迷路炎、前庭神经炎引起，称耳源性眩晕或梅尼埃综合征；二是由高血压、脑动脉硬化，使椎一基底动脉供血不足引起的。

历代中医家对眩晕的论述中，侧重于某一方面的解释。《素问》曰"诸风掉眩，皆属于肝"。《灵枢》曰"髓海不足，眩冒"。《河间六书》曰"风火相搏则为之旋转"。朱丹溪曰"无痰不作眩"。《景岳全书》曰"眩晕一症，虚者居其八九"。

现代中医认为，眩晕症虚实夹杂。虚指肝肾阴虚，血气不足；实指风、火、痰、瘀。眩晕可分为四个最基本证型：外感风寒型、肝阳上亢型、痰浊中阻型、血瘀脑络型。临床应根据病因，辨证施治。

天麻钩藤饮（胡光慈《中医内科杂病证治新义》）

【组成】天麻、山栀、黄芩、杜仲、益母草、桑寄生、夜交藤、朱茯神各9克，钩藤、川牛膝12克，石决明18克。

【用法】水煎，分2～3次服。

【功用】平肝熄风，清热活血，补益肝肾。

【证候】肝阳上亢。

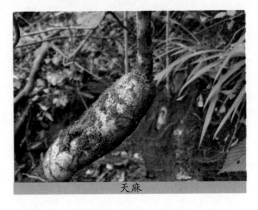
天麻

眩晕耳鸣，头痛且胀，遇劳、恼怒加重，肢麻震颤，失眠多梦，急躁易怒，舌红苔黄，脉弦。

【按语】本方是治疗肝阳偏亢、肝风上扰的常用方。方中天麻、钩藤、石决明平肝熄风；黄芩、山栀清肝泻火；益母草活血利水；牛膝引血下行，配合杜仲、桑寄生补益肝肾；茯神、夜交藤养血安神定志。全方共奏平肝潜阳，滋补肝肾之功。若见阴虚较盛，舌红少苔，脉弦细数较为明显者，可选生地黄、麦冬、玄参、何首乌、生白芍等滋补肝肾之阴。若肝阳化火，肝火亢盛，表现为眩晕、头痛较甚，耳鸣、耳聋暴作，目赤，口苦，舌红苔黄燥，脉弦数，可选用龙胆草、牡丹皮、菊花、夏枯草等清肝泻火。便秘者可选加大黄、芒硝或当归龙荟丸以通腑泄热。眩晕剧烈，呕恶，手足麻木或肌肉困动者，有肝阳化风之势，尤其对中年以上者要注意是否有引发中风病的可能，应及时治疗，可加珍珠母、生龙骨、生牡蛎等镇肝熄风，必要时可加羚羊角以增强清热熄风之力。

龙胆泻肝汤（汪昂《医方集解》）

【组成】龙胆草、木通、车前子、生地黄、柴胡、生甘草各6克，黄芩、栀子、泽泻各9克，当归3克。

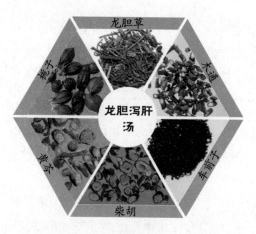

【用法】水煎服；或制成丸剂，名龙胆泻肝丸，每服6～9克，温开水送下，每日2次。

【功用】清肝胆实火，泻下焦湿热。

【证候】肝火上炎。

头晕且痛，其势较剧，目赤口苦，胸胁胀痛，烦躁易怒，寐少多梦，小便黄，大便干结，舌红苔黄，脉弦数。

【按语】本方为清泻肝胆实火及下焦湿热的代表方。方用龙胆草、栀子、黄芩清肝泻火；柴胡、甘草疏肝清热调中；木通、泽泻、车前子清利湿热；生地黄、当归滋阴养血。全方清肝泻火利湿，清中有养，泻中有

补。若肝火扰动心神，失眠、烦躁者，加磁石、龙齿、珍珠母、琥珀，清肝热且安神。肝火化风，肝风内动，肢体麻木、颤震，欲发中风病者，加全蝎、蜈蚣、地龙、僵蚕，平肝熄风，清热止痉。

半夏白术天麻汤（程国彭《医学心悟》）

【组成】半夏9克，白术15克，天麻、茯苓、橘红各6克，甘草3克。

【用法】加生姜1片，大枣2枚，水煎服。

【功用】燥湿化痰，平肝熄风。

【证候】痰浊上蒙。

眩晕，头重如蒙，视物旋转，胸闷作恶，呕吐痰涎，食少多寐，苔白腻，脉弦滑。

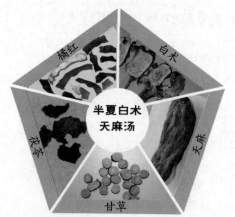

【按语】

本方为治疗风痰眩晕、头痛的常用方。方中二陈汤理气调中，燥湿祛痰；配白术补脾除湿，天麻养肝熄风；甘草、生姜、大枣健脾和胃，调和诸药。头晕头胀，多寐，苔腻者，加藿香、佩兰、石菖蒲等醒脾化湿开窍；呕吐频繁，加代赭石、竹茹和胃降逆止

呕；脘闷、纳呆、腹胀者，加厚朴、白蔻仁、砂仁等理气化湿健脾；耳鸣、重听者，加葱白、郁金、石菖蒲等通阳开窍。

痰浊郁而化热，痰火上犯清窍，表现为眩晕，头目胀痛，心烦口苦，渴不欲饮，苔黄腻，脉弦滑，用黄连温胆汤清化痰热。若素体阳虚，痰从寒化，痰饮内停，上犯清窍者，用苓桂术甘汤合泽泻汤温化痰饮。

通窍活血汤（清，王清任，《医林改错》）

【组成】桃仁、红花各9克，红枣5克，赤芍、川芎、老葱各3克，麝香0.15克，黄酒250毫升。

【用法】水煎去渣，麝香研末冲服。

【功用】活血通窍。

【证候】瘀血阻窍。

眩晕头痛，兼见健忘，失眠，心悸，精神不振，耳鸣耳聋，面唇紫暗，舌瘀点或瘀斑，脉弦涩或细涩。

【按语】方中用赤芍、川芎、桃仁、红花活血化瘀通络；麝香芳香走窜，开窍散结止痛，老葱散结通阳，二者共呈开窍通阳之

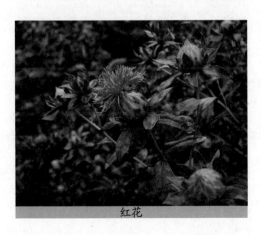

红花

功；黄酒辛窜，以助血行；大枣甘温益气，缓和药性，配合活血化瘀、通阳散结开窍之品，以防耗伤气血。全方共呈活血化瘀、通窍活络之功。若见神疲乏力，少气自汗等气虚证者，重用黄芪，以补气固表，益气行血；若兼有畏寒肢冷，感寒加重者，加附子、桂枝温经活血；若天气变化加重，或当风而发，可重用川芎，加防风、白芷、荆芥穗、天麻等理气祛风之品。

归脾汤（薛己《正体类要》）

【组成】人参一钱（6克），白术、当归、白茯苓、黄芪、炒远志、龙眼肉、酸枣仁（炒）各一钱（3克），木香五分（1.5克），甘草（炙）三分（1克）。

【用法】加生姜、大枣，水煎服。

【功用】益气补血，健脾养心。

【证候】气血亏虚。

头晕目眩，动则加剧，遇劳则发，面色㿠白，爪甲不荣，神疲乏力，心悸少寐，纳差食少，便溏，舌淡苔薄白，脉细弱。

【按语】本方是治疗心脾气血两虚证的常用方。方中黄芪、人参、白术、当归健脾益气生血；龙眼肉、茯神、远志、酸枣仁养心安神；木香理气醒脾，使其补而不滞；甘草调和诸药。全方有补养气血，健运脾胃，养心安神之功用。若气虚卫阳不固，自汗时出，易于感冒，重用黄芪，加防风、浮小麦益气固表敛汗；脾虚湿盛，泄泻或便溏者，加薏苡仁、泽泻、炒扁豆，当归炒用健脾利水；气损及阳，兼见畏寒肢冷，腹中冷痛等阳虚

症状，加桂枝、干姜温中散寒；血虚较甚，面色㿠白无华，加熟地黄、阿胶、紫河车粉（冲服）等养血补血，并重用参芪以补气生血。

若中气不足，清阳不升，表现时时眩晕，气短乏力，纳差神疲，便溏下坠，脉象无力者，用补中益气汤补中益气，升清降浊。

左归丸（张景岳《景岳全书》）

【组成】大怀熟地黄八两（240克），山药（炒）、枸杞子、山茱萸、鹿角胶（敲碎，炒珠）、龟板胶（切碎，炒珠）、菟丝子（制）各四两（120克），川牛膝（酒洗蒸熟）三两（90克）。

【用法】上先将熟地黄蒸烂，杵膏，炼蜜为丸，如梧桐子大。每食前用滚汤或淡盐汤送下百余丸（9克）。现代用法：亦可水煎服，用量按原方比例酌减。

【功用】滋阴补肾，填精益髓。

【证候】肝肾阴虚。

眩晕久发不已，视力减退，两目干涩，少寐健忘，心烦口干，耳鸣，神疲乏力，腰酸膝软，遗精，舌红苔薄，脉弦细。

【按语】本方为治疗真阴不足证的常用方。方中熟地黄、山萸肉、山药滋阴补肾；枸杞子、菟丝子补益肝肾，鹿角胶助肾气，三者生精补髓，牛膝强肾益精，引药入肾；龟板胶滋阴降火，补肾壮骨。全方共呈滋补肝肾，养阴填精之功用。若阴虚生内热，表现咽干口燥，五心烦热，潮热盗汗，舌红，脉弦细数者，可加炙鳖甲、知母、青蒿等滋阴清热；心肾不交，失眠、多梦、健忘者，

加阿胶、鸡子黄、酸枣仁、柏子仁等交通心肾，养心安神；若水不涵木，肝阳上亢者，可加清肝、平肝、镇肝之品，如龙胆草、柴胡、天麻等。

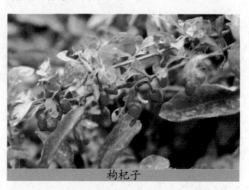

枸杞子

中老年人眩晕该怎么调理

一些中老年人患有眩晕症，除了寻找病因对症治疗外，还需要在日常生活中进行以下调理。

1. 调节饮食。眩晕症病人应吃富含营养和新鲜清淡的食物，以青菜、水果、瘦肉为主，忌食辛辣肥腻的食物，如肥肉、辣椒、白酒等，这些食物生痰助火，可加重晕眩症状。

2. 调养精神。忧郁、恼怒等精神刺激会诱发眩晕，所以眩晕患者应保持精神乐观，心情舒畅。

3. 起居有常。过度疲劳和睡眠不足可诱发眩晕，因此眩晕发作前后都应注意休息，必要的时候应卧床休息。另外，休息的地方一定保持安静，光线暗淡，因为声光的刺激也能加重眩晕。

鼻衄

鼻腔出血，称为鼻衄。多由火热迫血妄行所致，其中肺热、胃热、肝火为常见。另有少数病人，可由正气亏虚，血失统摄引起。

鼻衄可因鼻腔局部疾病及全身疾病而引起。内科范围的鼻衄主要见于某些传染病、发热性疾病、血液病、风湿热、高血压、维生素缺乏症、化学药品及药物中毒等引起的鼻出血。

桑菊饮（吴瑭《温病条辨》）

【组成】桑叶二钱五分（7.5克），菊花一钱（3克），杏仁、桔梗、芦根各二钱（6克），连翘一钱五分（5克），薄荷、生甘草各八分（2.5克）。

【用法】水煎温服。

【功用】疏风清热，宣肺止咳。

【证候】热邪犯肺。

鼻燥衄血，口干咽燥，或兼有身热、咳嗽痰少等症，舌质红，苔薄，脉数。

【按语】方中以桑叶、菊花、薄荷、连翘辛凉轻透，宣散风热；桔梗、杏仁、甘草宣降肺气，利咽止咳；芦根清热生津。可加牡丹皮、茅根、旱莲草、侧柏叶凉血止血。肺热盛而无表证者，去薄荷、桔梗，加黄芩、栀子清泄肺热；阴伤较甚，口、鼻、咽干燥显著者，加玄参、麦冬、生地黄养阴润肺。

玉女煎（明·张介宾，《景岳全书》）

【组成】石膏15～30克，熟地黄9～30克，麦冬6克，知母、牛膝各5克。

【用法】水煎服。

【功用】清胃滋阴。

【证候】胃热炽盛

鼻衄，或兼齿衄，血色鲜红，口渴欲饮，鼻干，口干臭秽，烦躁，便秘，舌红，苔黄，脉数。

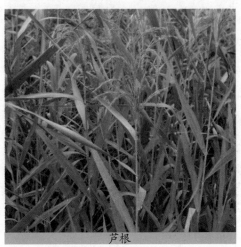
芦根

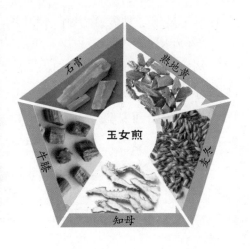
石膏　熟地黄　玉女煎　麦冬　牛膝　知母

【按语】方中以石膏、知母清胃泻火，地黄、麦冬养阴清热，牛膝引血下行，共奏泻火养阴，凉血止血的功用。

可加大蓟、小蓟、白茅根、藕节等凉血止血。热势甚者，加山栀、牡丹皮、黄芩清热泻火；大便秘结者，加生大黄通腑泻热；阴伤较甚，口渴、舌红苔少、脉细数者，加天花粉、石斛、玉竹养胃生津。

龙胆泻肝汤（汪昂《医方集解》）

【组成】龙胆草、木通、车前子、生地黄、柴胡、生甘草各6克，黄芩、栀子、泽泻各9克，当归3克。

【用法】水煎服；或制成丸剂，名龙胆泻肝丸，每服6~9克，温开水送下，每日2次。

【功用】清肝胆实火，泻下焦湿热。

【证候】肝火上炎。

鼻衄，头痛，目眩，耳鸣，烦躁易怒，面目红赤，口苦，舌红，脉弦数。

【按语】方中以龙胆草、柴胡、栀子、黄芩清肝泻火；木通、泽泻、车前子清利湿热；生地黄、当归、甘草滋阴养血，使泻中有补，清中有养。

可酌加白茅根、蒲黄、大蓟、小蓟、藕节等凉血止血。若阴液亏耗，口鼻干燥，舌红少津，脉细数者，可去车前子、泽泻、当归，酌加玄参、麦冬、女贞子、旱莲草养阴清热。

归脾汤（薛己《正体类要》）

【组成】人参一钱（6克），白术、当归、白茯苓、黄芪、炒远志、龙眼肉、酸枣仁（炒）各一钱（3克），木香五分（1.5克），甘草（炙）三分（1克）。

【用法】加生姜、大枣，水煎服。

【功用】益气补血，健脾养心。

【证候】气血亏虚。

鼻衄，或兼齿衄、肌衄，神疲乏力，面色苍白，头晕，耳鸣，心悸，夜寐不宁，舌质淡，脉细无力。

【按语】本方由四君子汤和当归补血汤加味而成。方中以四君子汤补气健脾；当归、黄芪益气生血；酸枣仁、远志、龙眼肉补心益脾，安神定志；木香理气醒脾，使之补而不滞。全方具有补养气血、健脾养心及益气摄血的作用。可加仙鹤草、阿胶、茜草等加强其止血. 作用。

对以上各种证候的鼻衄，除内服汤药治疗外，鼻衄当时，应结合局部用药治疗，以期及时止血。可选用：①局部用云南白药止血；②用棉球蘸青黛粉塞入鼻腔止血；③用湿棉条蘸塞鼻散（百草霜15克，龙骨15克，枯矾60克，共研极细末）塞鼻等。

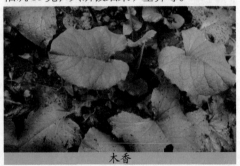
木香

咳血

血由肺及气管外溢，经口而咳出，表现为痰中带血，或痰血相兼，或纯血鲜红，间夹泡沫，均称为咳血，亦称为嗽血或咯血。

多种杂病及温热病都会引起咳血。内科范围的咳血，主要见于呼吸系统的疾病，如支气管扩张症、急性气管炎、支气管炎、慢性支气管炎、肺炎、肺结核、肺癌等。温热病中的风温、暑温都会导致咳血。

桑杏汤（吴瑭《温病条辨》）

【组成】桑叶、贝母、淡豆豉、栀子、梨皮各一钱（3克），杏仁一钱五分（4.5克），沙参二钱（6克）。

【用法】水煎服。

【功用】清宣温燥，润肺止咳。

【证候】燥热伤肺。

喉痒咳嗽，痰中带血，口干鼻燥，或有身热，舌质红，少津，苔薄黄，脉数。

【按语】方中以桑叶、栀子、淡豆豉清宣肺热，沙参、梨皮养阴清热，贝母、杏仁肃肺止咳。

可加白茅根、茜草、藕节、侧柏叶凉血止血。出血较多者，可再加用云南白药或

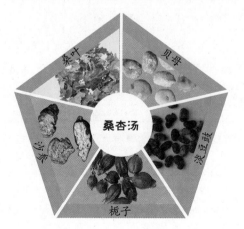

桑杏汤

三七粉冲服。兼见发热，头痛，咳嗽，咽痛等症，为风热犯肺，加金银花、连翘、牛蒡予以辛凉解表，清热利咽；津伤较甚，而见干咳无痰，或痰黏不易咯出，苔少舌红乏津者，可加麦冬、玄参、天冬、天花粉等养阴润燥。痰热壅肺，肺络受损，症见发热，面红，咳嗽，咳血，咯痰黄稠，舌红，苔黄，，脉数者，可改用清金化痰汤去桔梗，加大蓟、小蓟、茜草等，以清肺化痰，凉血止血；热势较甚，咳血较多者，加金银花、连翘、黄芩、芦根，及冲服三七粉。

百合固金汤（周之干《慎斋遗书》）

【组成】百合12克，熟地黄、生地黄、麦冬、当归各9克，贝母、桔梗、白芍各6克、甘草、玄参各3克。

【用法】水煎服。

【功用】滋养肺肾，止咳化痰。

【证候】阴虚肺热。

咳嗽痰少，痰中带血或反复咳血，血色鲜红，口干咽燥，颧红，潮热盗汗，舌质红，脉细数。

【按语】本方以百合、麦冬、玄参、生地黄、熟地黄滋阴清热，养阴生津；当归、

白芍柔润养血；贝母、甘草肃肺化痰止咳。方中之桔梗其性升提，于咳血不利，在此宜去。

可加白及、藕节、白茅根、茜草等止血，或合十灰散凉血止血。反复咳血及咳血量多者，加阿胶、三七养血止血；潮热、颧红者，加青蒿、鳖甲、地骨皮、白薇等清退虚热；盗汗加糯稻根、浮小麦、五味子、牡蛎等收敛固涩。

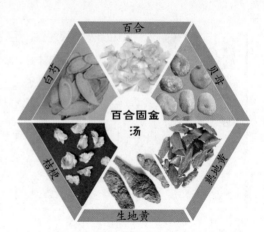

吐血

血由胃来，经呕吐而出，血色红或紫黯，常夹有食物残渣，称为吐血，亦称为呕血。

古代曾将吐血之有声者称为呕血，无声者称为吐血。但从临床实际情况看，两者不易严格区别，且在治疗上亦无区分的必要，正如《医碥·吐血》说："吐血即呕血。旧分无声曰吐，有声曰呕，不必。"

吐血主要见于上消化道出血，其中以消化性溃疡出血及肝硬化所致的食管、胃底静脉曲张破裂最多见。其次见于食管炎，急慢性胃炎，胃黏膜脱垂症等，以及某些全身性疾病（如血液病、尿毒症、应激性溃疡）引起的出血。

泻心汤合十灰散

泻心汤（张仲景《金匮要略》）组成：大黄6克，黄连3克，黄芩9克。用法：水煎服。功用：泻火解毒，燥湿泻热。

十灰散（葛可久《十药神书》）组成：大蓟、小蓟、荷叶、侧柏叶、白茅根、茜草根、山栀、大黄、牡丹皮、棕榈炭各等份（9克）。用法：水煎服，用量按原方比例酌定。功用：凉血止血。

【证候】胃热壅盛。

脘腹胀闷，甚则作痛，吐血色红或紫黯，常夹有食物残渣，口臭，便秘，大便色黑，舌质红，苔黄腻，脉滑数。

【按语】泻心汤由黄芩、黄连、大黄组成，具有苦寒泻火的作用。《血证论·吐血》说："方名泻心，实则泻胃。"十灰散凉血止血，兼能化瘀。其中大蓟、小蓟、侧柏叶、茜草根、白茅根清热凉血止血，棕榈炭收敛止血，牡丹皮、山栀清热凉血，大黄通腑泻热，且大蓟、小蓟、茜草根、大黄、牡丹皮等药均兼有活血化瘀的作用，故全方具有止血而不留瘀的优点。胃气上逆而见恶心呕吐者，可加代赭石、竹茹、旋覆花和胃降逆；热伤胃阴而表现口渴、舌红而干、脉象细数者，加麦冬、石斛、天花粉养胃生津。

龙胆泻肝汤（汪昂《医方集解》）

【组成】龙胆草、木通、车前子、生地黄、柴胡、生甘草各6克，黄芩、栀子、泽泻各9克，当归3克。

【用法】水煎服；或制成丸剂，名龙胆泻肝丸，每服6～9克，温开水送下，每日2次。

【功用】清肝胆实火，泻下焦湿热。

【证候】肝火犯胃。

吐血色红或紫黯，口苦胁痛，心烦易怒，寐少梦多，舌质红绛，脉弦数。

【按语】本方具有清肝泻火的功用，可加白茅根、藕节、旱莲草、茜草，或合用十灰散，以加强凉血止血的作用。胁痛甚者；加郁金、制香附理气活络定痛。

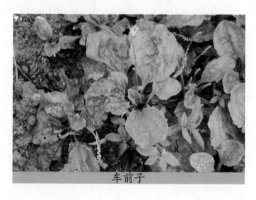

车前子

归脾汤（薛己《正体类要》）

【组成】人参一钱（6克），白术、当归、

白茯苓、黄芪、炒远志、龙眼肉、酸枣仁(炒)各一钱（3克），木香五分（1.5克），甘草（炙）三分（1克）。

【用法】加生姜、大枣，水煎服。

【功用】益气补血，健脾养心。

【证候】气虚血溢。

吐血缠绵不止，时轻时重，血色暗淡，神疲乏力，心悸气短，面色苍白，舌质淡，脉细弱。

【按语】可酌加仙鹤草、白及、乌贼骨、炮姜炭等以温经固涩止血。

若气损及阳，脾胃虚寒，症见肤冷、畏寒、便溏者，治宜温经摄血，可改用柏叶汤。方中以侧柏叶凉血止血，艾叶、炮姜炭温经止血，童便化瘀止血，共奏温经止血之效。

上述三种证候的吐血，若出血过多，导致气随血脱，表现面色苍白、四肢厥冷、汗出、脉微等症者，亟当益气固脱，可用独参汤等积极救治。

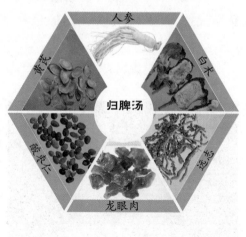

便血

便血系胃肠脉络受损，出现血液随大便而下，或大便显柏油样为主要临床表现的病证。

便血均由胃肠之脉络受损所致。内科杂病的便血主要见于胃肠道的炎症、溃疡、肿瘤、息肉、憩室炎等。

槐角丸（《太平惠民和剂局方》）

【组成】槐角（去枝梗，炒）20克，防风（去芦）、地榆、当归（酒浸一宿，焙）、黄芩、枳壳（去瓤，麸炒）各10克。

【用法】上为末，酒糊丸如梧桐子大。每服9克，米饮下，不拘时候。

【功用】清肠止血，凉血止血，清热除湿。

【证候】肠道湿热。

便血色红，大便不畅或稀溏，或有腹痛，口苦，舌质红，苔黄腻，脉濡数。

【按语】方中以槐角、地榆凉血止血，黄芩清热燥湿，防风、枳壳、当归疏风理气活血。

若便血日久，湿热未尽而营阴已亏，应

清热除湿与补益阴血双管齐下，以虚实兼顾，扶正祛邪。可选用清脏汤或脏连丸。清脏汤中，以黄连、黄芩、栀子、黄柏清热燥湿，当归、川芎、地黄、芍药养血和血，地榆、槐角、阿胶、侧柏叶养血凉血止血。脏连丸中，以黄连、黄芩清热燥湿，当归、地黄、赤芍、猪大肠养血补脏，槐花、槐角、地榆凉血止血，荆芥、阿胶养血止血。两方比较，清脏汤的清热燥湿作用较强，而脏连丸的止血作用较强，可酌情选用。

归脾汤（薛己《正体类要》）

【组成】人参一钱（6克），白术、当归、白茯苓、黄芪、炒远志、龙眼肉、酸枣仁（炒）各一钱（3克），木香五分（1.5克），甘草（炙）三分（1克）。

【用法】加生姜、大枣，水煎服。

【功用】益气补血，健脾养心。

【证候】气虚不摄。

便血色红或紫黯，食少，体倦，面色萎黄，心悸，少寐，舌质淡，脉细。

【按语】可酌加槐花、地榆、白及、仙鹤草，以增强止血作用。

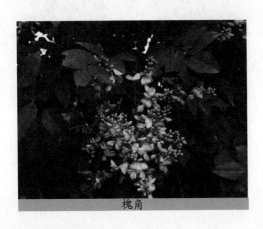

槐角

黄土汤（张仲景《金匮要略》）

【组成】灶心土 30 克，白术、附子、干地黄、阿胶、黄芩、甘草各 9 克。

【用法】先将灶心土水煎过滤取汤，再煎余药。

【功用】温阳健脾，养血止血。

【证候】脾胃虚寒。

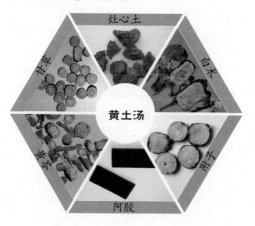

便血紫黯，甚则黑色，腹部隐痛，喜热饮，面色不华，神倦懒言，便溏，舌质淡，脉细。

【按语】方中以灶心土温中止血；白术、附子、甘草温中健脾；地黄、阿胶养血止血；黄芩苦寒坚阴，起反佐作用。

可加白及、乌贼骨收敛止血，三七、花蕊石活血止血。阳虚较甚，畏寒肢冷者，可加鹿角霜、炮姜、艾叶等温阳止血。

轻症便血应注意休息，重症者则应卧床。可根据病情进食流质、半流质或无渣饮食。应注意观察便血的颜色、性状及次数。若出现头昏、心慌、烦躁不安、面色苍白、脉细数等症状，常为大出血的征象，应积极救治。

尿血

小便中混有血液，甚或伴有血块的病症，称为尿血。随出血量多少的不同，而使小便呈淡红色、鲜红色，或茶褐色。

以往所谓尿血，一般均指肉眼血尿而言。但随着检测手段的进步，出血量微小，用肉眼不易观察到而仅在显微镜下才能发现红细胞的"镜下血尿"，现在也应包括在尿血之中。

小蓟饮子（严用和《济生方》，录自徐彦纯《玉机微义》）

【组成】生地黄、小蓟、滑石、木通、蒲黄、藕节、淡竹叶、当归、山栀子、甘草各等份（9 克）。

【用法】作汤剂，水煎服，用量据病证酌情增减。

【功用】凉血止血，利水通淋。

【证候】下焦湿热。

小便黄赤灼热，尿血鲜红，心烦口渴，面赤口疮，夜寐不安，舌质红，脉数。

方中以小蓟、生地黄、藕节、蒲黄凉血止血；山栀子、木通、淡竹叶清热泻火；滑石、甘草利水清热，导热下行；当归养血活血，共奏清热泻火，凉血止血之功。

热盛而心烦口渴者，加黄芩、天花粉清热生津；尿血较甚者，加槐花、白茅根凉血止血；尿中夹有血块者，加桃仁、红花、牛膝活血化瘀。

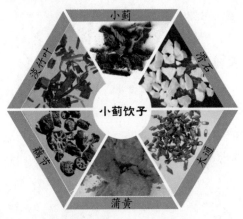

小蓟饮子

知柏地黄丸（清·吴谦，《医宗金鉴》）

【组成】由六味地黄丸（熟地黄24克，山萸肉、干山药各12克，泽泻、牡丹皮、茯苓各9克）加知母、黄柏各6克组成。

【用法】上药为细末，炼蜜为丸，每次服6克，每日2次，温开水送下。

【功用】滋阴降火。

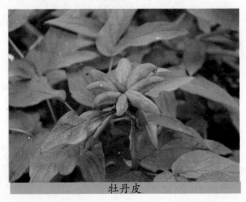

牡丹皮

【证候】肾虚火旺。

小便短赤带血，头晕耳鸣，神疲，颧红潮热，腰膝酸饮，舌质红，脉细数。

【按语】方中以地黄丸滋补肾阴，"壮水之主，以制阳光"；知母、黄柏滋阴降火。

可酌加旱莲草、大蓟、小蓟、藕节、蒲黄等凉血止血。颧红潮热者，加地骨皮、白薇清退虚热。

归脾汤（薛己《正体类要》）

【组成】人参一钱（6克），白术、当归、白茯苓、黄芪、炒远志、龙眼肉、酸枣仁（炒）各一钱（3克），木香五分（1.5克），甘草（炙）三分（1克）。

【用法】加生姜、大枣，水煎服。

【功用】益气补血，健脾养心。

【证候】脾不统血。

久病尿血，甚或兼见齿衄、肌衄，食少，体倦乏力，气短声低，面色不华，舌质淡，脉细弱。

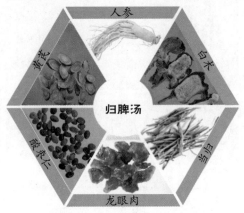

归脾汤

【按语】可加熟地黄、阿胶、仙鹤草、槐花等养血止血，气虚下陷而且少腹坠胀者，可加升麻、柴胡，配合原方中的党参、黄芪、白术，以起到益气升阳的作用。

无比山药丸（《中国药典》）

【组成】熟地黄、山茱萸（蒸）、山药、菟丝子、肉苁蓉、杜仲（姜汁炒）、巴戟天、五味子(蒸)、牛膝、茯苓、泽泻、赤石脂(煅)。

【用法】口服，一次9克，一日2次。

【功用】健脾补肾。

【证候】肾气不固

久病尿血，血色淡红，头晕耳鸣，精神困惫，腰脊酸痛，舌质淡，脉沉弱。

【按语】方中以熟地黄、山药、山茱萸、牛膝补肾益精，肉苁蓉、菟丝子、杜仲、巴戟天温肾助阳，茯苓、泽泻健脾利水，五味子、赤石脂益气固涩。

可加仙鹤草、蒲黄、槐花、紫珠草等止血。必要时再酌加牡蛎、金樱子、补骨脂等固涩止血。腰脊酸痛、畏寒神怯者，加鹿角片、狗脊温补督脉。

紫斑

血液溢出于肌肤之间，皮肤表现青紫斑点或斑块的病症，称为紫斑。亦有称为肌衄及葡萄疫者。如《医宗金鉴·失血总括》说："皮肤出血曰肌衄。"《医学入门·斑疹》说："内伤发斑，轻如蚊迹疹子者，多在手足，初起无头痛身热，乃胃虚火游于外。"《外科正宗·葡萄疫》说："感受四时不正之气，郁于皮肤不散，结成大小青紫斑点，色若葡萄，发在遍体头面……邪毒传胃，牙根出血，久则虚人，斑渐方退。"

西医的血液病、维生素缺乏症等所致皮下紫癜，均可参照本证辨证论治。此外，药物、化学和物理因素等引起的继发性血小板减少性紫癜，也可参考本篇辨证论治。

十灰散（葛可久《十药神书》）

【组成】大蓟、小蓟、荷叶、侧柏叶、白茅根、茜草根、山栀子、大黄、牡丹皮、棕榈皮各等份（9克）。

【用法】各药烧炭存性，为末，藕汁或萝卜汁磨京墨适量，调服9～15克；亦可作汤剂，水煎服，用量按原方比例酌定。

【功用】凉血止血。

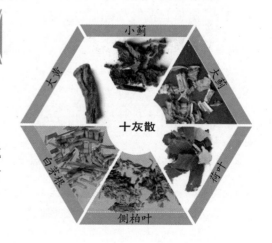

小蓟 大蓟 大黄 十灰散 白茅根 荷叶 侧柏叶

【证候】血热妄行。

皮肤出现青紫斑点或斑块，或伴有鼻衄、齿衄、便血、尿血，或有发热，口渴，便秘，舌红，苔黄，脉眩数。

【按语】方中以大蓟、小蓟、侧柏叶、茜草根、白茅根清热凉血止血，棕榈皮收敛止血，牡丹皮、山栀子清热凉血，大黄通腑泻热。且大蓟、小蓟、茜草根、大黄、牡丹皮等药均兼有活血化瘀的作用，故全方具有止血而不留瘀的优点。热毒炽盛，发热，出血广泛者，加生石膏、龙胆草、紫草，冲服紫雪丹；热壅胃肠，气血郁滞，症见腹痛、便血者，加白芍、甘草、地榆、槐花，缓急止痛，凉血止血；邪热阻滞经络，兼见关节肿痛者，酌加秦艽、木瓜、桑枝等舒筋通络。

茜草根散（张介宾《景岳全书》)

【组成】茜草根 18 克，侧柏叶 20 克，黄芩 12 克，生地黄 15 克，阿胶 12 克，甘草 6 克。

【用法】水煎服。

【功用】滋阴降火、凉血止血。

【证候】阴虚火旺。

皮肤出现青紫斑点或斑块，时发时止，常伴鼻衄、齿衄或月经过多，颧红、心烦、口渴，手足心热，或有潮热，盗汗，舌质红，苔少，脉细数。

【按语】方中以茜草根、黄芩、侧柏叶清热凉血止血，生地黄、阿胶滋阴养血止血，甘草和中解毒，临床应用时尚可根据阴虚、火旺的不同情况而适当化裁。

阴虚较甚者，可加玄参、龟板、女贞子、旱莲草养阴清热止血。潮热可加地骨皮、白薇、秦艽清退虚热。

若表现肾阴亏虚而火热不甚，症见腰膝酸软、头晕乏力、手足心热、舌红少苔、脉细数者，可改用六味地黄丸滋阴补肾，酌加茜草根、大蓟、槐花、紫草等凉血止血，化瘀消斑。

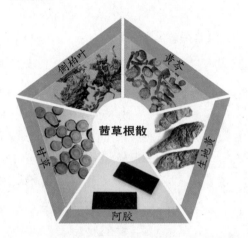

茜草根散

归脾汤（薛己《正体类要》)

【组成】人参一钱（6 克），白术、当归、白茯苓、黄芪、炒远志、龙眼肉、酸枣仁（炒）各一钱（3 克），木香五分（1.5 克），甘草（炙）三分（1 克）。

【用法】加生姜、大枣，水煎服。

【功用】益气补血，健脾养心。

【证候】气不摄血。

反复发生肌衄，久病不愈，神疲乏力，头晕目眩，面色苍白或萎黄，食欲不振，舌质淡，脉细弱。

【按语】本方为益气养血、补气摄血的

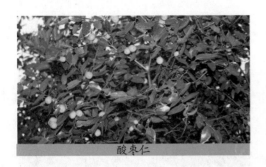
酸枣仁

常用方，可酌情选加仙鹤草、棕榈炭、地榆、蒲黄、茜草根、紫草等，以增强止血及化斑消瘀的作用。若兼肾气不足而见腰膝酸软者，可加山茱萸、菟丝子、续断补益肾气。

心悸

心悸是指患者自觉心中悸动，心跳快而强，心前区出现不适。心悸发病过程中，多伴有失眠、健忘、眩晕、耳鸣等症。为什么会发生心悸呢？研究发现，它与多种病症有关，最常见的就是心血管疾病，心肌炎、心包炎、心律失常及高血压等都能引起心悸。贫血、低血糖、高热、甲状腺功能亢进、肺部炎症、肠梗阻等疾病，也能引起心悸；一些神经系统出现问题的人，如患有神经衰弱症、植物神经功用紊乱等，也会出现心悸的症状；另外，服食氨茶碱、阿托品等药物后，往往会出现心悸。

心悸属中医中"惊悸"和"怔忡"的范畴。中医认为心悸之症虚为本，实为标，人患此病多与体质虚弱、情志所伤、劳倦、汗出受邪等有关。

安神定志丸（《医学心悟》卷四）

【组成】远志6克，石菖蒲5克，茯神15，茯苓15克，朱砂2克（冲服），龙齿25克（先煎），党参9克。

【用法】每服6克，开水送下。

【功用】镇惊定志，养心安神。

【证候】心虚胆怯。

心悸不宁，善惊易恐，坐卧不安，少寐多梦而易惊醒，食少纳呆，恶闻声响，苔薄白，脉细略数或细弦。

【按语】方中朱砂、龙齿重镇安神；远志、石菖蒲入心开窍，除痰定惊，同为主药；茯神养心安神，茯苓、党参健脾益气，协助

主药宁心除痰。可加琥珀、磁石重镇安神。

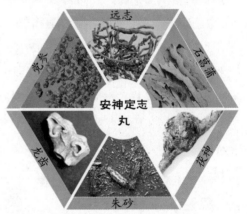

远志　石菖蒲　茯神　朱砂　龙齿　党参
安神定志丸

归脾汤（薛己，《正体类要》）

【组成】人参一钱（6克），白术、当归、白茯苓、黄芪、炒远志、龙眼肉、酸枣仁（炒）

各一钱（3克），木香五分（1.5克），甘草（炙）三分（1克）。

【用法】加生姜、大枣，水煎服。

【功用】益气补血，健脾养心。

【证候】心脾两虚。

心悸气短，头晕目眩，少寐多梦，健忘，面色无华，神疲乏力，纳呆食少，腹胀便溏，舌淡红，脉细弱。

【按语】

方中当归、龙眼肉补养心血；黄芪、人参、白术、炙甘草益气以生血；白茯苓、远志、酸枣仁宁心安神；木香行气，令补而不滞。

若心悸气短，神疲乏力，心烦失眠，五心烦热，自汗盗汗，胸闷，面色无华，舌淡红少津，苔少或无，脉细数，为气阴两虚，治以益气养阴，养心安神，用炙甘草汤加减。本方益气滋阴，补血复脉。方中炙甘草、人参、大枣益气以补心脾；干地黄、麦冬、阿胶、麻子仁甘润滋阴，养心补血，润肺生津；生姜、桂枝、酒通阳复脉。气虚甚者加黄芪、党参；血虚甚者加当归、熟地黄；阳虚甚而汗出肢冷，脉结或代者，加附片、肉桂；阴虚甚者，加麦冬、阿胶、玉竹；自汗、盗汗者，加麻黄根、浮小麦。

黄连阿胶汤（张仲景《伤寒论》）

【组成】黄连四两（12克），阿胶三两（9克），黄芩、芍药各二两（6克），鸡子黄二枚。

【用法】上五味，以水六升，先煮三物，取二升，去滓。内胶烊尽，小冷，内鸡子黄，

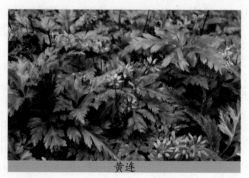
黄连

搅令相得。温服七合，日三服。

【功用】清热育阴，交通心肾。

【证候】阴虚火旺。

心悸易惊，心烦失眠，五心烦热，口干，盗汗，思虑劳心则症状加重，伴有耳鸣，腰酸，头晕目眩，舌红少津，苔薄黄或少苔，脉细数。

【按语】方中黄连、黄芩清心火；阿胶、芍药滋阴养血；鸡子黄滋阴清热两相兼顾。常加酸枣仁、珍珠母、生牡蛎等以加强安神定悸之功。

肾阴亏虚、虚火妄动、遗精腰酸者，加龟板、熟地黄、知母、黄柏，或加服知柏地黄丸，滋补肾阴，清泻虚火。阴虚而火热不明显者，可改用天王补心丹滋阴养血，养心安神。心阴亏虚、心火偏旺者，可改服朱砂安神丸养阴清热，镇心安神。

若阴虚夹有瘀热者，可加丹参、赤芍、牡丹皮等清热凉血，活血化瘀。夹有痰热者，可加用黄连温胆汤，清热化痰。

桂枝甘草龙骨牡蛎汤（张仲景《伤寒论》）

【组成】桂枝（去皮）一两（9克），甘草（炙）二两（15克），龙骨、牡蛎（熬）各二两（20克）。

【用法】上四味,以水五升,煮取二升半,去滓,温服八合,日三服。现代用法:水煎服。

【功用】镇惊安神,温养心阳。

【证候】心阳不振。

心悸不安,胸闷气短,动则尤甚,面色苍白,形寒肢冷,舌淡苔白,脉虚弱,或沉细无力。

【按语】本方为治疗心阳不足、神失温养之心神不宁证的常用方。以烦躁、心悸、舌淡、脉沉细为辨证要点。

方中桂枝、炙甘草温补心阳;生龙齿、生牡蛎安神定悸。大汗出者,重用人参、黄芪,加煅龙骨、煅牡蛎、山萸肉,或用独参汤煎服;心阳不足、寒象突出者,加黄芪、人参、附子益气温阳;夹有瘀血者,加丹参、赤芍、桃仁、红花等。

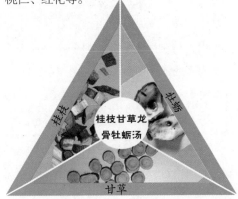

苓桂术甘汤(张仲景《金匮要略》)

【组成】茯苓12克,桂枝9克,白术、炙甘草各6克。

【用法】水煎服。

【功用】温阳化饮,健脾利湿。

【证候】水饮凌心。

心悸,胸闷痞满,渴不欲饮,下肢浮肿,形寒肢冷,伴有眩晕,恶心呕吐,流涎,小便短少,舌淡苔滑或沉细而滑。

【按语】本方为治疗痰饮的常用方剂。方中茯苓淡渗利水;桂枝、炙甘草通阳化气;白术健脾祛湿。兼见恶心呕吐,加半夏、陈皮、生姜皮和胃降逆止呕;尿少肢肿,加泽泻、猪苓、防己、大腹皮、车前子利水渗湿;兼见水湿上凌于肺,肺失宣降,出现咳喘,加杏仁、桔梗以开宣肺气,葶苈子、五加皮、防己以泻肺利水;兼见瘀血者,加当归、川芎、丹参活血化瘀。

若肾阳虚衰,不能制水,水气凌心,症见心悸,咳喘,不能平卧,浮肿,小便不利可用真武汤,温阳化气利水。方中附子温肾暖土;茯苓健脾渗湿;白术健脾燥湿;白芍利小便,通血脉;生姜温胃散水。

红花桃仁煎(《陈素庵妇科补解》卷一)

【组成】红花 当归 桃仁 香附 延胡索 赤芍 川芎 乳香 丹参 青皮 生地黄

【用法】水煎服。

【功用】活血化瘀,理气通络。

【证候】心血瘀阻。

心悸,胸闷不适,心痛时作,痛如针刺,唇甲青紫,舌质紫暗或有瘀斑,脉涩或结或代。

【按语】方中桃仁、红花、丹参、赤芍、川芎活血化瘀;延胡索、香附、青皮理气通脉止痛;生地黄、当归养血和血。胸部窒闷不适,去生地黄之滋腻,加沉香、檀香、降香利气宽胸。胸痛甚,加乳香、没药、五灵脂、蒲黄、三七粉等活血化瘀，通络定痛。兼气虚者，去理气之青皮，加黄芪、党参、黄精补中益气。兼血虚者，加何首乌、枸杞子、熟地黄滋养阴血。兼阴虚者，加麦冬、玉竹、女贞子滋阴。兼阳虚者，加附子、肉桂、淫羊藿温补阳气。兼挟痰浊，而见胸满闷痛，苔浊腻者，加瓜蒌、薤白、半夏理气宽胸化痰。

心悸由瘀血所致，也可选用丹参饮或血府逐瘀汤。

黄连温胆汤（《六因条辨》卷上）

【组成】黄连、枳实、半夏、橘红、生姜各6克，竹茹12克，甘草3克，茯苓10克。

【用法】水煎服（成人常用剂量：5剂）

【功用】清热化痰，宁心安神。

【证候】痰火扰心。

心悸时发时止，受惊易作，胸闷烦躁，失眠多梦，口干苦，大便秘结，小便短赤，舌红苔黄腻，脉弦滑。

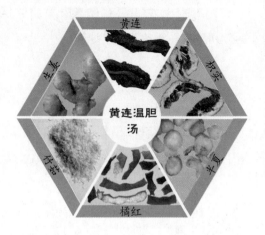

黄连　枳实　半夏　橘红　竹茹　生姜

黄连温胆汤

【按语】方中黄连苦寒泻火，清心除烦；温胆汤清热化痰。全方使痰热去，心神安。可加栀子、黄芩、全瓜蒌，以加强清火化痰之功。可加生龙骨、生牡蛎、珍珠母、石决明镇心安神。若大便秘结者，加生大黄泻热通腑。火热伤阴者，加沙参、麦冬、玉竹、天冬、生地黄滋阴养液。

心悸患者的护理要点

心悸症日常护理很重要，应从以下几点做起：

一是患者注重休息，症状轻者可适当做一些活动，但严重者需绝对卧床静养，室内光线一般不宜过强；二是心悸患者所处的环境应保持清静，禁止喧哗、嘈杂，因为嘈杂的声音会对患者精神产生刺激，加重病情；三是患者的衣服不要太紧，尤其呼吸困难时，应将钮扣松开；四是避免喜怒忧思等精神刺激，应保持平和的心态，不大喜大悲；五是喘息不能平卧者，不妨用被褥垫高背部或采用半卧位；六是心悸伴有心功用不全者，如果是输液，输液的速度不能过快，否则容易出现危险；六是患者如果服用洋地黄制剂，服药前应测脉搏，脉搏在160次以上或60次以下（每分钟），均需咨询医生。

胃痛

胃痛是由于胃气阻滞，胃络瘀阻，胃失所养，不通则痛导致的以上腹胃脘部发生疼痛为主症的一种脾胃肠病证。胃痛的部位在上腹部胃脘处，俗称心窝部。其疼痛的性质表现为胀痛、隐痛、刺痛、灼痛、闷痛、绞痛等，常因病因病机的不同而异，其中尤以胀痛、隐痛、刺痛常见。可有压痛，按之其痛或增或减，但无反跳痛。其痛有呈持续性者，也有时作时止者。其痛常因寒暖失宜，饮食失节，情志不舒，劳累等诱因而发作或加重。本病证常伴有食欲不振，恶心呕吐，吞酸嘈杂等症状。

胃痛的治疗，以理气和胃止痛为基本原则。旨在疏通气机，恢复胃腑和顺通降之性，通则不痛，从而达到止痛的目的。胃痛属实者，治以祛邪为主，根据寒凝、食停、气滞、郁热、血瘀、湿热之不同，分别用温胃散寒、消食导滞、疏肝理气、泄热和胃、活血化瘀、清热化湿诸法；属虚者，治以扶正为主，根据虚寒、阴虚之异，分别用温中益气、养阴益胃之法。虚实并见者，则扶正祛邪之法兼而用之。

良附丸（《良方集腋》）

【组成】高良姜（酒洗七次，焙，研）、香附子（醋洗七次，焙，研）各等份（各9克）。

【用法】上为细末，作散剂或水丸，每日1～2次，每次6克，开水送下。

【功用】行气疏肝，祛寒止痛。

【证候】寒邪客胃。

胃痛暴作，甚则拘急作痛，得热痛减，遇寒痛增，口淡不渴，或喜热饮，苔薄白，脉弦紧。

【按语】良附丸是治疗寒邪客胃，寒凝气滞的基础方。方中高良姜温胃散寒，香附子行气止痛。若寒重，或胃脘突然拘急掣痛拒按，甚则隆起如拳状者，可加吴茱萸、干姜、丁香、桂枝；气滞重者，可加木香、陈皮；

若郁久化热，寒热错杂者，可用半夏泻心汤，辛开苦降，寒热并调；若见寒热身痛等表寒证者，可加紫苏、生姜，或加香苏散疏风散寒，行气止痛；若兼见胸脘痞闷不食，嗳气呕吐等寒夹食滞症状者，可加枳壳、神曲、鸡内金、半夏以消食导滞，温胃降逆；若胃寒较轻者，可局部温熨，或服生姜红糖汤即可散寒止痛。

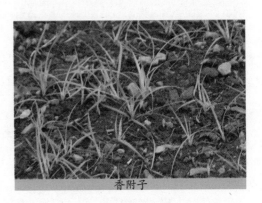

香附子

保和丸（朱震亨《丹溪心法》）

【组成】山楂18克，半夏、茯苓各9克，神曲、莱菔子、陈皮、连翘各6克。

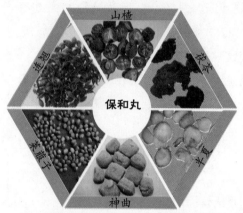

【用法】以上诸药共为细末，水泛为丸，每次服6～9克，温开水或麦芽煎汤送服；亦可作汤剂，用量按原方比例酌定。

【功用】消食和胃。

【证候】饮食停滞

暴饮暴食后，胃脘疼痛，胀满不消，疼痛拒按，得食更甚，嗳腐吞酸，或呕吐不消化食物，其味腐臭，吐后痛减，不思饮食或厌食，大便不爽，得矢气及便后稍舒，舌苔厚腻，脉滑有力。

【按语】本方功可消食导滞，是治疗各种食积的通用方剂。方中用山楂、神曲、莱菔子消食导滞，健胃下气；半夏、陈皮、茯苓健脾和胃，化湿理气；连翘散结清热，共奏消食导滞和胃之功。本方为治疗饮食停滞的通用方，均可加入谷芽、麦芽、隔山消、鸡内金等味。若脘腹胀甚者，可加枳实、厚朴、槟榔行气消滞；若食积化热者，可加黄芩、黄连清热泻火；若大便秘结，可合用小承气汤；若胃痛急剧而拒按，大便秘结，苔黄燥者，为食积化热成燥，可合用大承气汤通腑泄热，荡积导滞。

柴胡疏肝散（王肯堂《证治准绳》）

【组成】柴胡、陈皮（醋炒）各二钱（6克），川芎、枳壳（麸炒）、芍药、香附各一钱半（4.5克），甘草（炙）五分（1.5克）。

【用法】水煎服。

【功用】疏肝解郁，行气止痛。

【证候】肝气犯胃。

胃脘胀满，攻撑作痛，脘痛连胁，胸闷嗳气，喜长叹息，大便不畅，得嗳气、矢气则舒，遇烦恼郁怒则痛作或痛甚，苔薄白，脉弦。

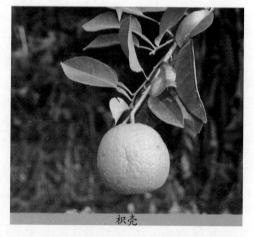

枳壳

【按语】柴胡疏肝散为疏肝理气之要方。方中柴胡、白芍、川芎、香附疏肝解郁，陈皮、枳壳、甘草理气和中，诸药合用共奏疏肝理气，和胃止痛之效。若胀重可加青皮、郁金、木香助理气解郁之功；若痛甚者，可加川楝子、延胡索理气止痛；嗳气频作者，可加半夏、旋覆花，亦可用沉香降气散降气解郁。

丹栀逍遥散（《太平惠民和剂局方》）

【组成】柴胡、当归、白芍、白术、茯苓、生姜各15克，薄荷、炙甘草各6克。

【用法】共为粗末，每服6～9克，煨姜、薄荷少许，共煎汤温服，1日3次。亦可作汤剂，水煎服，用量按原方比例酌减。亦有丸剂，每服6～9克，1日服2次。

【功用】疏肝解郁，养血健脾。

【证候】肝胃郁热。

胃脘灼痛，痛势急迫，喜冷恶热，得凉则舒，心烦易怒，泛酸嘈杂，口干口苦，舌红少苔，脉弦数。丹栀逍遥散合左金丸。

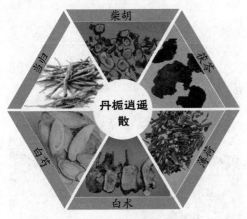

【附方】左金丸（朱震亨《丹溪心法》）黄连六两（180克），吴茱萸一两（30克）。用法：上药为末，水丸或蒸饼为丸，白汤下五十丸（6克）。现代用法：为末，水泛为丸，每服2～3克，温开水送服。亦可作汤剂，用量参考原方比例酌定。功用：清泻肝火，降逆止呕。主治：肝火犯胃证。胁肋疼痛，嘈杂吞酸，呕吐口苦，舌红苔黄，脉弦数。

【按语】方中柴胡、当归、白芍、薄荷解郁柔肝止痛，牡丹皮、栀子清肝泄热，白术、茯苓、甘草、生姜和中健胃。左金丸中黄连清泄胃火，吴茱萸辛散肝郁，以补原方之未备。若为火邪已伤胃阴，可加麦冬、石斛。肝体阴而用阳，阴常不足，阳常有余，郁久化热，易伤肝阴，此时选药应远刚用柔，慎用过分香燥之品，宜选用白芍、香橼、佛手等理气而不伤阴的解郁止痛药，也可与金铃子、郁金等偏凉性的理气药，或与白芍、甘草等柔肝之品配合应用。若火热内盛，灼伤胃络，而见吐血，并出现脘腹灼痛痞满，心烦便秘，面赤舌红，脉弦数有力等症者，可用《金匮要略》泻心汤，苦寒泄热，直折其火。

失笑散合丹参饮

【组成】炒蒲黄（包煎）10克，五灵脂、丹参、檀香各15克，砂仁6克。

【用法】水煎服，每日1剂。

【功用】活血化瘀，理气通络，止血。

【证候】瘀血停滞。

胃脘疼痛，痛如针刺刀割，痛有定处，按之痛甚，食后加剧，入夜尤甚，或见吐血、黑便，舌质紫暗或有瘀斑，脉涩。

【按语】方中五灵脂、蒲黄、丹参活血化瘀止痛，檀香、砂仁行气和胃。如痛甚可加延胡索、三七粉、三棱、莪术，并可加理气之品，如枳壳、木香、郁金；若血瘀胃痛，伴吐血、黑便时，当辨寒热虚实，参考血证有关内容辨证论治。

清中汤（《古今医彻》卷一）

【组成】黄连、栀子（炒）各6克，陈皮、茯苓、半夏各4.5克，白豆蔻（捣碎）、甘草（炙）各2克。

【用法】用水400毫升，加生姜3片，煎至320毫升，空腹时服。

【功用】清热化湿，理气和中。

【证候】脾胃湿热。

胃脘灼热疼痛，嘈杂泛酸，口干口苦，渴不欲饮，口甜黏浊，食甜食则冒酸水，纳呆恶心，身重肢倦，小便色黄，大便不畅，舌苔黄腻，脉象滑数。

【按语】方中黄连、栀子清热化湿，半夏、茯苓、白豆蔻健脾祛湿，陈皮、甘草理气和胃。热盛便秘者，加金银花、蒲公英、大黄、枳实；气滞腹胀者，加厚朴、大腹皮。若寒热互结，干噫食臭，心下痞硬，可用半夏泻心汤加减。

黄芪建中汤（张仲景《金匮要略》）

【组成】即小建中汤（饴糖30克，芍药18克，桂枝、生姜各9克，炙甘草6克，大枣四枚）加黄芪9克。

【用法】水煎2次，取汁，去渣，加入饴糖，分2次温服。

【功用】温中补气，和里缓急。

【证候】脾胃虚寒。

胃痛隐隐，绵绵不休，冷痛不适，喜温喜按，空腹痛甚，得食则缓，劳累或食冷或受凉后疼痛发作或加重，泛吐清水，食少，神疲乏力，手足不温，大便溏薄，舌淡苔白，脉虚弱。

【按语】方中黄芪补中益气，小建中汤温脾散寒，和中缓急止痛。泛吐清水较重者，可加干姜、吴茱萸、半夏、茯苓等温胃化饮；如寒盛者可用附子理中汤，或大建中汤温中散寒；若脾虚湿盛者，可合二陈汤；若兼见腰膝酸软，头晕目眩，形寒肢冷等肾阳虚证者，可加附子、肉桂、巴戟天、仙茅，或合用肾气丸、右归丸之类助肾阳以温脾和胃。

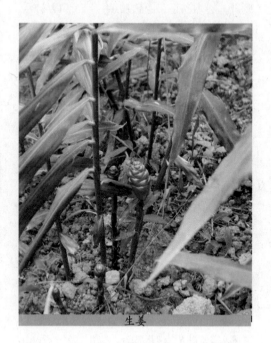

生姜

胃炎

胃炎是胃黏膜炎症的统称，可分为急性和慢性两类。

急性胃炎是指由于各种原因引起的胃黏膜的一种急性炎症反应。急性胃炎患者常有上腹疼痛、嗳气、恶心、呕吐及食欲减退等。其临床表现常表现的轻重不等，但发病均急骤，大都有比较明显的致病因素，如暴饮暴食、大量饮酒或误食不洁食物、受凉、服用药物等。由药物和应激因素引起的胃炎，常仅表现为呕血和黑便，一般为少量，呈间歇性，可自止，但也可发生大出血。

慢性胃炎是以胃黏膜的非特异性慢性炎症为主要病理变化的慢性胃病，病变可局限于胃的一部分，也可弥漫到整个胃部，临床常有胃酸减少、食欲下降、上腹不适和疼痛、消化不良等。慢性胃炎无特异性，一般可表现为食欲减退，上腹部有饱胀憋闷感及疼痛感、恶心、嗳气、消瘦、腹泻等。治疗时宜清热利湿、运脾和胃、疏肝健脾、理气活血、益气温中、养阴生津、通络止痛。

大黄黄连泻心汤（张仲景《伤寒论》）

【组成】大黄二两（6克），黄连一两（3克）。

【用法】上二味，以麻沸汤二升，渍之，须臾，绞去滓。分温再服。

【功效】泄热，消痞，和胃。

【证候】邪热内陷。

胃脘痞满，灼热急迫，按之满甚，心中烦热，咽干口燥，渴喜饮冷，身热汗出，大便干结，小便短赤，舌红苔黄，脉滑数。

【按语】方中大黄泻热消痞开结，黄连清泻胃火，使邪热得除，痞气自消。可酌加金银花、蒲公英以助泻热，加枳实、厚朴、木香等以助行气消痞之力。若便秘心烦者，可加全瓜蒌、栀子以宽中开结，清心除烦；

口渴欲饮者，可加花粉、连翘以清热生津。

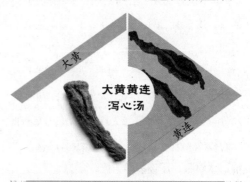

保和丸（朱震亨《丹溪心法》）

【组成】山楂18克，半夏、茯苓各9克，神曲、莱菔子、陈皮、连翘各6克。

【用法】以上诸药共为细末，水泛为丸，每次服6～9克，温开水或麦芽煎汤送服；亦可作汤剂，用量按原方比例酌定。

【功效】消食和胃。

【证候】饮食停滞。

胃脘痞满，按之尤甚，嗳腐吞酸，恶心呕吐，厌食，大便不调，苔厚腻，脉弦滑。

【按语】方中山楂、神曲、莱菔子消食导滞，半夏、陈皮行气开结，茯苓健脾利湿，连翘清热散结，全方共奏消食导滞，行气消痞之效。若食积较重，脘腹胀满者，可加枳实、厚朴以行气消积；若食积化热，大便秘结者，可加大黄、槟榔以清热导滞通便；若脾虚食积，大便溏薄者，可加白术、黄芪以健脾益气。

平胃散（周应《简要济众方》）

【组成】苍术（去黑皮，捣为粗末，炒黄色）四两（120克），厚朴（去粗皮，涂生姜汁，炙令香熟）三两（90克），陈皮（洗令净，焙干）二两（60克），甘草（炙黄）一两（30克）。

【用法】上为散。每服二钱（6克），水一中盏，加生姜二片，大枣二枚，同煎至六分，去滓，食前温服。现代用法：共为细末，每服4～6克，姜枣煎汤送下；或作汤剂，水煎服，用量按原方比例酌减。

【功效】燥湿健脾，行气和胃。

【证候】痰湿内阻。

脘腹痞满，闷塞不舒，胸膈满闷，头重如裹，身重肢倦，恶心呕吐，不思饮食，口淡不渴，小便不利，舌体胖大，边有齿痕，苔白厚腻，脉沉滑。

【按语】方中苍术燥湿化痰，厚朴、陈皮宽中理气，甘草健脾和胃，共奏燥湿化痰，理气宽中之功。可加前胡、桔梗、枳实以助其化痰理气。若气逆不降，噫气不除者，可加旋覆花、代赭石以化痰降逆；胸膈满闷较甚者，可加薤白、石菖蒲、枳实、瓜蒌以理气宽中；咯痰黄稠，心烦口干者，可加黄芩、栀子以清热化痰。

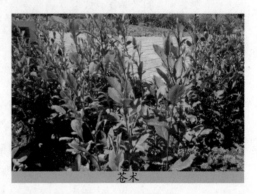
苍术

越鞠丸（朱震亨《丹溪心法》）

【组成】香附、川芎、苍术、栀子、神曲各等份（6～10克）。

【用法】上为末，水丸如绿豆大（原书未著用法用量）。现代用法：水丸，每服6～9克，温开水送服。亦可按参考用量比例作汤剂煎服。

【功效】行气解郁。

【证候】肝郁气滞。

胃脘痞满闷塞，脘腹不舒，胸膈胀满，心烦易怒，喜太息，恶心嗳气，大便不爽，常因情志因素而加重，苔薄白，脉弦。

【按语】方中香附、川芎疏肝理气，活血解郁；苍术、神曲燥湿健脾，消食除痞；栀子泻火解郁。本方为通治气、血、痰、火、湿、食诸郁痞满之剂。若气郁较甚，胀满明显者，可加柴胡、郁金、枳壳，或合四逆散以助疏肝理气；若气郁化火，口苦咽干者，可加龙胆草、川楝子，或合左金丸，以清肝泻火；若气虚明显，神疲乏力者，可加党参、黄芪等以健脾益气。

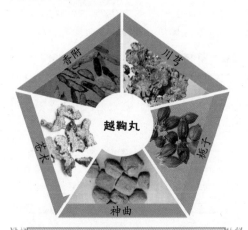

越鞠丸

补中益气汤（李东垣《内外伤辨惑论》）

【组成】黄芪18克，炙甘草、白术各9克，人参、陈皮、柴胡、升麻各6克，当归3克。

【用法】水煎服；或制成丸剂，每次服9～15克，每日2～3次，温开水或姜汤送下。

【功效】补中益气，升阳举陷。

【证候】脾胃虚弱。

胃脘痞闷，胀满时减，喜温喜按，食少不饥，身倦乏力，少气懒言，大便溏薄，舌质淡，苔薄白，脉沉弱或虚大无力。

【按语】方中人参、黄芪、白术、甘草等补中益气，升麻、柴胡升举阳气，当归、

陈皮理气化滞，使脾气得复，清阳得升，胃浊得降，气机得顺，虚痞自除。若痞满较甚，可加木香、砂仁、枳实以理气消痞，或可选用香砂六君子汤以消补兼施。若脾阳虚弱，畏寒怕冷者，可加肉桂、附子、吴茱萸以温阳散寒；湿浊内盛，苔厚纳呆者，可加茯苓、苡仁以淡渗利湿；若水饮停胃，泛吐清水痰涎，可加吴茱萸、生姜、半夏以温胃化饮。若属表邪内陷，与食、水、痰相合，或因胃热而过食寒凉，或因寒郁化热而致虚实并见，寒热错杂，而出现心下痞满，按之柔软，喜温喜按，呕恶欲吐，口渴心烦，肠鸣下利，舌质淡红，苔白或黄，脉沉弦者，可用半夏泻心汤加减，辛开苦降，寒热并用，补泻兼施；若中虚较甚，则重用炙甘草以补中气，有甘草泻心汤之意；若水热互结，心下痞满，干噫食臭，肠鸣下利者，则加生姜以化饮，则有生姜泻心汤之意。

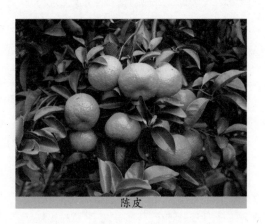

陈皮

呕吐

呕吐是临床常见的症状，胃脏内的容物反入食管，经口吐出的一种反射动作。呕吐之前，多有恶心、干呕等先兆，所以一个呕吐动作可分为三阶段，即恶心、干呕和呕吐。呕吐为人体本能的保护作用，能够将胃脏内的有害物质吐出，但是持续剧烈的呕吐则会对人体产生伤害。

根据呕吐胃失和降，胃气上逆的基本病机，其治疗原则为和胃降逆止呕。但应分虚实辨证论治，实者重在祛邪，分别施以解表、消食、化痰、理气之法，辅以和胃降逆之品以求邪去胃安呕止之效；虚者重在扶正，分别施以益气、温阳、养阴之法，辅以降逆止呕之药，以求正复胃和呕止之功；虚实并见者，则予攻补兼施。

藿香正气散（《太平惠民和剂局方》）

【组成】藿香90克，炙甘草75克，半夏、白术、陈皮、厚朴、桔梗各60克，白芷、紫苏、茯苓、大腹皮各30克。

【用法】以上药共为细末，每次服6克，生姜、大枣煎汤热服；或作汤剂水煎服。

【功用】解表化湿，理气和中。

【证候】外邪犯胃。

呕吐食物，吐出有力，突然发生，起病较急，常伴有恶寒发热，胸脘满闷，不思饮食，舌苔白，脉濡缓。

【按语】本方为治外感风寒、内伤湿滞的常用方。方中藿香、紫苏、白芷芳香化浊，疏邪解表；厚朴、大腹皮理气除满；白术、茯苓、甘草健脾化湿；陈皮、半夏和胃降逆，共奏疏邪解表，和胃降逆止呕之功。若风邪偏重，寒热无汗，可加荆芥、防风以疏风散寒；若见胸闷腹胀嗳腐，为兼食滞，可加鸡内金、神曲、莱菔子以消积化滞；若身痛、腰痛、头身困重，苔厚腻者，为兼外湿，可加羌活、独活、苍术以除湿健脾；若暑邪犯胃，身热汗出，可用新加香薷饮以解暑化湿；若秽浊犯胃，呕吐甚剧，可吞服玉枢丹以辟秽止呕；若风热犯胃、头痛身热可用银翘散去桔梗之升提，加陈皮、竹茹疏风清热，和胃降逆。

湿热霍乱、伤食吐泻均不宜。

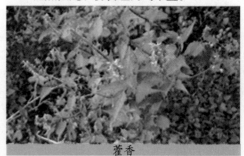

藿香

保和丸（朱震亨《丹溪心法》）

【组成】山楂18克，半夏、茯苓各9克，神曲、莱菔子、陈皮、连翘各6克。

【用法】以上诸药共为细末，水泛为丸，每次服6～9克，温开水或麦芽煎汤送服；亦可作汤剂，用量按原方比例酌定。

【功用】消食和胃。

【证候】饮食停滞。

呕吐物酸腐，脘腹胀满拒按，嗳气厌食，得食更甚，吐后反快，大便或溏或结，气味臭秽，苔厚腻，脉滑实。

【按语】本方功可消食导滞，是治疗各种食积的通用方剂。

方中神曲、山楂、莱菔子消食化滞，陈皮、半夏、茯苓和胃降逆，连翘清散积热。尚可加谷芽、麦芽、鸡内金等消食健胃；若积滞化热，腹胀便秘，可用小承气汤以通腑泄热，使浊气下行，呕吐自止；若食已即吐，口臭干渴，胃中积热上冲，可用竹茹汤清胃降逆；若误食不洁、酸腐食物，而见腹中疼痛，胀满欲吐而不得者，可因势利导，用压舌板探吐祛邪。

本方虽由消导药为主组成，但药力较缓，宜于食积之伤胃轻证者，脾虚食滞者不宜单独应用。

香砂六君子汤（清·汪昂，《医方集解》）

【组成】即六君子汤（人参（去芦）、白术、茯苓（去皮）、陈皮各9克，甘草（炙）6克，半夏12克）加木香、砂仁各6克。

【用法】水煎服。

【功用】健脾和胃，理气止痛。

【证候】脾胃虚弱。

饮食稍有不慎，或稍有劳倦，即易呕吐，时作时止，胃纳不佳，脘腹痞闷，口淡不渴，面白少华，倦怠乏力，舌质淡，苔薄白，脉濡弱。

【按语】方中人参、茯苓、白术、甘草健脾益气，砂仁、木香理气和中，陈皮、半夏和胃降逆。尚可加丁香、吴茱萸以和胃降逆；若脾阳不振，畏寒肢冷，可加干姜、附子，或用附子理中丸温中健脾；若胃虚气逆，心下痞硬，干哕，可用旋覆代赭汤降逆止呕；若中气大亏，少气乏力，可用补中益气汤补中益气；若病久及肾，肾阳不足，腰膝酸软，肢冷汗出，可用附子理中汤加肉桂、吴茱萸等温补脾肾。

麦门冬汤（《金匮要略》）

【组成】麦冬42克，半夏、甘草各6克，人参9克，粳米3克，大枣4枚。

【功用】清养肺胃，降逆下气。

【证候】胃阴不足。

呕吐反复发作，但呕吐量不多，或仅吐唾涎沫，时作干呕，口燥咽干，胃中嘈杂，似饥而不欲食，舌红少津，脉细数。

【按语】方中人参、麦冬、粳米、甘草滋养胃阴，半夏降逆止呕，大枣补脾和胃生津。若阴虚甚，五心烦热者，可加石斛、花粉、知母养阴清热；若呕吐较甚，可加橘皮、竹茹、枇杷叶以降逆止呕；若阴虚便秘，可加火麻仁、瓜蒌仁、白蜜润肠通便。

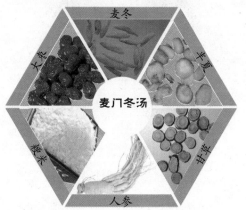

呃逆

呃逆就是人们常说的打嗝，西医叫做膈肌痉挛。当膈肌、膈神经、迷走神经或中枢神经等受到刺激后，一侧或双侧膈肌常发生阵发性的痉挛，于是发生打嗝现象。如果膈肌持续痉挛超过48小时未停止者，称顽固性呃逆。呃逆除了让患者感到不适外，还会影响到周围的人。如果患者有心肺方面的疾患，则会影响到呼吸功用，危害性更大。

丁香散（《三因极一病证方论》卷十一）

【组成】丁香、柿蒂各3克，甘草（炙）、高良姜各1.5克。

【用法】上药研为细末。每服6克，用热汤调下，乘热服，不拘时。

【功用】祛寒止呃。

【证候】胃中寒冷。

呃声沉缓有力，胸膈及胃脘不舒，得热则减，遇寒则甚，进食减少，口淡不渴，舌苔白，脉迟缓。

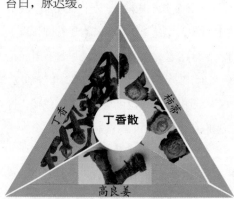

【按语】方中丁香、柿蒂降逆止呃，高良姜、甘草温中散寒。若寒气较重，胸脘胀痛者，加吴茱萸、肉桂、乌药散寒降逆；若寒凝食滞，脘闷嗳腐者，加莱菔子、槟榔、半夏行气导滞；若寒凝气滞，脘腹痞满者，加枳壳、厚朴、陈皮；若气逆较甚，呃逆频作者，加刀豆子、旋覆花、代赭石以理气降逆；若外寒致呃者，可加紫苏、生姜。

竹叶石膏汤（张仲景《伤寒论》）

【组成】竹叶二把（6克），石膏一斤（50克），半夏（洗）半升（9克），麦冬（去心）一升（20克），人参、甘草（炙）各二两（6克），粳米半升（10克）。

【用法】上药加水煎煮，取500毫升，滤去渣，放入粳米煮熟，捞去米不用，取汤。每次温服50毫升，1日3次。

【功用】清热生津，益气和胃。

【证候】胃火上逆。

呃声洪亮有力，冲逆而出，口臭烦渴，多喜饮冷，脘腹满闷，大便秘结，小便短赤，苔黄燥，脉滑数。

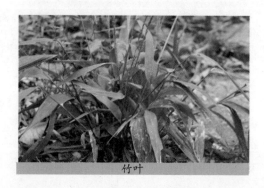
竹叶

【按语】

本方为治疗热病后期、余热未清、气阴耗伤的常用方。方中竹叶、生石膏清泻胃火，人参（易沙参）、麦冬养胃生津，半夏和胃降逆，粳米、甘草调养胃气。可加竹茹、柿蒂以助降逆止呃之力。若腑气不通，痞满便秘者，可用小承气汤通腑泄热，亦可再加丁香、柿蒂，使腑气通，胃气降，呃逆自止。若胸膈烦热，大便秘结，可用凉膈散。

本方清凉质润，如内有痰湿或阳虚发热，均应忌用。

五磨饮子（《医便》）

【组成】沉香、槟榔、乌药、木香、枳壳各等份（6克）。

【用法】以白酒磨服。

【功用】行气降逆，宽胸散结。

【证候】气机郁滞。

呃逆连声，常因情志不畅而诱发或加重，胸胁满闷，脘腹胀满，纳减嗳气，肠鸣矢气，苔薄白，脉弦。

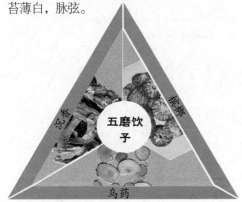

【按语】方中木香、乌药解郁顺气，枳壳、沉香、槟榔宽中行气。可加丁香、代赭石降逆止呃，川楝子、郁金疏肝解郁。若心烦口苦，气郁化热者，加栀子、黄连泄肝和胃；若气逆痰阻，昏眩恶心者，可用旋覆代赭汤降逆化痰；若痰涩壅盛，胸胁满闷，便秘，苔浊腻者，可用礞石滚痰丸泻火逐痰；若瘀血内结，胸胁刺痛，久呃不止者，可用血府逐瘀汤活血化瘀。

理中汤（《医宗金鉴》）

【组成】人参、干姜、炙甘草、白术各三两（90克）。

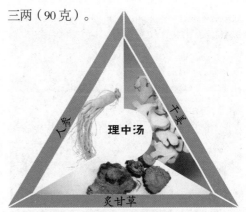

【用法】上四味锉碎，以水八升，煮取三升，去滓，温服一升，日三服。

【功用】温中祛寒。

【证候】脾胃阳虚。

呃声低长无力，气不得续，泛吐清水，脘腹不舒，喜温喜按，面色㿠白，手足不温，食少乏力，大便溏薄，舌质淡，苔薄白，脉细弱。

【按语】方中人参、白术、甘草甘温益气，干姜温中散寒。可加吴茱萸、丁香温胃平呃，内寒重者，可加附子、肉桂。若嗳腐吞酸，夹有食滞者，可加神曲、麦芽；若脘腹胀满，脾虚气滞者，可加香附、木香；若呃声难续，气短乏力，中气大亏者，可用补中益气汤；若病久及肾，肾失摄纳，腰膝酸软，呃声难续者，可分肾阴虚、肾阳虚而用金匮肾气丸、七味都气丸。

益胃汤（《温病条辨》）

【组成】麦冬、细生地黄各15克，沙参9克，玉竹（炒香）4.5克，冰糖适量。

【用法】水煎，分2次服。

【功用】养阴益胃。

【证候】胃阴不足。

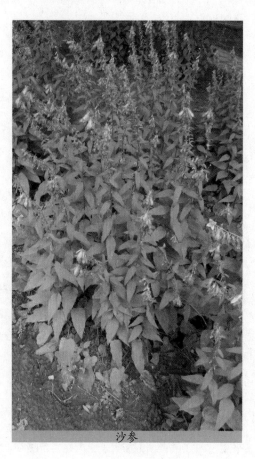

沙参

呃声短促而不得续，口干咽燥，烦躁不安，不思饮食，或食后饱胀，大便干结，舌质红，苔少而干，脉细数。

【按语】方中沙参、麦冬、玉竹、生地黄甘寒生津，滋养胃阴。可加炙枇杷叶、柿蒂、刀豆子以助降逆止呃之力。若神疲乏力，气阴两虚者，可加人参、白术、山药；若咽喉不利，胃火上炎者，可用麦门冬汤；若日久及肾，腰膝酸软，五心烦热，肝肾阴虚，相火挟冲气上逆者，可用大补阴丸加减。

治疗打嗝的小方法

日常生活中，有一些快速止涅打嗝的小方，吃糖就是其中之一。打嗝发作时，吞一勺糖在嘴里，不配水。这种方法很有效。为什么糖会止嗝，原因可能是它阻挠了膈肌的间歇性收缩，让隔肌安静下来。

弯腰喝水也能止嗝。打嗝时，取一大杯水，身体向前弯曲，然后从杯子的另一边喝水，效果甚佳。还可以尝试憋气或吐气的方法。短暂闭住呼吸，或做缓慢地吐气。

喝醋也能止嗝。嗝声连连时，取一勺醋喝下，能立刻见效。

泄泻

泄泻是以大便次数增多，粪质稀薄，甚至泻出如水样为临床特征的一种脾胃肠病证。泄与泻在病情上有一定区别，粪出少而势缓，若漏泄之状者为泄；粪大出而势直无阻，若倾泻之状者为泻，然近代多泄、泻并称，统称为泄泻。

泄泻以大便清稀为临床特征，或大便次数增多，粪质清稀；或便次不多，但粪质清稀，甚至如水状；或大便清薄，完谷不化，便中无脓血。泄泻之量或多或少，泄泻之势或缓或急。常兼有脘腹不适，腹胀腹痛肠鸣，食少纳呆，小便不利等症状。起病或缓或急，常有反复发作史。常由外感寒热湿邪，内伤饮食情志，劳倦，脏腑功用失调等诱发或加重。

泄泻是一种常见的脾胃肠病证，一年四季均可发生，但以夏秋两季较为多见。中医药治疗本病有较好的疗效。

藿香正气散（《太平惠民和剂局方》）

【组成】藿香90克，炙甘草75克，半夏、白术、陈皮、厚朴、桔梗各60克，白芷、紫苏、茯苓、大腹皮各30克。

【用法】以上药共为细末，每次服6克，生姜、大枣煎汤热服；或作汤剂水煎服。

【功用】解表化湿，理气和中。

【证候】寒湿泄泻。

泄泻清稀，甚则如水样，腹痛肠鸣，脘闷食少，苔白腻，脉濡缓。若兼外感风寒，则恶寒发热头痛，肢体酸痛，苔薄白，脉浮。

【按语】方中藿香解表散寒，芳香化湿，白术、茯苓、陈皮、半夏健脾除湿，厚朴、大腹皮理气除满，紫苏、白芷解表散寒，桔梗宣肺以化湿。若表邪偏重，寒热身痛，可加荆芥、防风，或用荆防败毒散；若湿邪偏重，

或寒湿在里，腹胀肠鸣，小便不利，苔白厚腻，可用胃苓汤健脾燥湿，化气利湿；若寒重于湿，腹胀冷痛者，可用理中丸加味。

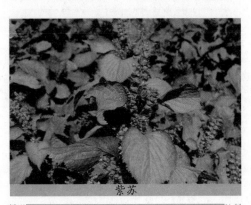

紫苏

葛根黄芩黄连汤（张仲景《伤寒论》）

【组成】葛根15克，黄芩、黄连各9克，甘草（炙）6克。

【用法】水煎服。

【功用】解表清里。

【证候】湿热泄泻。

泄泻腹痛，泻下急迫，或泻而不爽，粪色黄褐，气味臭秽，肛门灼热，或身热口渴，小便短黄，苔黄腻，脉滑数或濡数。

【按语】该方是治疗湿热泄泻的常用方剂。方中葛根解肌清热，煨用能升清止泻，黄芩、黄连苦寒清热燥湿，甘草甘缓和中。若热偏重，可加金银花、马齿苋以增清热解毒之力；若湿偏重，症见胸脘满闷，口不渴，苔微黄厚腻者，可加薏苡仁、厚朴、茯苓、泽泻、车前仁以增清热利湿之力；夹食者可加神曲、山楂、麦芽；如有发热头痛，脉浮等风热表证，可加金银花、连翘、薄荷；如在夏暑期间，症见发热头重，烦渴自汗，小便短赤，脉濡数等，为暑湿侵袭，表里同病，可用新加香薷饮合六一散以解暑清热，利湿止泻。

保和丸（朱震亨《丹溪心法》）

【组成】山楂18克，半夏、茯苓各9克，神曲、莱菔子、陈皮、连翘各6克。

【用法】以上诸药共为细末，水泛为丸，每次服6～9克，温开水或麦芽煎汤送服；亦可作汤剂，用量按原方比例酌定。

【功用】消食和胃。

【证候】伤食泄泻。

泻下稀便，臭如败卵，伴有不消化食物，脘腹胀满，腹痛肠鸣，泻后痛减，嗳腐酸臭，不思饮食，苔垢浊或厚腻，脉滑。

【按语】方中神曲、山楂、莱菔子消食和胃，半夏、陈皮和胃降逆，茯苓健脾祛湿，

连翘清热散结。若食滞较重，脘腹胀满，泻而不畅者，可因势利导，据通因通用的原则，可加大黄、枳实、槟榔，或用枳实导滞丸，推荡积滞，使邪有出路，达到祛邪安正的目的。

参苓白术散（《太平惠民和剂局方》）

【组成】人参、白术、茯苓、炒山药各15克，白扁豆12克，甘草、莲子肉、薏苡仁各9克，砂仁、桔梗各6克。

【用法】上药共为细末，每次服6克，大枣汤调下，小儿用量按岁数加减服之；或作汤剂，用量按原方比例酌定。

【功用】益气健脾，渗湿止泻。

【证候】脾虚泄泻。

因稍进油腻食物或饮食稍多，大便次数即明显增多而发生泄泻，伴有不消化食物，大便时泻时溏，迁延反复，饮食减少，食后脘闷不舒，面色萎黄，神疲倦怠，舌淡苔白，脉细弱。

【按语】方中人参、白术、茯苓、甘草健脾益气，砂仁、桔梗、扁豆、山药、莲子肉、薏苡仁理气健脾化湿。若脾阳虚衰，阴寒内盛，症见腹中冷痛，喜温喜按，手足不温，大便腥秽者，可用附子理中汤以温中散寒；若久泻不愈，中气下陷，症见短气肛坠，时时欲便，解时快利，甚则脱肛者，可用补中益气汤，减当归，并重用黄芪、党参以益气升清，健脾止泻。

四神丸（薛己《内科摘要》）

【组成】补骨脂120克，肉豆蔻、五味子各60克，吴茱萸30克。

【用法】上药共为细末，以生姜120克，红枣五十枚同煮，取枣肉，和末为丸，每服6～9克，空腹或食前温开水送下；亦可作汤剂水煎服，用量按原方比例酌减。

【功用】温肾暖脾，涩肠止泻。

【证候】肾虚泄泻。

黎明之前脐腹作痛，肠鸣即泻，泻下完谷，泻后即安，小腹冷痛，形寒肢冷，腰膝酸软，舌淡苔白，脉细弱。

【按语】方中补骨脂温阳补肾，吴茱萸温中散寒，肉豆蔻、五味子收涩止泻。可加附子、炮姜，或合金匮肾气丸温补脾肾。若年老体弱，久泻不止，中气下陷，加黄芪、党参、白术益气升阳健脾，亦可合桃花汤固涩止泻。

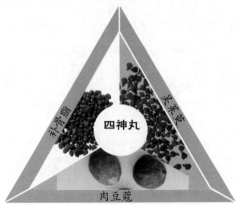

痛泻要方（朱丹溪《丹溪心法》）

【组成】白术（炒）90克，白芍（炒）60克，陈皮（炒）45克，防风30克。

【用法】作汤剂，水煎服，用量按原方比例酌减。

【功用】补脾柔肝，祛湿止泻。

【证候】肝郁泄泻。

每逢抑郁恼怒，或情绪紧张之时，即发生腹痛泄泻，腹中雷鸣，攻窜作痛，腹痛即泻，泻后痛减，矢气频作，胸胁胀闷，嗳气食少，舌淡，脉弦。

【按语】方中白芍养血柔肝，白术健脾补虚，陈皮理气醒脾，防风升清止泻。若肝郁气滞，胸胁脘腹胀痛，可加柴胡、枳壳、香附；若脾虚明显，神疲食少者，加黄芪、党参、扁豆；若久泻不止，可加酸收之品，如乌梅、五倍子、石榴皮等。

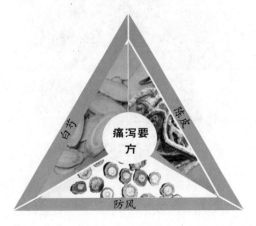

痢疾

人们日常所说的痢疾指的是细菌性痢疾，由痢疾杆菌引起的急性肠道传染病，以腹痛、大便有赤白脓血为主症，同时伴有全身中毒表现，如发热、血象增高、周身不适等。

小儿是痢疾的高发人群，发病多在夏秋两季。苍蝇常是重要的传播媒介，苍蝇叮了带有痢疾杆菌的粪便再叮食物后，就将病原体带到食物上，小儿吃进了受污染的食物而得病。

芍药汤（刘完素《素问病机气宜保命集》）

【组成】芍药15～20克，黄芩、黄连、当归各9克，大黄6克，槟榔、木香、甘草各5克，肉桂4克。

【用法】水煎服。

【功用】清热燥湿，调气和血。

【证候】湿热痢。

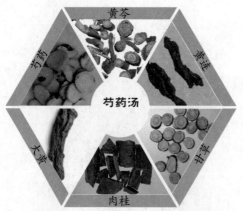

黄芩
芍药
黄连
芍药汤
大黄
甘草
肉桂

腹痛阵阵，痛而拒按，便后腹痛暂缓，痢下赤白脓血，黏稠如胶冻，腥臭，肛门灼热，小便短赤，舌苔黄腻，脉滑数。

【按语】方中黄芩、黄连清热燥湿，解毒止痢；大黄、槟榔荡热去滞，通因通用；木香、槟榔调气行滞；当归、芍药、甘草行血和营，缓急止痛；肉桂辛温，反佐芩、连。大黄之苦寒，共成辛开苦降之势，以散邪气之结滞。痢疾初起，去肉桂，加金银花、穿心莲等加强清热解毒之力。有表证者，加荆芥、防风解表散邪，或用荆防败毒散，逆流挽舟。兼食滞者，加莱菔子、山楂、神曲消食导滞。痢下赤多白少，肛门灼热，口渴喜冷饮，证属热重于湿者，加白头翁、黄柏、秦皮直清里热。痢下白多赤少，舌苔白腻，证属湿重于热者，去黄芩、当归，加茯苓、苍术、厚朴、陈皮等运脾燥湿。痢下鲜红者，加地榆、牡丹皮、仙鹤草、侧柏叶等凉血止血。

湿热痢，也可用成药香连丸治疗。

白头翁汤合芍药汤

白头翁汤（张仲景《伤寒论》）组成：白头翁15克，黄柏、秦皮各12克，黄连6克。用法：水煎服。功用：清热解毒，凉血止痢。

【证候】疫毒痢。

发病急骤，腹痛剧烈，里急后重频繁，痢下鲜紫脓血，呕吐频繁，寒战壮热，头痛烦躁，精神极其痿靡，甚至四肢厥冷，神志昏蒙，或神昏不清，惊厥抽搐，瞳仁大小不等，舌质红绛，苔黄腻或燥，脉滑数或微细欲绝。临床亦可下痢不重而全身症状重者，突然出现高热，神昏谵语，呕吐，喘逆，四肢厥冷，舌红苔干，脉弦数或微细欲绝。

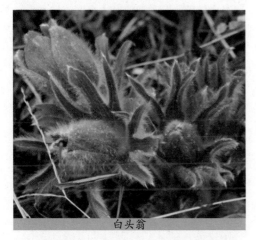
白头翁

【按语】本方以白头翁清热解毒凉血，配黄连、黄芩、黄柏、秦皮清热解毒化湿；当归、芍药行血；木香、槟榔、大黄行气导滞。临床可加金银花、牡丹皮、地榆、穿心莲、贯众等以加强清热解毒的功用。高热神昏，热毒入营血者，合犀角地黄汤，另服神犀丹或紫雪丹以清营开窍。痉厥抽搐者，加羚羊角、钩藤、石决明、生地黄等熄风镇痉。壮热神昏，烦躁惊厥而下痢不甚者，合大承气汤清热解毒，荡涤内闭。症见面色苍白，四肢厥冷而冷汗出，唇指紫暗，尿少，脉细欲绝，加用生脉（或参麦）注射液、参附青注射液静脉滴注或推注，以益气固脱。

疫毒痢（或湿热痢）可用白头翁汤加大黄等，煎水保留灌肠配合治疗，以增强涤泻邪毒之功用。若厥脱、神昏、惊厥同时出现

者，则最为险候，必须采用综合性抢救措施，中西医结合治疗，以挽其危急。

桃花汤合真人养脏汤

桃花汤（张仲景《伤寒论》）组成：赤石脂 20 克，粳米 15 克，干姜 12 克。用法：水煎服。功用：温中涩肠止痢。

真人养脏汤（《太平惠民和剂局方》）组成：罂粟壳、白芍各 15 克，诃子 12 克，人参、白术各 9 克，肉豆蔻、当归、炙甘草各 6 克，木香 4.5 克，肉桂 3 克。用法：上药为粗末，每次取 6 克，水 500 毫升，煎至 200 毫升，分 3 次，食前温服。忌酒、生冷、鱼腥、油腻。功用：涩肠止泻，温中补虚。

【证候】虚寒痢。

久痢缠绵不已，痢下赤白清稀或白色黏冻，无腥臭，甚则滑脱不禁，腹部隐痛，喜按喜温，肛门坠胀，或虚坐努责，便后更甚，食少神疲，形寒畏冷，四肢不温，腰膝酸软，舌淡苔薄白，脉沉细而弱。

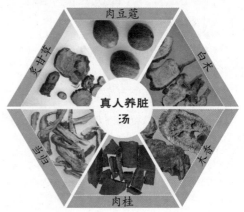
肉豆蔻　白术　木香　肉桂　当归　炙甘草　真人养脏汤

【按语】两方以人参或党参、白术、粳米益气健脾；干姜、肉桂温阳散寒；当归、芍药和血缓急止痛；木香行气导滞；赤石脂、

诃子、罂粟壳、肉豆蔻收涩固脱，两方合用，兼具温补、收涩、固脱之功，颇合病情。肾阳虚衰者，加附子、破故纸温补肾阳。肛门下坠者，去木香，加黄芪、升麻益气举陷。下痢不爽者，减用收涩之品。滑脱不禁者，加芡实、莲米、龙骨、牡蛎收敛固脱。

虚寒痢，也可配合成药理中丸、归脾丸治疗。

连理汤（《张氏医通》）

【组成】炮姜、人参、炒白术、炙甘草各9克，黄连6克，茯苓10克。

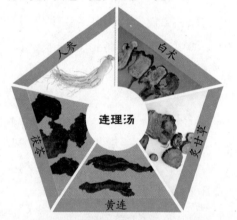

人参　白术　炙甘草　连理汤　茯苓　黄连

【用法】水煎服。

【功用】温中清肠、调气化滞。

【证候】休息痢。

下痢时发时止，日久难愈，常因饮食不当、感受外邪或劳累而诱发。发作时，大便次数增多，便中带有赤白黏冻，腹痛，里急后重，症状一般不及初痢、暴痢程度重。休止时，常有腹胀食少，倦怠怯冷，舌质淡苔腻，脉濡软或虚数。

【按语】本方以人参、白术、干姜、甘草温中健脾；黄连清除肠中余邪；加木香、槟榔、枳实调气行滞；加当归和血。发作期，偏湿热者，加白头翁、黄柏清湿热；偏寒湿者，加苍术、草果温中化湿。

痢疾的饮食治疗原则

重症痢疾患者应禁食，以使肠道得到休息。病情减轻后，宜进食一些清淡的流质饮食。患病期间，一定不能忘记补充水分，可每天喝3～4杯浓茶。茶叶泡水具有抑菌收敛作用，有利于疾病的康复。

在身体恢复阶段，应吃营养全面的低脂肪的软饭食物，忌食生冷和强烈刺激的食物，如生黄瓜、辣椒等。患病期间，应限制盐的摄入量，以每日不超过5克为宜。吃得太咸，会影响消化。

疟疾

疟疾由感受疟邪，邪正交争所致，是以寒战壮热，头痛，汗出，休作有时为特征的传染性疾病，多发于夏秋季。

疟疾是一种严重危害人民健康的传染病，我国大部分地区均有流行，以南方各省发病较多。中医药对疟疾的治疗积累了丰富的经验，具有良好的疗效，尤其是现代研究成功的青蒿素，对疟疾更具有卓效，受到世界的重视。

柴胡截疟饮（《医宗金鉴》）

【组成】柴胡、黄芩、人参、半夏、甘草、常山、桃仁、槟榔、乌梅。

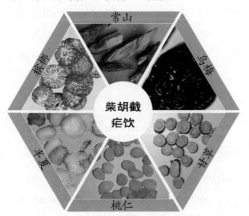

柴胡截疟饮

【用法】加生姜、红枣同煎，煎后汤渣一并露宿一夜，次日加温，疟未发前 1 ~ 2 小时服之。

【功用】祛邪截疟，和解表里。

【证候】正疟。

先有呵欠乏力，继则寒栗鼓颔，寒罢则内外皆热，头痛面赤，口渴引饮，终则遍身汗出，热退身凉，舌红，苔薄白或黄腻，脉弦。间隔一日，又有相同的症状发作。故其症状特点为：寒战壮热，休作有时。

【按语】方中以小柴胡汤和解表里，导邪外出；常山、槟榔祛邪截疟；配合乌梅生津和胃，以减轻常山致吐的副作用。，

口渴甚者，可加葛根、石斛生津止渴。胸脘痞闷、苔腻者，去滞气碍湿之参枣，加苍术、厚朴、青皮理气化湿。烦渴、苔黄、脉弦数，为热盛于里，去辛温补中之参、姜、枣，加石膏、花粉清热生津。

白虎加桂枝汤（张仲景《金匮要略》）

【组成】石膏 30 克，知母、桂枝各 9 克，炙甘草、粳米各 6 克。

【用法】水煎服。

【功用】清热通络，和营卫。

【证候】温疟。

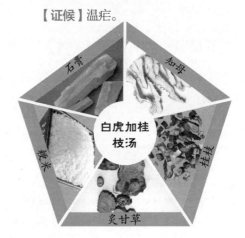

白虎加桂枝汤

寒少热多，汗出不畅，头痛，骨节酸疼，口渴引饮，尿赤便秘，舌红，苔黄，脉弦数。

【按语】方中以白虎汤清热生津，桂枝疏风散寒。可加青蒿、柴胡以和解祛邪。津伤较甚，口渴引饮者，酌加生地黄、麦冬、石斛养阴生津。

柴胡桂枝干姜汤（张仲景《伤寒论》）

【组成】柴胡24克，栝蒌根12克，桂枝（去皮）、黄芩各9克，干姜、牡蛎（熬）、甘草（炙）各6克。

【用法】煎服。1日3付。初服微烦，复服，汗出便愈。

【功用】和解少阳，温化水饮。

【证候】寒疟。

寒多热少，口不渴，胸胁痞闷，神疲体倦，舌苔白腻，脉弦。治法：和解表里，温阳达邪。

【按语】方中以柴胡、黄芩和解表里，桂枝、干姜、甘草温阳达邪，天花粉、牡蛎散结软坚。可加蜀漆或常山祛邪截疟。脘腹痞闷，舌苔白腻者，为寒湿内盛，加草果、厚朴、陈皮理气化湿，温运脾胃。

清瘴汤（《中医内科学》）

【组成】青蒿、柴胡、茯苓、知母、陈皮、半夏、黄芩、黄连、枳实、常山、竹茹、朱砂。

【用法】水煎服。

【功用】解毒除瘴，清热保津。

【证候】热瘴。

寒微热甚，或壮热不寒，头痛，肢体烦疼，面红目赤，胸闷呕吐，烦渴饮冷，大便秘结，小便热赤，甚至神昏谵语。舌质红绛，苔黄腻或垢黑，脉洪数或弦数。

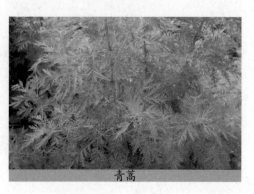
青蒿

【按语】青蒿自晋代即被用于治疟，经现代临床及实验研究证实，青蒿素对间日疟、恶性疟均有良好疗效，具有速效、低毒的优点，特别是在救治西医所称的脑型疟及抗氯喹的恶性疟方面，达到国际先进水平。青蒿素为从青蒿中提取的有效成分，对瘴疟的疗效优于青蒿原生药。

清瘴汤为近代用于瘴疟的验方，具有祛邪除瘴、清热解毒、清胆和胃的作用。方中以青蒿、常山解毒除瘴；黄连、黄芩、知母、柴胡清热解毒；半夏、茯苓、陈皮、竹茹、枳实清胆和胃；滑石、甘草、朱砂清热利水除烦。

若壮热不寒，加生石膏清热泻火。口渴心烦，舌红少津为热甚津伤，加生地黄、玄参、石斛、玉竹清热养阴生津。神昏谵语，为热毒蒙蔽心神，急加安宫牛黄丸或紫雪丹清心开窍。

金不换正气散（《太平惠民和剂局方》）

【组成】苍术、厚朴、陈皮、藿香、半

夏、甘草各等份。

【用法】共为粗末，每次服6克，加生姜3片，大枣2枚，水煎去渣热服。

【功用】行气化湿，和胃止呕。

【证候】冷瘴。

寒甚热微，或但寒不热，或呕吐腹泻，甚则神昏不语，苔白厚腻，脉弦。

【按语】青蒿素的作用已如上述。加味金不换正气散有芳化湿浊，健脾理气之效。方中以苍术、厚朴、陈皮、甘草燥湿运脾；藿香、半夏、佩兰、荷叶芳香化浊，降逆止呕；槟榔、草果理气除湿；石菖蒲豁痰宣窍。神昏谵语合用苏合香丸芳香开窍。但寒不热，四肢厥冷，脉弱无力，为阳虚气脱，加人参、附子、干姜益气温阳固脱。

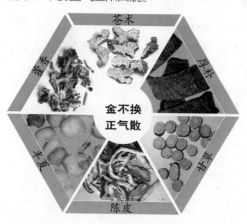

何人饮（《景岳全书》）

【组成】何首乌自三钱以至一两，随轻重用之（9～30克），以当归二三钱（6～9克）、人参三五钱或一两随宜（9～30克）、陈皮（大虚者不必用）二三钱（6～9克）、煨生姜三片，多寒者用三五钱（9克）。

【用法】水煎，或酒水共煎，疟发前两

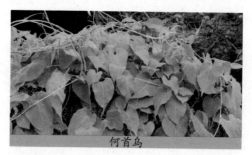
何首乌

小时服。

【功用】补气血，截虚疟。

【证候】劳疟。

倦怠乏力，短气懒言，食少，面色萎黄，形体消瘦，遇劳则复发疟疾，寒热时作，舌质淡，脉细无力。

【按语】方中以人参益气扶正，制何首乌、当归补益精血，陈皮、生姜理气和中。

在疟发之时，寒热时作者，应加青蒿或常山祛邪截疟。食少面黄，消瘦乏力者，可加黄芪、白术、枸杞子增强益气健脾养血之功。

鳖甲煎丸（张仲景《金匮要略》）

【组成】鳖甲（炙）、赤硝各十二分（90克），柴胡、蜣螂（熬）各六分（45克），芍药、牡丹（去心）、䗪虫（熬）各五分（37克），蜂窠（炙）四分（30克），乌扇（烧）、黄芩、鼠妇（熬）、干姜、大黄、桂枝、石韦（去毛）、厚朴、紫葳、阿胶各三分（22.5克），桃仁、瞿麦各二分（15克），人参、半夏、葶苈各一分（7.5克）。

【用法】除硝石、鳖甲胶、阿胶外，20味烘干碎断，加黄酒600克拌匀，加盖封闭，隔水炖至酒尽药熟，干燥，与硝石等三味混合粉碎成细粉，炼蜜为丸，每丸重3克。每次服1～2丸，每日2～3次，温开水送下。

【功用】行气活血，祛湿化痰，软坚消癥。

【证候】疟母。

久疟不愈，胁下结块，触之有形，按之压痛，或胁肋胀痛，舌质紫黯，有瘀斑，脉细涩。

【按语】本方由23种药物组成，攻补兼施，寒热并用，具有活血化瘀、软坚消痞的作用，自《金匮要略》即已作为治疟母的主方。有气血亏虚的证候者，应配合八珍汤或十全大补丸等补益气血，以虚实兼顾，扶正祛邪。

便秘

粪便在肠道内滞留时间过长，粪便内所含的水分被过度吸收，以致粪便过于干燥、坚硬，排出困难，正常排便规律打乱，每2～3日甚至更长时间才排便1次，严重者排出的粪便性状像羊屎或兔屎样，呈球状，就称为便秘。

便秘致病原因有许多种，主要原因是：生活、工作的紧张，环境的改变，排便习惯和规律被破坏；食欲结构的变异，高热量、高营养、高吸收物质摄入过多，粗纤维食物减少，导致排便次数减少或无规律；滥用泻药或依赖药物排便，如此恶性循环导致肠蠕动无力和肠道干燥；等等。总之，治疗便秘时宜清热泻火，顺气导滞，益气养血润肠。另外，患者平日应多食新鲜蔬菜、水果，保持精神愉快，养成定时排便的习惯。

麻子仁丸（张仲景《伤寒论》）

【组成】麻子仁二升（500克），芍药、枳实（炙）各半斤（250克），大黄（去皮）一斤（500克），厚朴（炙，去皮）一尺（250克），杏仁（去皮尖，熬，别作脂）一升（250克）。

【用法】上六味，蜜和丸，如梧桐子大，饮服十丸，日三服，渐加，以知为度。现代用法：上药为末，炼蜜为丸，每次9克，每日1～2次，温开水送下。亦可按原方用量比例酌减，改汤剂煎服。

【功用】润肠泄热，行气通便。

【证候】肠胃积热。

大便干结，腹胀腹痛，面红身热，口干口臭，心烦不安，小便短赤，舌红苔黄燥，脉滑数。

【按语】

方中大黄、枳实、厚朴通腑泄热，火麻仁、杏仁、白蜜润肠通便，芍药养阴和营。此方泻而不峻，润而不腻，有通腑气而行津液之效。若津液已伤，可加生地黄、玄参、麦冬以养阴生津；若兼郁怒伤肝，易怒目赤者，加服更衣丸以清肝通便；若燥热不甚，或药后通而不爽者，可用青麟丸以通腑缓下，以免再秘。

本方虽为润肠缓下之剂，但含有攻下破滞之品，故年老体虚、津亏血少者不宜常服，孕妇慎用。

本型可用番泻叶3～9克开水泡服，代茶随意饮用。

六磨汤（《古今医鉴》）

【组成】沉香、木香、槟榔、乌药、枳实、大黄各等份。

【用法】原方各磨浓汁，合一处，重汤煮，温服之即通。

【功用】降气通便。

【证候】气机郁滞。

大便干结，或不甚干结，欲便不得出，或便而不畅，肠鸣矢气，腹中胀痛，胸胁满闷，嗳气频作，饮食减少，舌苔薄腻，脉弦。

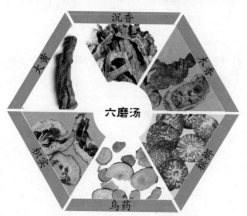

六磨汤

【按语】方中木香调气，乌药顺气，沉香降气，大黄、槟榔、枳实破气行滞。可加厚朴、香附、柴胡、莱菔子、炙枇杷叶以助理气之功。若气郁日久，郁而化火，可加黄芩、栀子、龙胆草清肝泻火；若气逆呕吐者，可加半夏、旋覆花、代赭石；若七情郁结，

忧郁寡言者，加白芍、柴胡、合欢皮疏肝解郁；若跌仆损伤，腹部术后，便秘不通，属气滞血瘀者，可加桃仁、红花、赤芍之类活血化瘀。

大黄附子汤（张仲景《金匮要略》）

【组成】附子12克，大黄9克，细辛3克。

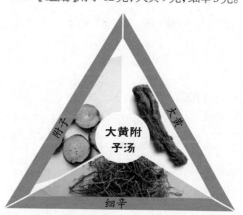

大黄附子汤

【用法】水煎服。

【功用】温里散寒，通便止痛。

【证候】阴寒积滞

大便艰涩，腹痛拘急，胀满拒按，胁下偏痛，手足不温，呃逆呕吐，舌苔白腻，脉弦紧。

【按语】方中附子温里散寒，大黄荡除积滞，细辛散寒止痛。腹部胀满、舌苔厚腻、积滞较重者，可加木香、厚朴以加强行气导滞的作用；腹痛甚者，可加肉桂以温里止痛；体虚较甚，可加当归、党参以益气养血。

使用时大黄用量一般不超过附子。

黄芪汤（《太平惠民和剂局方》）

【组成】绵黄芪、陈皮（去白）各15克。

上为细末，每服6克，用火麻仁5克烂研，以水投取浆一盏，滤去滓，于银石器内煎，候有乳起，即入白蜜一大匙，再煎令沸，调药末，空心，食前服。

【功用】润肠益气通便。

【证候】气虚。

粪质并不干硬，也有便意，但临厕排便困难，需努挣方出，挣得汗出短气，便后乏力，体质虚弱，面白神疲，肢倦懒言，舌淡苔白，脉弱。

【按语】方中黄芪大补脾肺之气，为方中主药，火麻仁、白蜜润肠通便，陈皮理气。若气虚较甚，可加人参、白术，"中气足则便尿如常"，气虚甚者，可选用红参；若气虚下陷脱肛者，则用补中益气汤；若肺气不足者，可加用生脉散；若日久肾气不足，可用大补元煎。

润肠丸（《脾胃论》）

【组成】大黄（去皮）、当归（梢）、羌活各五钱（6克），桃仁（汤浸去皮尖）一两（9克），麻子仁（去皮取仁）一两二钱五分（15克）。

【用法】除麻仁另研如泥外，捣，罗为细末，炼蜜为丸，如梧桐子大，每服五十丸，空心用白汤送下。

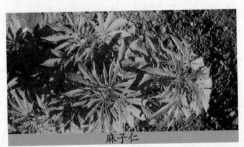

麻子仁

【功用】润肠通便，活血祛风。

【证候】血虚。

大便干结，排出困难，面色无华，心悸气短，健忘，口唇色淡，脉细。

【按语】方中当归滋阴养血，麻子仁、桃仁润肠通便，大黄泻下。可加玄参、何首乌、枸杞子养血润肠。若兼气虚，可加白术、党参、黄芪益气生血，若血虚已复，大便仍干燥者，可用五仁丸润滑肠道。

【附方】

五仁润肠丸（《全国中药成药处方集》）生地黄、广皮各120克，桃仁（去皮）、火麻仁、苁蓉（酒蒸）、熟大黄、当归各30克，柏子仁15克，郁李仁、松子仁各9克。以上除五仁外，共为细粉，再将五仁串合一处，炼蜜为丸，9克重，蜡皮或蜡纸筒封固。每服一丸，开水送下。功用：养血滋阴，润肠通便。主治：阴虚血少，肠燥便秘。

增液汤（吴瑭《温病条辨》）

【组成】玄参一两（30克），麦冬（连心）、细生地黄各八钱（24克）。

【用法】水八杯，煮取三杯，口干则与饮令尽；不便，再作服。现代用法：水煎服。

【功用】增液润燥。

【证候】阴虚。

大便干结，如羊屎状，形体消瘦，头晕耳鸣，心烦失眠，潮热盗汗，腰酸膝软，舌红少苔，脉细数。

【按语】本方为治疗津亏肠燥所致大便秘结的常用方，又是治疗多种内伤阴虚液亏

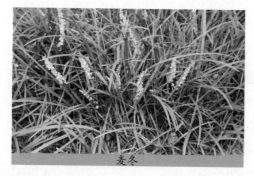

麦冬

病证的基础方。方中玄参、麦冬、生地黄滋阴润肠，生津通便。可加芍药、玉竹、石斛以助养阴之力，加火麻仁、柏子仁、瓜蒌仁以增润肠之效。若胃阴不足，口干口渴者，可用益胃汤；若肾阴不足，腰酸膝软者，可用六味地黄丸。

本方增液有余，攻下不足，是为津液少而燥结不甚者而设，若阳明里实热结所致便秘，则非所宜，如津液不足，燥结正甚者亦非本方所能胜任。

济川煎（张景岳《景岳全书》）

【组成】当归三至五钱（9～15克），肉苁蓉（酒洗去成）二至三钱（6～9克），牛膝二钱（6克），泽泻一钱半（4.5克），枳壳一钱（3克），升麻五分至七分或一钱（1.5～3克）。

【用法】水一盅半，煎七分，食前服。现代用法：作汤剂，水煎服。

【功用】温肾益精，润肠通便。

【证候】阳虚。

大便或干或不干，皆排出困难，小便清长，面色㿠白，四肢不温，腹中冷痛，得热痛减，腰膝冷痛，舌淡苔白，脉沉迟。

【按语】

本方为温润通便，治疗肾阳虚便秘的常用方。方中肉苁蓉、牛膝温补肾阳，润肠通便；当归养血润肠；升麻、泽泻升清降浊；枳壳宽肠下气。可加肉桂以增温阳之力。

若老人虚冷便秘，可用半硫丸；若脾阳不足，中焦虚寒，可用理中汤加当归、芍药；若肾阳不足，尚可选用金匮肾气丸或右归丸。

便秘尚有外导法，如《伤寒论》中的蜜煎导法，对于大便干结坚硬者，皆可配合使用。

凡热邪伤津及阴虚者忌用。

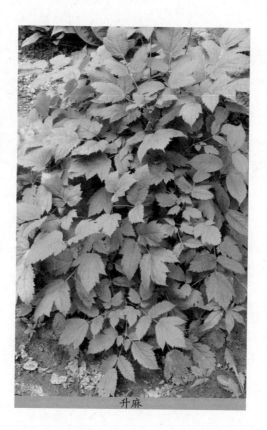

升麻

糖尿病

糖尿病是常见的内分泌代谢病之一，是指血中胰岛素绝对或相对不足，导致血糖过高，出现糖尿，进而引起脂肪和蛋白质代谢紊乱。

总结发现，糖尿病的典型症状为"三多、一少、二高"。

"三多"是指食多、饮多、尿多。食多，患者常有饥饿感，饭量是自己未患病前的1倍以上；饮多，患者常感口干烦渴，一天喝四五壶开水；尿多，患者排尿多，喝下的水不久便全部排出。正常人每天尿量不超过2升，糖尿病患者的尿量会大于这个数值。

"一少"是指体重减少。正常人吃得多，体重一般会增加，可是糖尿病患者却恰恰相反，他们的体重不断减轻，一年内体重会减一二十公斤。随着身体的消瘦，患者体力下降，常觉全身疲倦乏力。

"二高"是指血糖高和尿糖高。血糖高，指患者血液中含糖量（称血糖）超过正常值（人体的血糖正常值是5.83毫摩/升）。尿糖高，指患者排出的尿液中含葡萄糖量（称尿糖）超过正常值。正常人每天24小时排出的尿液中含葡萄糖总量为32～93毫克。

糖尿病至今还无法治愈，有"不死的癌症"之称。随着病情的加重，一些患者常发生酮症酸中毒等急性并发症或血管、神经等慢性并发症。

中医将糖尿病称为消渴病，显然此名字是根据糖尿病的典型症状命名的。目前，中医总结了许多治疗此病的方法，具体如下。

消渴方（朱震亨《丹溪心法》）

【组成】黄连末2克，天花粉末10克，人乳（或牛乳）80毫升，藕汁50毫升，生地黄汁30毫升，蜂蜜10毫升，生姜汁三滴。

【用法】上药搅拌成膏，开水送服。

【功用】清热生津，滋阴润燥。

【证候】肺热津伤。

烦渴多饮，口干舌燥，尿频量多，舌边尖红，苔薄黄，脉洪数。

【按语】方中重用天花粉以生津清热，佐黄连清热降火，生地黄、藕汁等养阴增液，尚可酌加葛根、麦冬以加强生津止渴的作用。若烦渴不止，小便频数，而脉数乏力者，为肺热津亏，气阴两伤，可选用玉泉丸或二冬汤。玉泉丸中，以人参、黄芪、茯苓益气，天花粉、葛根、麦冬、乌梅、甘草等清热生津止渴。二冬汤中，重用人参益气生津，天冬、麦冬、天花粉、黄芩、知母清热生津止渴。二方同中有异，前者益气作用较强，而后者清热作用较强，可根据临床需要加以选用。

玉女煎（张介宾《景岳全书》）

【组成】石膏15～30克，熟地黄9～30克，麦冬6克，知母、牛膝各5克。水煎服。

【功用】清胃滋阴。

【证候】胃热炽盛。

多食易饥，口渴，尿多，形体消瘦，大便干燥，苔黄，脉滑实有力。

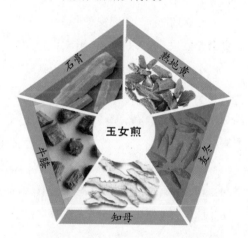

【按语】方中以生石膏、知母清肺胃之热，生地黄、麦冬滋肺胃之阴，川牛膝活血化瘀，引热下行。可加黄连、栀子清热泻火。大便秘结不行，可用增液承气汤润燥通腑、"增水行舟"，待大便通后，再转上方治疗。本证亦可选用白虎加人参汤。方中以生石膏、知母清肺胃、除烦热，人参益气扶正，甘草、粳米益胃护津，共奏益气养胃、清热生津之效。

对于病程较久，以及过用寒凉而致脾胃气虚，表现口渴引饮，能食与便溏并见，或饮食减少，精神不振，四肢乏力，舌淡，苔白而干，脉弱者，治宜健脾益气，生津止渴，

可用七味白术散。方中用四君子汤健脾益气，木香、藿香醒脾行气散津，葛根升清生津止渴。《医宗金鉴》等书将本方列为治消渴病的常用方之一。

六味地黄丸（钱乙《小儿药证直诀》）

【组成】熟地黄八钱（24克），山萸肉、干山药各四钱（12克），泽泻、牡丹皮、茯苓（去皮）各三钱（9克）。

【用法】上为末，炼蜜为丸，如梧桐子大。空心温水化下三丸。现代用法：亦可水煎服。

【功用】滋补肝肾。

【证候】肾阴亏虚。

尿频量多，混浊如脂膏，或尿甜，腰膝酸软，乏力，头晕耳鸣，口干唇燥，皮肤干燥、瘙痒，舌红苔，脉细数。

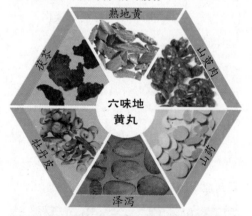

【按语】方中以熟地黄滋肾填精为主药，山萸肉固肾益精，山药滋补脾阴，固摄精微，该二药在治疗时用量可稍大；茯苓健脾渗湿，泽泻、牡丹皮清泄肝肾火热，共奏滋阴补肾，补而不腻之效。

阴虚火旺而烦躁，五心烦热，盗汗，失

眠者，可加知母、黄柏滋阴泻火。尿量多而混浊者，加益智仁、桑螵蛸、五味子等益肾缩泉。气阴两虚而伴困倦，气短乏力，舌质淡红者，可加党参、黄芪、黄精补益正气。

金匮肾气丸（张仲景《金匮要略》）

【组成】干地黄240克，山茱萸、山药各120克，泽泻、茯苓、牡丹皮各90克，桂枝、附子各30克。

【用法】上药研末，炼蜜为丸，每次服6～9克，每日1～2次，开水或淡盐汤送下；或作汤剂，用量按原方比例酌定。

【功用】补肾助阳。

【证候】阴阳两虚。

小便频数，混浊如膏，甚至饮一溲一，面容憔悴，耳轮干枯，腰膝酸软，四肢欠温，畏寒肢冷，阳痿或月经不调，舌苔淡白而干，脉沉细无力。

【按语】方中以六味地黄丸滋阴补肾，并用附子、肉桂以温补肾阳。本方以温阳药和滋阴药并用，正如《景岳全书·新方八略》所说："善补阳者，必于阴中求阳，则阳得阴助，而生化无穷；善补阴者，必于阳中求阴，则阴得阳长，而泉源不竭。"而《医贯·消

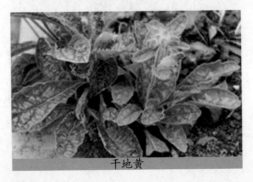
干地黄

渴论》更对本方在消渴病中的应用作了较详细的阐述："盖因命门火衰，不能蒸腐水谷，水谷之气，不能熏蒸上润乎肺，如釜底无薪，锅盖干燥，故渴。至于肺亦无所禀，不能四布水津，并行五经，其所饮之水，未经火化，直入膀胱，正谓饮一升溲一升，饮一斗溲一斗，试尝其味，甘而不咸可知矣。故用附子、肉桂之辛热，壮其少火，灶底加薪，枯笼蒸溽，稿禾得雨，生意维新。"

对糖尿病而症见阳虚畏寒的患者，可酌加鹿茸粉0.5克，以启动元阳，助全身阳气之气化。本证见阴阳气血俱虚者，则可选用鹿茸丸以温肾滋阴，补益气血。上述两方均可酌加覆盆子、桑螵蛸、金樱子等以补肾固摄。

糖尿病多伴有瘀血的病变，故对于上述各种证型，尤其是对于舌质紫暗，或有瘀点瘀斑，脉涩或结或代，及兼见其他瘀血证候者，均可酌加活血化瘀的方药。如丹参、川芎、郁金、红花、山楂等，或配用降糖活血方。方中用丹参、川芎、益母草活血化瘀，当归、赤白芍养血活血，木香行气导滞，葛根生津止渴。

糖尿病容易发生多种并发症，应在治疗本病的同时，积极治疗并发症。白内障、雀盲、耳聋，主要病机为肝肾精血不足，不能上承耳目所致，宜滋补肝肾，益精补血，可用杞菊地黄，丸或明目地黄丸。对于并发疮毒痈疽者，则治宜清热解毒，消散痈肿，用五味消毒饮。在痈疽的恢复阶段，则治疗上要重视托毒生肌。并发肺痨、水肿、中风者，则可参考有关章节辨证论治。

甲状腺肿瘤

甲状腺腺瘤是最常见的甲状腺良性肿瘤。多见于40岁以下的妇女。在颈部一侧出现一个圆形或椭圆形肿块，质地较周围甲状腺组织稍硬，表面光滑，无压痛，能随吞咽上下移动。腺瘤生长缓慢，大部分病人无任何不适。有一种乳头状囊性腺瘤，有时可因囊壁血管破裂而发生囊内出血，此时，肿瘤体积可短期内迅速增大，局部出现胀痛。甲状腺腺瘤有引起甲亢或恶变的可能，原则上应早期切除。治疗时宜理气化痰，活血行瘀、软坚散结。

四海舒郁丸（《疡医大全》）

【组成】陈皮、海蛤粉各9克，青木香15克，海带、海藻、昆布、海螵蛸各60克。

【用法】上药共研细末，为丸。每服9克，每日服3次，温开水送服。也可作汤剂水煎服，用量按原方配伍比例酌情增减。

【功用】理气舒郁，化痰消瘿。

【证候】气郁痰阻。

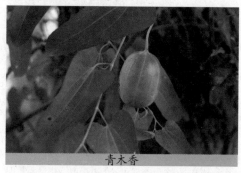
青木香

颈前正中肿大，质软不痛；颈部觉胀，胸闷，喜太息，或兼胸胁窜痛，病情的波动常与情志因素有关，苔薄白，脉弦。

【按语】方中以青木香、陈皮疏肝理气，昆布、海带、海藻、海螵蛸、海蛤壳化痰软坚，消瘿散结。

胸闷、胁痛者，加柴胡、郁金、香附理气解郁。咽颈不适加桔梗、牛蒡子、木蝴蝶、射干利咽消肿。

海藻玉壶汤（陈实功《外科正宗》）

【组成】海藻、贝母、陈皮、昆布、青皮、川芎、当归、连翘、半夏、甘草节、独活各3克，海带1.5克。

【用法】水煎服。

【功用】化痰行气，消瘿散结。

【证候】痰结血瘀。

颈前出现肿块，按之较硬或有结节，肿块经久未消，胸闷，纳差，苔薄白或白腻，脉弦或涩。

【按语】方中以海藻、昆布、海带化痰软坚，消瘿散结；青皮、陈皮、半夏、贝母、连翘、甘草、理气化痰散结；当归、川芎养血活血，共同起到理气活血，化痰消瘿的作用。

结块较硬及有结节者，可酌加黄药子、三棱、莪术、露蜂房、山甲片、丹参等，以增强活血软坚，消瘿散结的作用。胸闷不舒加郁金、香附理气开郁。郁久化火而见烦热、舌红、苔黄、脉数者，加夏枯草、牡丹皮、玄参以清热泻火。纳差便溏者，加白术、茯苓、淮山药健脾益气。

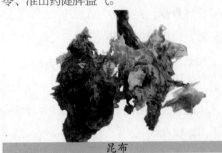

昆布

天王补心丹（薛己《校注妇人良方》）

【组成】人参（去芦）、茯苓、玄参、丹参、桔梗、远志各五钱（15克），当归（酒浸）、五味子、麦冬（去心）、天冬、柏子仁、酸枣仁（炒）各一两（30克），生地黄四两（120克）。

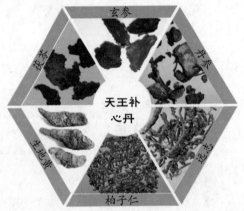

玄参 丹参 茯苓 天王补心丹 生地黄 远志 柏子仁

【用法】上为末，炼蜜为丸，如梧桐子大，用朱砂为衣，每服二三十丸（6～9克），临卧，竹叶煎汤送下。现代用法：上药共为细末，炼蜜为小丸，用朱砂水飞9～15克为衣，每服6～9克，温开水送下，或用桂圆肉煎汤送服；亦可改为汤剂，用量按原方比例酌减。

【功用】滋阴养血，补心安神。

【证候】肝阴虚。

瘿肿或大或小，质软，病起缓慢，心悸不宁，心烦少寐，易出汗，手指颤动，眼干，目眩，倦怠乏力，舌质红，舌体颤动。脉弦细数。

【按语】方中以生地黄、玄参、麦冬、天冬养阴清热；人参、茯苓、五味子、当归益气生血；丹参、酸枣仁、柏子仁、远志养心安神。

肝火炽盛者栀子清肝汤合藻药散加减，栀子清肝汤中，以柴胡、芍药疏肝解郁清热；茯苓、甘草、当归、川芎益脾养血活血；栀子、牡丹皮清泄肝火；配合牛蒡子散热利咽消肿。藻药散以海藻、黄药子消瘿散结，黄药子且有凉血降火的作用。

肝阴亏虚，肝经不和而见胁痛隐隐者，可仿一贯煎加枸杞子、川楝子养肝疏肝。虚风内动，手指及舌体颤动者，加钩藤、白蒺藜、白芍平肝熄风。脾胃运化失调致大便稀溏，便次增加者，加白术、苡仁、淮山药、麦芽健运脾胃。肾阴亏虚而见耳鸣、腰酸膝软者，酌加龟板、桑寄生、牛膝、菟丝子滋补肾阴。病久正气伤耗，精血不足而见消瘦乏力，妇女月经少或经闭，男子阳痿者，可酌加黄芪、山茱萸、熟地黄、枸杞子、制首乌等补益正气、滋养精血。

瘿病的治疗一般均以理气化痰、活血软坚、消瘿散结为主。但对于火旺及阴虚表现明显的瘿病，则应重在滋阴降火，此时若用消瘿散结的药物，一般多选用黄药子。黄药子有小毒，久服对肝脏不利，因本病治疗时间往往较长，在需要较长时间服用时，黄药子的剂量以不超过12克为宜，以免造成对肝脏的损害。

失眠

人的一生中，有三分之一时间是处于睡眠状态，不过越来越多的人却无法入眠，患上了失眠症。失眠症又称为失眠障碍，即自觉失去睡眠能力，睡眠不足，入睡困难、早醒等。长期的失眠，会给人带来身体和精神上的双重折磨，患者不仅白天精神萎靡，疲惫无力，情绪不稳，而且记忆力减退，免疫能力降下，有时出现心慌、心悸等植物神经紊乱现象。

中医称失眠为不寐，认为此病发生为邪扰心神或心神不交所致，可分三类：一类是情志不遂，肝火扰动心神；一类是脾胃受伤，胃气不和，则夜卧不安；一类是思虑劳倦太过，伤及心脾。

朱砂安神丸（李东垣《内外伤辨惑论》）

【组成】朱砂（另研，水飞为衣）五钱（15克），黄连（去须，净，酒洗）六钱（18克），炙甘草五钱半（16.5克），生地黄一钱半（4.5克），当归（去芦）二钱半（7.5克）。

【用法】上药除朱砂外，四味共为细末，汤浸蒸饼为丸，如黍米大，以朱砂为衣。每服十五丸或二十丸（3～4克），津唾咽之，食后。现代用法：上药研末，炼蜜为丸，每次6～9克，临睡前温开水送服；亦可作汤剂，用量按原方比例酌减，朱砂研细末水飞，以药汤送服。

【功用】重镇安神，清心泻火。

【证候】心火偏亢。

心烦不寐，躁扰不宁，怔忡，口干舌燥，小便短赤，口舌生疮，舌尖红，苔薄黄，脉细数。

【按语】

方中朱砂性寒可胜热，重镇安神；黄连清心泻火除烦；生地黄、当归滋阴养血，养阴以配阳。可加黄芩、山栀、连翘，加强本方清心泻火之功。本方宜改丸为汤，朱砂用少量冲服。

若胸中懊憹，胸闷泛恶，加豆豉、竹茹，宜通胸中郁火；若便秘溲赤，加大黄、淡竹叶、琥珀，引火下行，以安心神。

方中朱砂含硫化汞，不宜多服或久服，以免引起汞中毒；阴虚、脾弱者忌用。

龙胆泻肝汤（汪昂《医方集解》）

【组成】龙胆草、木通、车前子、生地黄、柴胡、生甘草各6克，黄芩、栀子、泽泻各9克，当归3克。

【用法】水煎服；或制成丸剂，名龙胆泻肝丸，每服6～9克，温开水送下，每日2次。

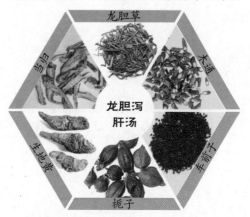

龙胆草　木通　当归　龙胆泻肝汤　生地黄　车前子　栀子

【功用】清肝胆实火，泻下焦湿热。

【证候】肝郁化火。

急躁易怒，不寐多梦，甚至彻夜不眠，伴有头晕头胀，目赤耳鸣，口干而苦，便秘溲赤，舌红苔黄，脉弦而数。

【按语】

方用龙胆草、黄芩、栀子清肝泻火；木通、车前子利小便而清热；柴胡疏肝解郁；当归、生地黄养血滋阴柔肝；甘草和中。可加朱茯神、生龙骨、生牡蛎镇心安神。若胸闷胁胀，善太息者，加香附、郁金以疏肝解郁。

本方药物多属苦寒，易伤脾胃，应中病即止，不宜多服久服。脾胃虚弱者尤当慎用。方中木通应该用川木通，关木通有毒，不能用。

保和丸（朱震亨《丹溪心法》）

【组成】山楂18克，半夏、茯苓各9克，神曲、莱菔子、陈皮、连翘各6克。

【用法】以上诸药共为细末，水泛为丸，每次服6～9克，温开水或麦芽煎汤送服；亦可作汤剂，用量按原方比例酌定。

【功用】消食和胃。

【证候】胃气失和。

不寐，脘腹胀满，胸闷嗳气，嗳腐吞酸，或见恶心呕吐，大便不爽，舌苔腻，脉滑。

【按语】

方中山楂、神曲助消化，消食滞；半夏、陈皮、茯苓降逆和胃；莱菔子消食导滞；连翘散食滞所致的郁热。可加远志、柏子仁、夜交藤以宁心安神。

本方虽由消导药为主组成，但药力较缓，宜于食积之伤胃轻证者；脾虚食滞者不宜单独应用。

黄连阿胶汤（张仲景《伤寒论》）

【组成】黄连四两（12克），阿胶三两（9克），黄芩、芍药各二两（6克），鸡子黄二枚。

【用法】上五味，以水六升，先煮三物，取二升，去滓。内胶烊尽，小冷，内鸡子黄，搅令相得。温服七合，日三服。

【功用】清热育阴，交通心肾。

【证候】阴虚火旺。

心烦不寐，心悸不安，腰酸足软，伴头晕，耳鸣，健忘，遗精，口干津少，五心烦热，舌红少苔，脉细而数。六味地黄丸合黄连阿胶汤。

【按语】

六味地黄丸滋补肾阴；黄连、黄芩直折心火；芍药、阿胶、鸡子黄滋养阴血。两方共奏滋阴降火之效。若心烦心悸，梦遗失精，可加肉桂引火归元，与黄连共用即为交泰丸以交通心肾，则心神可安。

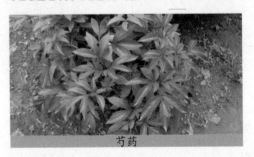
芍药

躁狂症

躁狂症是躁狂抑郁症的一种发作形式。遗传因素、体质因素、中枢神经介质的功用及代谢异常、精神因素都是躁狂症的诱发因素，以情感高涨或易激惹为主要临床相，伴随精力旺盛、言语增多、活动增多，严重时伴有幻觉、妄想、紧张症状等精神病性症状。躁狂发作时间需持续一周以上，一般呈发作性病程，每次发作后进入精神状态正常的间歇缓解期，大多数病人有反复发作倾向。

中医对躁狂症有系统的理论，积累了丰富的治疗经验，在辨证论治的前题下，以降（泄）火、豁痰、活血、开窍以治标，调整阴阳，恢复神机以治本，为其基本原则。

生铁落饮（《医学心悟》卷四）

【处方】天冬（去心）、麦冬（去心）、贝母各9克，胆南星、橘红、远志、石菖蒲、连翘、茯苓、茯神各3克，玄参、钩藤、丹参各4.5克，辰砂0.9克

【功用】镇心安神，清热化痰。

【用法】用生铁落煎熬3小时，取此水煎药服。服后安神静睡，不可惊骇叫醒。

【证候】痰火扰神。

素有性急易怒，头痛失眠，两目怒视，面红目赤，烦躁，遇较大精神刺激，突然狂乱无知，骂詈号叫，不避亲疏，逾垣上屋，

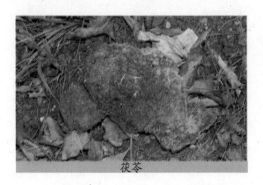

茯苓

或毁物伤人，气力逾常，不食不眠，小便黄，大便干，舌质红绛，苔多黄燥而垢，脉弦大或滑数。

【按语】方以生铁落平肝重镇，降逆泄火；钩藤除心热平肝风而泄火；胆南星、贝母、橘红、茯苓涤痰化浊；石菖蒲、远志、茯神、朱砂宜窍宁心复神；天冬、麦冬、玄参、连翘养阴清热解毒；丹参活血化瘀。若大便秘结者，加大黄、枳实泄热通腑。

若痰火壅盛而舌苔黄腻垢者，用礞石滚痰丸逐痰泻火，再用安宫牛黄丸（水牛角3倍量易犀角）清心开窍。若神较清，可用温胆汤合朱砂安神丸主之，清热化痰，养阴清热，镇心安神。

癫狂梦醒汤（王清任《医林改错》卷下

【组成】桃仁24克，柴胡、木通、赤芍、陈皮、桑白皮、大腹皮各9克，半夏、香附、青皮各6克、苏子（研）12克、甘草15克。

【用法】水煎服。

【功用】活血理气，解郁化痰。

【证候】痰结血瘀。

狂病经久不愈，面色暗滞而秽，躁扰不安，多言，恼怒不休，甚至登高而歌，弃衣而走，妄见妄闻，妄思离奇，头痛，心悸而烦，舌质紫暗有瘀斑，少苔或薄黄苔干，脉眩或细涩。

【按语】方以桃仁、赤芍活血化瘀；柴胡、香附、青皮疏肝理气，气行则血行；陈皮、半夏燥湿化痰；苏子、桑白皮、大腹皮降气化痰宽中；木通降心火，清肺热，通利九窍血脉关节；甘草调和诸药。诸药相合共奏豁痰化瘀利窍之功。若痰涎、瘀血较盛者，可加服白金丸，以白矾消痰涎，郁金行气解郁，凉血破瘀；若头痛明显者，加川芎、延胡索活血化瘀，通络止痛。

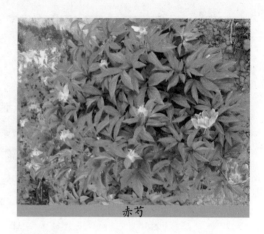
赤芍

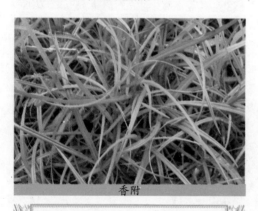
香附

黄酒1杯。

【功用】活血通窍。

【证候】瘀血阻窍。

狂病日久，少寐易惊，疑虑丛生，妄见妄闻，言语支离，面色晦暗，舌青紫，或有瘀斑，苔薄滑，脉小弦或细涩。

【按语】方中以川芎、赤芍、桃仁、红花活血化瘀；麝香其性走窜，开窍辟秽，通络散瘀；大枣、鲜姜、老葱散达升腾，使行血之品能上达于巅顶，外彻于皮肤。可加琥珀粉、大黄活血化瘀通络；石菖蒲、郁金开通机窍；柴胡、郁金、香附疏肝解郁。若尚有痰涎夹杂者，则须化瘀与涤痰并进，方中可加入胆南星、天竺黄、川贝母等；善惊，不眠多梦者，加酸枣仁、夜交藤养心安神。

通窍活血汤（《医林改错》）

【组成】赤芍、川芎、桃仁（研泥）、红花、鲜姜（切碎）各10克，红枣7枚（去核），老葱3克（切碎），麝香0.3克（研末，另包吞服）。

【用法】水煎，麝香后下，临服时和入

二阴煎（《景岳全书》卷五十一）

【组成】生地黄、麦冬、茯神各9克，酸枣仁、黄连6克，甘草3克，玄参、木通各5克。

【用法】上药用水400毫升，加竹叶10克，煎至280毫升，空腹时服。

【功用】清心泻火，养阴安神。

【证候】火盛伤阴。

狂病日久，其势较戢，呼之能自止，但有疲惫之象，多言善惊，时而烦躁，形瘦面红而秽，大便干结，舌红少苔或无苔，脉细数。

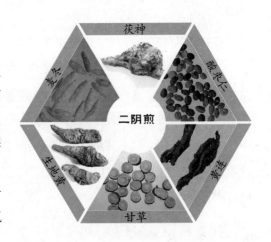

二阴煎

【按语】方中以生地黄、麦冬、玄参养阴清热；黄连、木通、竹叶清心泻火安神；茯神、酸枣仁、甘草养心安神定志。亦可合《千金》定志丸以资调理，方中党参、甘草益气健脾；茯神、远志、石菖蒲养心安神开窍。

痴呆

痴呆，多由七情内伤，久病年老等病因，导致髓减脑消，神机失用而致，是以呆傻愚笨为主要临床表现的一种神志疾病。其轻者可见寡言少语，反应迟钝，善忘等症；重则表现为神情淡漠，终日不语，哭笑无常，分辨不清昼夜，外出不知归途，不欲食，不知饥，二便失禁等，生活不能自理。本病在心脑病证中较为常见，可发于各个年龄阶段，但以老年阶段最常见。调查显示，65岁以上老人有10%患老年性痴呆，80岁以上老人有20%患老年性痴呆。中医认为老年性痴呆的病因是本虚标实，本虚是指肾、脾亏虚；标实是指气滞、血瘀、痰结，治疗时宜补肾健脾，活血化瘀，除痰通络。

七福饮（《景岳全书》卷五十一）

【组成】人参、杏仁各6克，熟地黄、当归各9克，白术（炒）、远志（制用）各5克，炙甘草3克。

【用法】用水400毫升，煎取280毫升，空腹时温服。

【功用】补肾益髓，填精养神。

【证候】髓海不足。

智能减退，记忆力和计算力明显减退，头晕耳鸣，懈情思卧，齿枯发焦，腰酸骨软，步行艰难，舌瘦色淡，苔薄白，脉沉细弱。

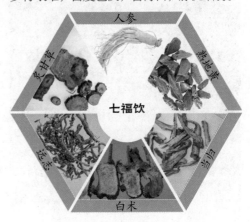

七福饮

【按语】方中重用熟地黄以滋阴补肾，以补先天之本；人参、白术、炙甘草益气健脾，用以强壮后天之本；当归养血补肝；远志、杏仁宣窍化痰。本方填补脑髓之力尚嫌不足，可选加鹿角胶、龟板胶、阿胶、紫河车等血肉有情之品，以填精补髓。还可以本方制蜜丸或膏滋以图缓治，也可用河车大造丸大补精血。

还少丹(《杨氏家藏方》)

【组成】山茱萸、茯苓、杜仲、牛膝、肉苁蓉、楮实子、小茴香、巴戟天、怀山药、枸杞子、远志、石菖蒲、五味子、熟地黄各60克，大枣100克(加姜、煮熟去皮、核用肉)。

【用法】依法炼蜜为丸，每次服9克，淡盐汤送下。

【功用】温肾补脾。

【证候】脾肾两虚。

症见表情呆滞，沉默寡言，记忆减退，失认失算，口齿含糊，词不达意，伴气短懒言，肌肉萎缩，食少纳呆，口涎外溢，腰膝酸软，或四肢不温，腹痛喜按，泄泻，舌质

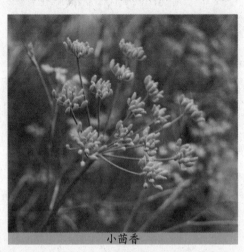

小茴香

淡白，舌体胖大，苔白，或舌红，苔少或无苔，脉沉细弱。

【按语】

方中熟地黄、枸杞子、山萸肉滋阴补肾；肉苁蓉、巴戟天、小茴香温补肾阳；杜仲、怀牛膝、楮实子补益肝肾；人参、茯苓、山药、大枣益气健脾而补后天；远志、五味子、石菖蒲养心安神开窍。如见气短乏力较著，甚至肌肉萎缩，可配伍紫河车、阿胶、川断、杜仲、鸡血藤、何首乌、黄芪等以益气养血。

若脾肾两虚，偏于阳虚者，出现四肢不温，形寒肢冷，五更泄泻等症，方用金匮肾气丸温补肾阳，再加紫河车、鹿角胶、龟板胶等血肉有情之品，填精补髓。若伴有腰膝酸软，颧红盗汗，耳鸣如蝉，舌瘦质红，少苔，脉弦细数者，是为肝肾阴虚，可用知柏地黄丸滋养肝肾。

洗心汤(《辨证录》卷四)

【组成】人参、茯神、生枣仁各30克，半夏15克，陈皮、神曲各9克，甘草、附子、石菖蒲各3克。

【用法】水煎，用120毫升灌服。服药后必熟睡，任其自醒，切不可惊醒。

【功用】化痰开窍，通阳扶正。

【证候】痰浊蒙窍。

表情呆钝，智力衰退，或哭笑无常，喃喃自语，或终日无语，伴不思饮食，脘腹、胀痛，痞满不适，口多涎沫，头重如裹，舌质淡，苔白腻，脉滑。

【按语】

方中人参、甘草益气；半夏、陈皮健脾

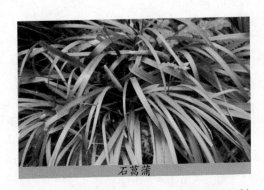

石菖蒲

化痰；附子协助参、草以助阳气，俾正气健旺则痰浊可除；茯神、酸枣仁宁心安神；石菖蒲芳香开窍；神曲和胃。脾气亏虚明显者，可加党参、茯苓、黄芪、白术、山药、麦芽、砂仁等健脾益气之品，以截生痰之源。若头重如裹、哭笑无常、喃喃自语、口多涎沫者，痰浊壅塞较著，重用陈皮、半夏，配伍胆南星、莱菔子、佩兰、白豆蔻、全瓜蒌、贝母等豁痰理气之品。若痰郁久化火，蒙蔽清窍，扰动心神，症见心烦躁动，言语颠倒，歌笑不休，甚至反喜污秽等，宜用涤痰汤涤痰开窍，并加黄芩、黄连、竹沥以增强清化热痰之力。

通窍活血汤（清·王清任《医林改错》）

【组成】桃仁、红花各9克，红枣5克，赤芍、川芎、葱白各3克，麝香0.15克，黄酒250毫升。

【用法】水煎去渣，麝香研末冲服。

【功用】活血通窍。

【证候】瘀血内阻。

表情迟钝，言语不利，善忘，易惊恐，或思维异常，行为古怪，伴肌肤甲错，口干不欲饮，双目暗晦，舌质暗或有瘀点瘀斑，脉细涩。

【按语】方中麝香芳香开窍，并活血散结通络；桃仁、红花、赤芍、川芎活血化瘀；大枣、葱白、黄酒散达升腾，使行血之品能上达巅顶，外彻肌肤。常加石菖蒲、郁金开窍醒脑。如久病气血不足，加党参、黄芪、熟地黄、当归以补益气血。瘀血日久，瘀血不去，新血不生，血虚明显者，可加当归、鸡血藤、三七以养血活血。瘀血日久，郁而化热，症见头痛、呕恶、舌红苔黄等，加丹参、牡丹皮、夏枯草、竹茹等清热凉血、清肝和胃之品。

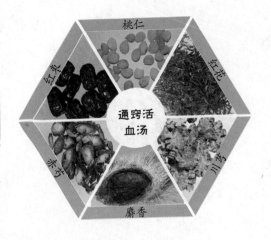

癫痫

癫痫俗称羊癫疯，是由于脑细胞过度放电所引起的反复发作的突然而短暂的脑功用失调。发病时，病人突然倒地，不省人事，全身抽搐，眼球上翻，口吐白沫，喉间发出痰鸣声。一般情况下，癫痫症状数分钟后就会停止，人也恢复意识，如正常人，只是感到周身疼痛、疲乏而已。

癫痫属于中医学中的"痫证"，在扁鹊所著的《难经》中已有记载，认为风、火、痰、瘀等外邪侵扰身体，导致五脏失调所致。治疗时，常采用定痫熄风、平肝泻火、祛痰开窍、活血化瘀等方法。

黄连解毒汤（《外台秘要》引崔氏方）

【组成】黄连、栀子各9克，黄芩、黄柏各6克。

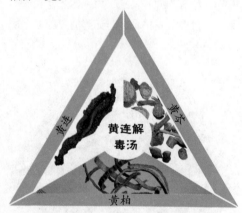

黄连解毒汤
黄连　黄芩　黄柏

【用法】水煎，分2次服。

【功用】泻火解毒。

【证候】阳痫。

病发前多有眩晕，头痛而胀，胸闷乏力，喜伸欠等先兆症状，或无明显症状，旋即仆倒，不省人事，面色潮红，紫红，继之转为青紫或苍白，口唇青紫，牙关紧闭，两目上视，项背强直，四肢抽搐，口吐涎沫，或喉中痰鸣，或发怪叫，甚则二便自遗。发作后除感到疲乏、头痛外，一如常人，舌质红，苔白腻或黄腻，脉弦数或弦滑。

【按语】急以针刺人中、十宣、合谷等穴以醒神开窍。灌服黄连解毒汤，方以黄芩、黄连、黄柏、栀子清上中下三焦之火，并以此汤送服定痫丸，有豁痰开窍，熄风止痉之功。

五生饮（《世医得效方》）

【组成】生南星、生半夏、生川乌、生白附子、黑豆各30克。

【用法】煎服。

【功用】开窍醒神。

【证候】阴痫。

发痫则面色晦暗青灰而黄，手足清冷，

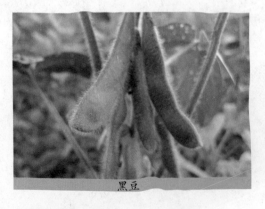

黑豆

双眼半开半合，昏愦，僵卧，拘急，或抽搐时作，口吐涎沫，一般口不嗥叫，或声音微小。醒后周身疲乏，或如常人，舌质淡，苔白腻，脉多沉细或沉迟。

【按语】急以针刺人中、十宣穴开窍醒神。灌服五生饮，方以生南星、生半夏、生白附子辛温祛痰，半夏又能降逆散结，川乌大辛大热，散寒除积滞，黑豆补肾利湿。可合二陈汤健脾除痰，以截生痰之源。

龙胆泻肝汤合涤痰汤

龙胆泻肝汤（汪昂《医方集解》）组成：龙胆草、木通、车前子、生地黄、柴胡、生甘草各6克，黄芩、栀子、泽泻各9克，当归3克。用法：水煎服；或制成丸剂，名龙胆泻肝丸，每服6～9克，温开水送下，每日2次。功用：清肝胆实火，泻下焦湿热。

涤痰汤（《奇效良方》）组成：南星（姜制）、半夏（汤洗七次）各二钱半（7.5克），枳实（麸炒）、茯苓（去皮）二钱（6克），橘红一钱半（4.5克），石菖蒲、人参各一钱（3克），竹茹七分（2克），甘草半钱（1.5克）。上作一服。水二盏，生姜五片，煎至一盏，食后服现代用法：加生姜三片，水煎服）。

【功用】涤痰开窍。

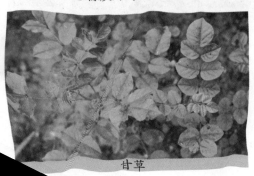
甘草

【证候】痰火扰神。

急躁易怒，心烦失眠，咯痰不爽，咽干，便秘溲黄。病发后，症情加重，甚则彻夜难眠，目赤，舌红，苔黄腻，脉多沉弦滑而数。

【按语】二方合用，清火豁痰之力甚强。方中龙胆草、黄芩、栀子、柴胡清肝泻火；泽泻、木通、车前子清利湿热，导火下行；当归、生地黄凉血养血；半夏、胆南星、陈皮豁痰开窍；竹茹降气而有助于化痰；石菖蒲、茯神醒神定志。

定痫丸（程国彭《医学心悟》）

【组成】丹参（酒蒸）、麦冬（去心）各二两（60克），明天麻、川贝母、半夏（姜汁炒）、茯苓（蒸）、茯神（去木，蒸）各一两（30克），陈皮（洗，去白）、远志（去心，甘草水泡）各七钱（21克），胆南星（九制者）、石菖蒲（杵碎，取粉）、全蝎（去尾，甘草水洗）、僵蚕（甘草水洗，去咀，炒）、真琥珀（腐煮，灯草研）各五钱（15克），辰砂（细研，水飞）三钱（9克）。

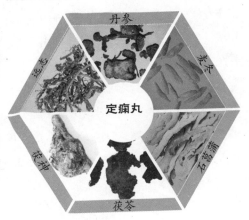
定痫丸

【用法】用竹沥一小碗，姜汁一杯，再□□两煮膏，和药为丸，如弹子大，辰□□□为衣，每服一丸。现代用法：共为细末，用甘草120克煮膏，加竹沥汁100毫升与生姜汁50毫升为丸，每次9克；亦可作汤剂，加甘草水煎，去渣，入竹沥、姜汁、琥珀、朱砂冲服，用量按原方比例酌定。

【功用】涤痰熄风，开窍安神。

【证候】风痰闭阻。

发病前多有眩晕、胸闷、乏力、痰多、心情不悦，舌质淡，苔白腻，脉多弦滑有力。

【按语】方中竹沥善能清热滑痰，镇惊利窍，配姜汁用其温以助化痰利窍；胆南星清火化痰，镇惊定痫；半夏、陈皮、贝母、茯苓、麦冬祛痰降逆，兼防伤阴；丹参、石菖蒲开瘀利窍；全蝎、僵蚕熄风止痉；天麻化痰熄风；朱砂、琥珀、远志、灯芯草、茯神镇惊宁神；甘草调和诸药。

归脾汤合温胆汤

归脾汤（薛己《正体类要》）组成：人参一钱（6克），白术、当归、白茯苓、黄芪、炒远志、龙眼肉、酸枣仁（炒）各一钱（3克），木香五分（1.5克），甘草（炙）三分（1克）。用法：加生姜、大枣，水煎服。功用：益气补血，健脾养心。

温胆汤（《外台秘要》卷十七引《集验方》）组成：生姜12克、半夏6克（洗）、橘皮9克、竹茹6克、枳实2枚（炙）、甘草3克。用法用量：上六味，切碎，以水1.6升，煮取400毫升，去滓，分三次温服。

【功用】理气化痰，清胆和胃。

【证候】心脾两虚。

反复发作不愈，神疲乏力，面色苍白，体瘦，纳呆，大便溏薄，舌质淡，苔白腻，脉沉弱。

【按语】方以归脾汤补养心脾；温胆汤理气化痰，清胆和胃。归脾汤方中以人参、黄芪、白术、甘草、生姜、大枣甘温补脾益气；当归甘辛温养肝而生心血；茯神、酸枣仁、龙眼肉养心安神；远志定志宁神；木香行气令补而不滞。温胆汤中二陈汤燥湿化痰，再加枳实行气、竹茹清热。两方合用既治疗心脾两虚之本，又兼治气虚生痰，痰浊为患之标。

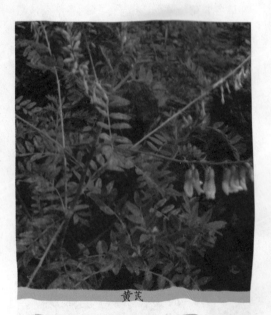

黄芪

大补元煎（《景岳全书》）

【组成】熟地黄9克，人参、炒山药、杜仲、当归、枸杞子各6克，山茱萸、炙甘草各3克。

【用法】水煎服。

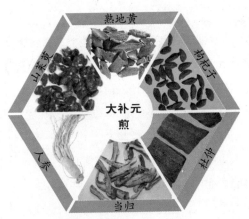

大补元煎

熟地黄　枸杞子　杜仲　当归　人参　山茱萸

【功用】滋养肝肾。

【证候】肝肾阴虚。

痫病频作，神思恍惚，面色晦暗，头晕目眩，两目干涩，耳轮焦枯不泽，健忘失眠，腰膝酸软，大便干燥，舌红苔薄黄，脉沉细而数。

【按语】方以熟地黄、枸杞子、山茱萸、杜仲补益肝肾；人参、炙甘草、山药、当归补益气血。可加鹿角胶、龟板胶养阴益髓，牡蛎、鳖甲滋阴潜阳。

上述各证的处方中，加入适量全蝎、蜈蚣等虫类药物，以熄风解毒、活络解痉，可提高疗效。一般研粉，每服 1 ~ 1．5 克，

每日 2 次为宜，小儿量酌减。再者本病的发生与气血瘀滞有关，尤其久病和外伤者，应适当加活血化瘀之品，如川芎、丹参、郁金等。

癫痫病五忌

癫痫病有五忌。一忌吃煎炸食品、肥腻食品等，尤其是酒、浓茶、咖啡，应绝对忌口，因为它们可诱发癫痫发作。二忌吃得太咸。吃盐太多的话，体内钠离子增加，这可引发神经元放电而诱发癫痫。三忌大量喝水。饮水过量使间脑负担过重，提高了癫痫发病的几率，故病人饮水要有节制。四忌水边散步。癫痫随时可能发作，在水边散步的病人，病发时可能栽入水中或泥里而发生生命危险。五忌随便停药。癫痫属于顽疾，很难短时间治愈，所以需要长期坚持服药，而不能想停就停。

中风

中风也叫脑卒中，其实就是急性脑血管病。通常分为两类，即脑梗死和脑出血。本病发作比较突然，表现形式也多种多样，如突然口齿不清，好像嘴里含着东西，喝水呛咳；听不懂他人说的话，或是自己无法用言语表达；口角歪斜，身体一侧手脚麻木、不能动弹，走路摇摇晃晃，感到天旋地转，有摔倒可能；视物成双，病人自感眼内有"黑点"等。导致中风的危险因素有许多，人过四十岁以后，中风几率明显大过青年人；患有高血压、糖尿病、高脂血症、心脏病等疾病的人，中风几率也高于正常人；有吸烟、酗酒等习惯的人，也易发生中风。另外，此病还具有一定的遗传因素，有中风家族史的人更易发病等。从性别上来讲，男性中风的几率大于女性。

中风致残率很高，必须及时发现，及时治疗，否则会给患者本人以及家庭带来巨大的痛苦。

涤痰汤（《奇效良方》）

【组成】南星（姜制）、半夏（汤洗七次）各二钱半（7.5克），枳实（麸炒）、茯苓（去皮）二钱（6克），橘红一钱半（4.5克），石菖蒲、人参各一钱（3克），竹茹七分（2克），甘草半钱（1.5克）。

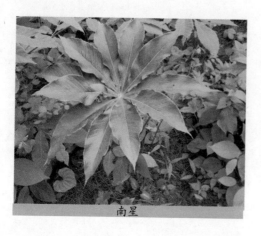
南星

【用法】加生姜3片，水煎服。

【功用】涤痰开窍。

【证候】风痰痹阻脉络。

半身不遂，口舌歪斜，舌强言謇或不语，偏身麻木，头晕目眩，舌质暗淡，舌苔薄白或白腻，脉弦滑。

【按语】

舌苔黄腻，烦躁不安等有热象者，加黄芩、山栀以清热泻火。头晕、头痛加菊花、夏枯草以平肝熄风。若大便不通，可加大黄通腑泻热凉血，大黄用量宜轻，以涤除痰热积滞为度，不可过量。本型也可选用现代经验方化痰通络汤，方中半夏、茯苓、白术健脾化湿；胆南星、天竺黄清化痰热；天麻平肝熄风；香附疏肝理气，调畅气机，助脾运化；配丹参活血化瘀；大黄通腑泻热凉血。

天麻钩藤饮（胡光慈《中医内科杂病证治新义》）

【组成】天麻、山栀、黄芩、杜仲、益母草、桑寄生、夜交藤、朱茯神各9克，钩藤、川牛膝12克，生石决明18克。

【用法】水煎，分2～3次服。

【功用】平肝熄风，清热活血，补益肝肾。

【证候】肝阳暴亢，风火上扰。

半身不遂，偏身麻木，舌强言謇或不语，或口舌歪斜，眩晕头痛，面红目赤，口苦咽干，心烦易怒，尿赤便干，舌质红或红绛，脉弦有力。

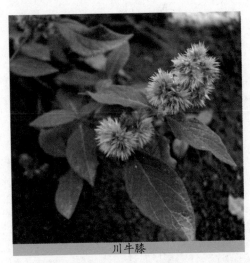

川牛膝

【按语】本方是治疗肝阳暴亢，风火上扰的常用方。方中天麻、钩藤平肝熄风；生石决明镇肝潜阳；黄芩、栀子清热泻火；川牛膝引血下行；益母草活血利水；杜仲、桑寄生补益肝肾；夜交藤、茯神安神定志。伴头晕、头痛加菊花、桑叶，疏风清热；心烦易怒加牡丹皮、郁金，凉血开郁；便干便秘加生大黄。若症见神识恍惚，迷蒙者，为

风火上扰清窍，由中经络向中脏腑转化，可配合灌服牛黄清心丸或安宫牛黄丸以开窍醒神。

补阳还五汤（王清任《医林改错》）

【组成】生黄芪120克，当归尾、赤芍各6克，川芎、桃仁、红花、地龙各3克。

【用法】水煎服。

【功用】补气，活血，通络。

【证候】气虚血瘀。

半身不遂，口舌歪斜，口角流涎，言语謇涩或不语，偏身麻木，面色㿠白，气短乏力，心悸，自汗，便溏，手足肿胀，舌质暗淡，舌苔薄白或白腻，脉沉细、细缓或细弦。

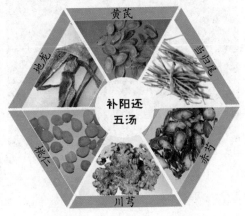

补阳还五汤

【按语】

本方是治疗中风后气虚血滞所致半身不遂的常用方剂。方中生黄芪用量宜重，一般可以从30～60克开始，逐渐增加；痰多者，可加天竺黄、制半夏以化痰；偏寒者，可加熟附子以温经散寒；脾胃虚弱者，可加白术、党参以补气健脾；语言不利者，可加郁金、

石菖蒲、远志等以开窍化痰。

本方对冠心病后遗症、脑血管意外后遗症、小儿麻痹后遗症，以及其他原因引起的瘫痪、截瘫，或单侧上肢或下肢痿软等属气虚血瘀者，均可酌情使用。愈后还须继续服用一段时间，以巩固疗效，防止复发。

镇肝熄风汤（张锡纯《医学衷中参西录》）

【组成】怀牛膝、生赭石各 30 克，生龙骨、生牡蛎、生龟板、生白芍、玄参、天冬各 15 克，川楝子、茵陈、生麦芽各 6 克，甘草 4.5 克。

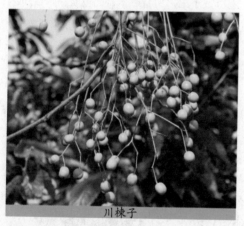

川楝子

【用法】水煎服。

【功用】镇肝熄风，滋阴潜阳。

【证候】肝阳上亢。

半身不遂，口舌歪斜，舌强言謇或不语，偏身麻木，烦躁失眠，眩晕耳鸣，手足心热，舌质红绛或暗红，少苔或无苔，脉细弦或细弦数。

【按语】本方为治疗类中风的常用方剂，凡中风前后，辨证为阴虚阳亢、肝风内动者

均可运用。方中怀牛膝补肝肾，并引血下行；龙骨、牡蛎、生赭石镇肝潜阳；龟板、白芍、玄参、天冬滋养阴液，以制亢阳；茵陈、麦芽、川楝子清泄肝阳，条达肝气；甘草、麦芽和胃调中。痰多者，加胆南星以清热化痰；心中热甚者，加生石膏以清热；大便不实者，减赭石、龟板，加赤石脂；尺脉重按虚者，加山萸肉、熟地黄以补益肝肾。若属气虚血瘀之中风，则不宜使用本方。

参附汤（严用和《济生续方》）

【组成】人参半两（15 克），附子（炮，去皮、脐）一两（30 克）。

【用法】原方（㕮）咀，分作三服，水二盏，生姜十片，煎至八分，去滓，食前温服。现代用法：水煎服，用量按原方比例酌减。

【功用】回阳益气固脱。

【证候】元气败脱，神明散乱（脱证）。

突然神昏或昏愦，肢体瘫软，手撒肢冷汗多，重则周身湿冷，二便失禁，舌痿，舌质紫暗，苔白腻，脉沉缓、沉微。

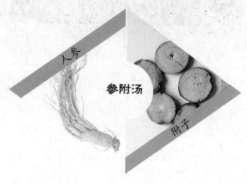

人参

参附汤

附子

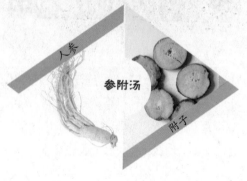
人参　参附汤　附子

【按语】

本方回阳固脱。中风病属内科急症，其发病急，变化快，患者突然神昏或昏愦，肢体瘫软，手撒肢冷汗多，重则周身湿冷，二便失禁，舌痿，舌质紫暗，苔白腻，脉沉缓、沉微。方中人参大补元气，附子温肾壮阳，二药合用以奏益气回阳固脱之功。汗出不止加山萸肉、黄芪、龙骨、牡蛎以敛汗固脱；兼有瘀象者，加丹参。

预防中风小知识

中风病的预防，在于慎起居、节饮食、远房帏、调情志。慎起居，是生活要有规律，注意劳逸适度，重视进行适宜的体育锻炼。节饮食是指避免过食肥甘厚味、烟酒及辛辣刺激食品。远房帏是指节制性生活。调情志是指经常保持心情舒畅，稳定情绪，避免七情伤害。

偏头痛

偏头痛是一种血管性头痛，头部一侧疼痛甚剧，以阵发性刺痛、跳痛为主，甚至可引起眼疼、牙疼。西医认为，本病是脑血管舒缩功用发生障碍，脑血管时而痉挛、时而扩张所至。

中医中所说的"头风"，就指偏头痛。中医认为，本病实为肝、肾、脾虚，加之受风邪侵扰头部，于是发病。治疗时，宜养血祛风，化瘀通络。

川芎茶调散（《太平惠民和剂局方》）

【组成】川芎、荆芥、薄荷各12克，白芷、羌活、炙甘草各6克，防风4.5克，细辛3克。

【用法】以上药共为细末，每次服6克，清茶调下；亦作汤剂，用量按原方比例酌定。

【功用】疏风止痛。

【证候】风寒证。

头痛起病较急，其痛如破，痛连项背，恶风畏寒，口不渴，苔薄白，脉多浮紧。

【按语】方中川芎、羌活、白芷、细辛发散风寒，通络止痛，其中川芎可行血中之

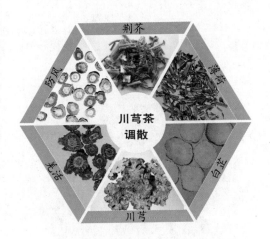

气，祛血中之风，上行头目，为外感头痛要药；薄荷、荆芥、防风上行升散，助芎、羌、芷、辛疏风止痛；茶水调服，取其苦寒之性，

协调诸风药温燥之性，共成疏风散寒，通络止痛之功。

若鼻塞流清涕，加苍耳、辛夷散寒通窍。项背强痛，加葛根疏风解肌。呕恶苔腻，加藿香、半夏和胃降逆。巅顶痛加藁本祛风止痛，若巅顶痛甚，干呕，吐涎，甚则四肢厥冷，苔白，脉弦，为寒犯厥阴，治当温散厥阴寒邪，方用吴茱萸汤加半夏、藁本、川芎之类，以吴茱萸暖肝温胃，人参、姜、枣助阳补土，使阴寒不得上干，全方协同以收温散降逆之功。

芎芷石膏汤（《医宗金鉴》）

【组成】川芎、白芷、石膏、菊花、羌活、藁本。

【用法】水煎服。

【功用】疏散风邪、清热止痛。

【证候】风热证。

起病急，头呈胀痛，甚则头痛如裂，发热或恶风，口渴欲饮，面红目赤，便秘溲黄，舌红苔黄，脉浮数。

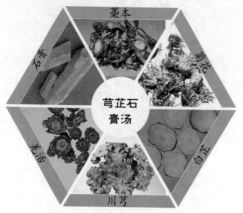

芎芷石膏汤

藁本　菊花　白芷　川芎　羌活　石膏

【按语】方中以川芎、白芷、菊花、石

膏为主药，以疏风清热。川芎、白芷、羌活、藁本善止头痛，但偏于辛温，故伍以菊花、石膏校正其温性，变辛温为辛凉，疏风清热而止头痛。

应用时若风热较甚者，可去羌活、藁本，改用黄芩、山栀、薄荷辛凉清解。发热甚，加金银花、连翘清热解毒。若热盛津伤，症见舌红少津，可加知母、石斛、花粉清热生津。若大便秘结，口鼻生疮，腑气不通者，可合用黄连上清丸，苦寒降火，通腑泄热。

羌活胜湿汤（李杲《脾胃论》）

【组成】羌活、独活各一钱（6克），藁本、防风、甘草（炙）各五分（3克），蔓荆子三分（2克），川芎二分（1.5克）。

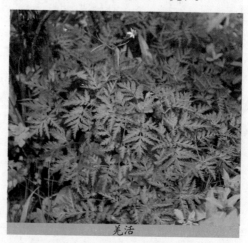

羌活

【用法】作汤剂，水煎服。

【功用】祛风，胜湿，止痛。

【证候】风湿证。

头痛如裹，肢体困重，胸闷纳呆，小便不利，大便或溏，苔白腻，脉濡。

【按语】该方治湿气在表，真头痛头重

证。因湿邪在表，故以羌活、独活、防风、川芎、藁本、蔓荆子等祛风以胜湿，湿去表解，清阳之气得布，则头痛身困可解；甘草助诸药辛甘发散，并调和诸药。若湿浊中阻，症见胸闷纳呆、便溏，可加苍术、厚朴、陈皮等燥湿宽中。若恶心呕吐者，可加生姜、半夏、藿香等芳香化浊，降逆止呕。若见身热汗出不畅，胸闷口渴者，为暑湿所致，宜清暑化湿，用黄连香薷饮加藿香、佩兰等。

天麻钩藤饮（胡光慈《中医内科杂病证治新义》）

【组成】天麻、山栀、黄芩、杜仲、益母草、桑寄生、夜交藤、朱茯神各9克，钩藤、川牛膝12克，生决明18克。

【用法】水煎，分2～3次服。

【功用】平肝熄风，清热活血，补益肝肾。

【证候】肝阳证。

头胀痛而眩，心烦易怒，面赤口苦，或兼耳鸣胁痛，夜眠不宁，舌红苔薄黄，脉弦有力。

【按语】本方重在平肝潜阳熄风，对肝阳上亢，甚至肝风内动所致的头痛证均可获效。方用天麻、钩藤、石决明以平肝潜阳；黄芩、山栀清肝火；牛膝、杜仲、桑寄生补肝肾；夜交藤、茯神养心安神。临床应用时可再加龙骨、牡蛎以增强重镇潜阳之力。若见肝肾阴虚，症见朝轻暮重，或遇劳加重，脉弦细，舌红苔薄少津者，酌加生地黄、何首乌、女贞子、枸杞子、旱莲草等滋养肝肾。若头痛甚，口苦、胁痛，肝火偏旺者，加郁金、龙胆草、夏枯草以清肝泻火，火热较甚，亦可用龙胆泻肝汤清降肝火。

大补元煎（《景岳全书》）

【组成】熟地黄9克，人参、炒山药、杜仲、当归、枸杞子各6克，山茱萸、炙甘草各3克。水煎服。

【证候】肾虚证。

头痛而空，每兼眩晕耳鸣，腰膝酸软，遗精，带下，少寐健忘，舌红少苔，脉沉细无力。

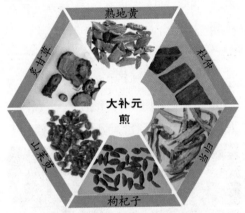

【按语】本方重在滋补肾阴，以熟地黄、山茱萸、山药、枸杞子滋补肝肾之阴；人参、当归气血双补；杜仲益肾强腰。腰膝酸软，可加续断、怀牛膝以壮腰膝。遗精、带下，加莲须、芡实、金樱子收敛固涩。待病情好转，可常服杞菊地黄丸或六味地黄丸补肾阴、潜肝阳以巩固疗效。

若头痛畏寒，面白，四肢不温，舌淡，脉沉细而缓，证属肾阳不足，可用右归丸温补肾阳，填精补髓。若兼见外感寒邪者，可投麻黄附子细辛汤散寒温里，表里兼治。

八珍汤（萨迁《瑞竹堂经验方》）

【组成】人参、白术、白茯苓、当归、川芎、白芍、熟地黄、甘草（炙）各一两（30克）。

【用法】或作汤剂，加生姜三片，大枣五枚，水煎服，用量根据病情酌定。

【功用】益气补血。

【证候】气血虚证。

头痛而晕，遇劳加重，面色少华，心悸不宁，自汗，气短，畏风，神疲乏力，舌淡苔薄白，脉沉细而弱。

【按语】本方是治疗气血两虚证的常用方。方中以四君健脾补中而益气，又以四物补肾而养血。当加菊花、蔓荆子入肝经，清头明目以治标，标本俱治，可提高疗效。

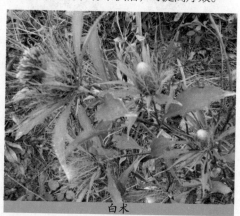
白术

半夏白术天麻汤（程国彭《医学心悟》）

【组成】半夏9克，白术15克，天麻、茯苓、橘红各6克，甘草3克。

【用法】加生姜一片，大枣二枚，水煎服。

【功用】燥湿化痰，平肝熄风。

【证候】痰浊证。

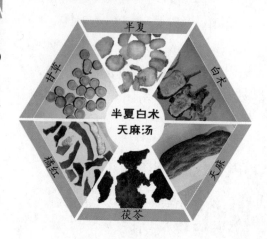
半夏白术天麻汤

头痛昏蒙，胸脘满闷，呕恶痰涎，苔白腻，或舌胖大有齿痕，脉滑或弦滑。

【按语】本方具有健脾化痰，降逆止呕，平肝熄风之功。以半夏、生白术、茯苓、陈皮、生姜健脾化痰、降逆止呕，令痰浊去则清阳升而头痛减；天麻平肝熄风，为治头痛、眩晕之要药。

并可加厚朴、蔓荆子、白蒺藜运脾燥湿，祛风止痛。若痰郁化热显著者，可加竹茹、枳实、黄芩清热燥湿。

通窍活血汤（清·王清任，《医林改错》）

【组成】桃仁、红花各9克，红枣5克，赤芍、川芎、老葱各3克，麝香0.15克，黄酒250毫升。

【用法】水煎去渣，麝香研末冲服。

【功用】活血通窍。

【证候】瘀血证。

头痛经久不愈，其痛如刺，入夜尤甚，

固定不移，或头部有外伤史，舌紫或有瘀斑、瘀点，苔薄白，脉沉细或细涩。

【按语】方药麝香、生姜、葱白温通窍络；桃仁、红花、川芎、赤芍活血化瘀；大枣一味甘缓扶正，防化瘀伤正。可酌加郁金、石菖蒲、细辛、白芷以理气宣窍，温经通络。头痛甚者，可加全蝎、蜈蚣、地鳖虫等虫类药以收逐风邪，活络止痛。久病气血不足，可加黄芪、当归以助活络化瘀之力。

偏头痛在生活上的调理原则

要想减少偏头痛少发作，一定要养成良好的睡眠规律，加强生活的条理性，注意劳逸结合。居住的场所注意通风。一些药物可诱发偏头痛，如避孕药、硝酸甘油、利血平、雌激素，尽可能远离它们。注意气候的影响，风、暴风雨、耀眼的阳光、雷声等气候变化均可诱发偏头痛，所以偏头痛患者应注意避风寒、保暖，不要暴晒淋雨，等等。

神经官能症

神经官能症是一种神经方面的疾病，即人们常说的神经症、精神症，主要表现为持久的心理冲突，患者自己觉察到这种冲突，并因此而深感痛苦，乃至产生了妨碍心理或社会功用。在临床上，神经官能症有许多类型，如神经衰弱、焦虑症、恐怖症、强迫症、躯体形式障碍等。最常见的为神经衰弱，症状表现为头疼、头晕、易疲劳、易忘事、好失眠等。头疼的特点是时间位置不定，程度不严重，常随着心情好转而缓解，也因心情恶劣而加剧。焦虑症则以广泛性焦虑症和发作性惊恐状态为主要临床表现，常伴有头晕、胸闷、心悸、呼吸困难、口干、尿频、尿急、出汗、震颤等症。无论哪种类型，发病时间久了，都会对患者身心造成严重影响。

柴胡疏肝散（王肯堂《证治准绳》）

【组成】柴胡、陈皮（醋炒）各二钱（6克），川芎、枳壳（麸炒）、芍药、香附各一钱半（4.5克），甘草（炙）五分（1.5克）。

【用法】上作一服，水二盅，煎八分，食前服。现代用法：水煎服。

【功用】疏肝解郁，行气止痛。

【证候】肝气郁结。

精神抑郁，情绪不宁，胸部满闷，胁肋胀痛，痛无定处，脘闷嗳气，不思饮食，大

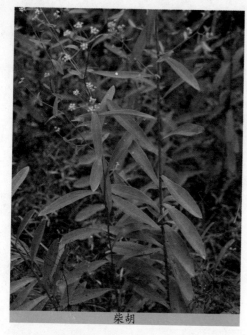

柴胡

苓各9克,炙甘草4.5克,牡丹皮、栀子各3克。

【用法】水煎服。

【功用】疏肝清热,和血调经。

【证候】气郁化火。

性情急躁易怒,胸胁胀满,口苦而干,或头痛、目赤、耳鸣,或嘈杂吞酸,大便秘结,舌质红,苔黄,脉弦数。

【按语】该方以逍遥散疏肝调脾,加入牡丹皮、栀子清肝泻火。

热势较甚,口苦、大便秘结者,可加龙胆草、大黄泻热通腑。肝火犯胃而见胁肋疼痛、口苦、嘈杂吞酸、嗳气、呕吐者,可加黄连、吴茱萸(即左金丸)清肝泻火,降逆止呕。肝火上炎而见头痛、目赤、耳鸣者,加菊花、钩藤、刺蒺藜清热平肝。热盛伤阴,而见舌红少苔、脉细数者,可去原方中当归、白术、生姜之温燥,酌加生地黄、麦冬、山药滋阴健脾。

便不调,苔薄腻,脉弦。

【按语】本方由四逆散加川芎、香附、陈皮而成。方中柴胡、香附、枳壳、陈皮疏肝解郁,理气畅中;川芎、芍药、甘草活血定痛,柔肝缓急。

胁肋胀满疼痛较甚者,可加郁金、青皮、佛手疏肝理气。肝气犯胃,胃失和降,而见嗳气频作,脘闷不舒者,可加旋覆花、代赭石、苏梗、法半夏和胃降逆。兼有食滞腹胀者,可加神曲、麦芽、山楂、鸡内金消食化滞。肝气乘脾而见腹胀、腹痛、腹泻者,可加苍术、茯苓、乌药、白豆蔻健脾除湿,温经止痛。兼有血瘀而见胸胁刺痛,舌质有瘀点、瘀斑,可加当归、丹参、郁金、红花活血化瘀。

丹栀逍遥散(薛己《校注妇人良方》)

【组成】柴胡、当归、白芍、白术、茯

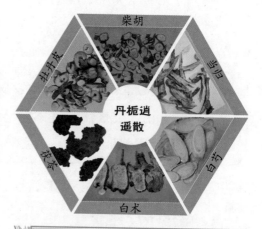

血府逐瘀汤(王清任《医林改错》)

【组成】桃仁12克,红花、当归、生地黄、牛膝各9克,赤芍、枳壳各6克,川芎、桔梗各 5 克，柴胡、甘草各 3 克。

【用法】水煎服。

【功用】活血祛瘀，行气止痛。

【证候】血行郁滞。

精神抑郁，性情急躁，头痛，失眠，健忘，或胸胁疼痛，或身体某部有发冷或发热感，舌质紫暗，或有瘀点、瘀斑，脉弦或涩。

【按语】本方由四逆散合桃红四物汤加味而成。四逆散疏肝解郁，桃红四物汤活血化瘀而兼有养血作用，配伍桔梗、牛膝理气活血，调和升降。

半夏厚朴汤 (张仲景《金匮要略》

【组成】半夏一升（12 克），厚朴三两（9 克），茯苓四两（12 克），生姜五两（15 克），苏叶二两（6 克）。

【用法】以水七升，煮取四升，分温四服，日三夜一服。现代用法：水煎服。

【功用】行气散结，降逆化痰。

【证候】痰气郁结。

精神抑郁，胸部闷塞，胁肋胀满，咽中如有物梗塞，吞之不下，咯之不出，苔白腻，脉弦滑。

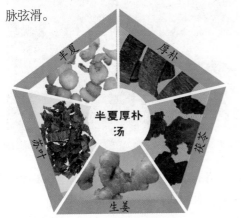

【按语】本方用厚朴、紫苏理气宽胸，开郁畅中；半夏、茯苓、生姜化痰散结，和胃降逆，合用有辛香散结、行气开郁、降逆化痰的作用。湿郁气滞而兼胸痞闷、嗳气、苔腻者，加香附、佛手片、苍术理气除湿；痰郁化热而见烦躁、舌红、苔黄者，加竹茹、瓜蒌、黄芩、黄连清化痰热；病久入络而有瘀血征象，胸胁刺痛，舌质紫暗或有瘀点、瘀斑，脉涩者，加郁金、丹参、降香、姜黄活血化瘀。

甘麦大枣汤 (张仲景《金匮要略》)

【组成】小麦 15 克，甘草 9 克，大枣五枚。

【用法】水煎服。

【功用】养心安神，和中缓急。

【证候】心神惑乱。

精神恍惚，心神不宁，多疑易惊，悲忧善哭，喜怒无常，或时时欠伸，或手舞足蹈，骂詈喊叫，舌质淡，脉弦。

多见于女性，常因精神刺激而诱发。临床表现多种多样，但同一患者每次发作多为同样几种症状的重复。《金匮要略·妇人杂病脉证并治》将此种证候称为"脏躁"。

【按语】方中甘草甘润缓急；小麦味甘微寒，补益心气；大枣益脾养血。血虚生风而见手足蠕动或抽搐者，加当归、生地黄、珍珠母、钩藤养血熄风；躁扰、失眠者，加酸枣仁、柏子仁、茯神、制首乌等养心安神；表现喘促气逆者，可合五磨饮子开郁散结，理气降逆。

心神惑乱可出现多种多样的临床表现。

在发作时，可根据具体病情选用适当的穴位进行针刺治疗，并结合语言暗示、诱导，对控制发作，解除症状，常能收到良好效果。一般病例可针刺内关、神门、后溪、三阴交等穴位；伴上肢抽动者，配曲池、合谷；伴下肢抽动者，配阳陵泉、昆仑；伴喘促气急者，配膻中。

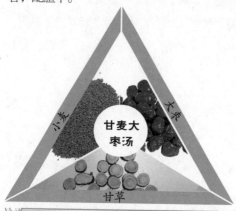

归脾汤 (薛己《 正体类要 》)

【组成】人参一钱（6克），白术、当归、白茯苓、黄芪、炒远志、龙眼肉、酸枣仁（炒）各一钱（3克），木香五分（1.5克），甘草（炙）三分（1克）。

【用法】加生姜、大枣，水煎服。

【功用】益气补血，健脾养心。

【证候】心脾两虚。

多思善疑，头晕神疲，心悸胆怯，失眠，健忘，纳差，面色不华，舌质淡，苔薄白，脉细。

【按语】本方用人参、茯苓、白术、甘草、黄芪、当归、龙眼肉等益气健脾生血；酸枣仁、远志、茯苓养心安神；木香理气，使整个处方补而不滞。心胸郁闷，情志不舒

者，加郁金、佛手片理气开郁；头痛加川芎、白芷活血祛风而止痛。

天王补心丹 (薛己《 校注妇人良方 》)

【组成】人参（去芦）、茯苓、玄参、丹参、桔梗、远志各五钱（15克），当归（酒浸）、五味子、麦冬（去心）、天冬、柏子仁、酸枣仁（炒）各一两（30克），生地黄四两（120克）。

【用法】上为末，炼蜜为丸，如梧桐子大，用朱砂为衣，每服二三十丸（6～9克），临卧，竹叶煎汤送下。现代用法：上药共为细末，炼蜜为小丸，用朱砂水飞9～15克为衣，每服6～9克，温开水送下，或用桂圆肉煎汤送服；亦可改为汤剂，用量按原方比例酌减。

【功用】滋阴养血，补心安神。

【证候】心阴亏虚。

情绪不宁，心悸，健忘，失眠，多梦，五心烦热，盗汗，口咽干燥，舌红少津，脉细数。

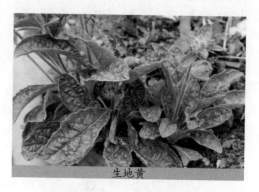
生地黄

【按语】方中以生地黄、天冬、麦冬、玄参滋补心阴，人参、茯苓、五味子、当归

益气养血，柏子仁、酸枣仁、远志、丹参养心安神。心肾不交而见心烦失眠，多梦遗精者，可合交泰丸（黄连、肉桂）交通心肾；遗精较频者，可加芡实、莲须、金樱子补肾固涩。

滋水清肝饮（《西塘感症》）

【组成】熟地黄、山药、萸肉、牡丹皮、茯苓、山栀、枣仁、归身各10克（原书未著用量）。

【功用】滋阴养血，疏肝清热。

【证候】肝阴亏虚。

情绪不宁，急躁易怒，眩晕，耳鸣，目干畏光，视物不明，或头痛且胀，面红目赤，舌干红，脉弦细或数。

【按语】本方由六味地黄丸合丹栀逍遥散加减而成，以六味地黄丸补益肝肾之阴，而以丹栀逍遥散疏肝解郁，清热泻火。肝阴不足而肝阳偏亢，肝风上扰，以致头痛、眩晕、面时潮红，或筋惕肉𥆧者，加白蒺藜、草决明、钩藤、石决明平肝潜阳，柔润熄风；虚火较甚，表现低热，手足心热者，可加银柴胡、白薇、麦冬以清虚热；月经不调者，可加香附、泽兰、益母草理气开郁，活血调经。

自汗、盗汗

自汗和盗汗都指人体出汗的症状。自汗是指人体不受外界环境因素的影响，不管朝夕、动或不动，时常汗出，活动则出汗更多；盗汗与自汗有别，盗是"偷盗"之意，指夜间人睡后自觉汗出，醒后汗自止者，故名。人体为什么会异常出汗，通常会与一些疾病有关，如甲状腺机能亢进、自主神经功用紊乱、结核等。中医认为，自汗与盗汗均为人体阴阳失调、营卫不和、腠理开阖不利所致。

小儿常会出现自汗或盗汗，同时伴有厌食、手足不温、经常感冒、咳嗽等症状。这多与患儿脾虚有关。治疗时，易健脾益气，扶正固表，益气养阴。

一些产妇因体虚的影响，在产后也会出现自汗、盗汗。汗出之时应及时擦拭，常更换内衣，以保清洁。加强营养，增强机体抵抗力。宜清淡饮食。忌滋补之品。

玉屏风散（金礼蒙《医方类聚》）

【组成】防风一两（30克），黄芪（蜜炙）、白术各二两（60克）。

【用法】上药共为粗末，每次服6～9克，每日2次，水煎服；亦可作汤剂，用量按原方比例酌定。

【功用】益气固表、止汗。

【证候】肺卫不固。

汗出恶风，稍劳汗出尤甚，易于感冒，体倦乏力，面色少华，脉细弱，苔薄白。

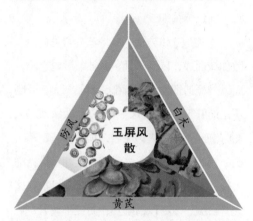

【按语】本方为益气固表止汗的常用方剂，方中以黄芪益气固表止汗；白术健脾益气，助黄芪益气固表；少佐防风走表散邪，且助黄芪固表。汗出多者，可加浮小麦、糯稻根、牡蛎固表敛汗。气虚甚者，加党参、黄精益气固摄。兼有阴盛而见舌红、脉细数者，加麦冬、五味子养阴敛汗。

气血不足，体质虚弱，而症见汗出、恶风，倦怠乏力，面色不华，舌质淡，脉弱者，可改用大补黄芪汤以补益气血，固表敛汗。本方除含有玉屏风散的药物外，尚有人参、山茱萸、茯苓、甘草、五味子等益气固摄，熟地黄、川芎、肉苁蓉等补益精血，补益之力远较玉屏风散为强，故宜用于自汗之气血不足及体虚甚者。

桂枝汤（张仲景《伤寒论》）

【组成】桂枝、芍药、生姜各9克，炙甘草6克，大枣四枚。

【用法】水煎服，服后饮少量热粥，以助药力，覆被取微汗。

【功用】解肌发表，调和营卫。

【证候】营卫不和。

汗出恶风，周身酸楚，时寒时热，或表现半身、某局部出汗，苔薄白，脉缓。

【按语】方中以桂枝温经解肌，白芍和营敛阴，两药合用，一散一收，调和营卫，配以生姜、大枣、甘草，助其调和营卫之功。

汗出多者，酌加龙骨、牡蛎固涩敛汗。兼气虚者，加黄芪益气固表。兼阳虚者，加附子温阳敛汗。如半身或局部出汗者，可配合甘麦大枣汤之甘润缓急进行治疗。

营卫不和而又表现倦怠乏力，汗出多，少气懒言，舌淡，脉弱等气虚症状者，可改用黄芪建中汤益气建中，调和营卫。

由瘀血阻滞导致者，兼见心胸不适，舌质紫暗或有瘀点、瘀斑，脉弦或涩等症者，可改用血府逐瘀汤理气活血，疏通经络营卫。

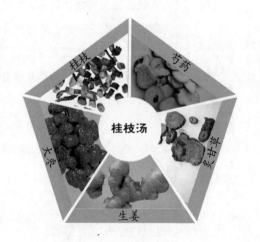

归脾汤（薛己《正体类要》）

【组成】人参一钱（6克），白术、当归、

白茯苓、黄芪、炒远志、龙眼肉、酸枣仁（炒）各一钱（3克），木香五分（1.5克），甘草（炙）三分（1克）。

【用法】加生姜、大枣，水煎服。

【功用】益气补血，健脾养心。

【证候】心血不足。

自汗或盗汗，心悸少寐，神疲气短，面色不华，舌质淡，脉细。

【按语】方中以人参、黄芪、白术、茯苓益气健脾，当归、龙眼肉养血，酸枣仁、远志养心安神，木香、甘草、生姜、大枣理气调中，共奏益气补血、养心安神之功。

汗出多者，加五味子、牡蛎、浮小麦收涩敛汗。血虚甚者，加制首乌、枸杞子、熟地黄补益精血。

当归六黄汤（李东垣《兰室秘藏》）

【组成】当归、生地黄、熟地黄、黄柏、黄芩、黄连各等份（各6克），黄芪加倍（12克）。

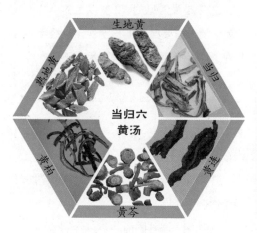

当归六黄汤

【用法】原方为粗末，每服五钱，水二

盏，煎至一盏，食前服。小儿减半服之。现代用法：水煎服，用量按原方比例酌情增减。

【功用】滋阴泻火，固表止汗。

【证候】阴虚火旺。

夜寐盗汗或有自汗，五心烦热，或兼午后潮热，两颧色红，口渴，舌红少苔，脉细数。

【按语】方中用当归、生地黄、熟地黄滋阴养血，壮水之主，以制阳光；黄连、黄芩、黄柏苦寒清热，泻火坚阴；黄芪益气固表。

汗出多者，加牡蛎、浮小麦、糯稻根固涩敛汗。潮热甚者，加秦艽、银柴胡、白薇清退虚热。

以阴虚为主，而火热不甚，潮热、脉数等不显著者，可改用麦味地黄丸补益肺肾，滋阴清热。

龙胆泻肝汤（汪昂《医方集解》）

【组成】龙胆草、木通、车前子、生地黄、柴胡、生甘草各6克，黄芩、栀子、泽泻各9克，当归3克。

【用法】水煎服；或制成丸剂，名龙胆泻肝丸，每服6～9克，温开水送下，每日2次。

【功用】清肝胆实火，泻下焦湿热。

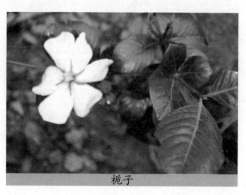

栀子

【证候】邪热郁蒸。

蒸蒸汗出，汗液易使衣服黄染，面赤烘热，烦躁，口苦，小便色黄，舌苔薄黄，脉象弦数。

【按语】方中以龙胆草、黄芩、栀子、柴胡清肝泄热，泽泻、木通、车前子清利湿热，当归、生地黄滋阴养血和营，甘草调和诸药。

郁热较甚，小便短赤者，加茵陈清解郁热。湿热内蕴而热势不盛，面赤烘热、口苦等症不显著者，可改用四妙丸清热除湿。方中以黄柏清热，苍术、薏苡仁除湿，牛膝通利经脉。

儿童盗汗护理

小儿盗汗以后，应及时用干毛巾擦干皮肤上的汗液，及时更换干净的衣服。换衣动作一定要快，避免小儿受凉感冒。盗汗会带走小儿体中的水分和部分盐分，因此需要给孩子适量补水。小儿用的被褥可能会被汗液浸湿，因此需要拿到阳光下晾晒。日光的作用不仅在于加热干燥，还有消毒杀菌的作用。此外，盗汗的小儿应进行体质锻炼，如日光浴、冷水浴等，以增强体质，提高抗病能力。体质增强，盗汗症自会减轻，或者痊愈。

遗尿症

遗尿症可简单地称为尿床，但它其实分为两种情况：一种是神经功用不协调所致，单纯性地尿床，并没有其他器官性病变，即原发性（功用性）遗尿症；另一种是有其他器官性病变，如脑外伤、脑膜炎、泌尿系统器官病变等，致使人在清醒状态下将尿液排泄在床上，或者排泄在衣物及其他不宜排放的地方，即继发性（器质性）遗尿症。

遗尿症常见老人和小儿。小儿尿床是最常见的。3 岁以上的小儿，如果每天晚上睡觉时自己不能控制小便，总要自遗 1 ~ 3 次，且经年累月不愈，即可诊断为遗尿症。儿童遗尿，多为先天肾气不足，下元虚冷所致。

菟丝子散（《太平圣惠方》卷五十八）

【组成】菟丝子 60 克（酒浸三，日，晒干，别捣为末），牡蛎 30 克（烧为粉），肉苁蓉 60 克（酒浸一宿，刮去粗皮，炙干用），30 克（炮裂，去皮、脐），五味子 30 克，鸡内金 60 克（微炙）。

【用法】上药捣细罗为散。每于空腹时用粥饮调下 6 克。

【功用】温补固涩。

【证候】肾气不固。

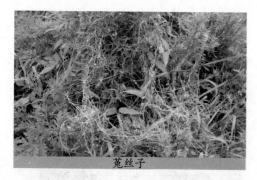

菟丝子

睡中经常遗尿，甚者一夜数次，尿清而长，醒后方觉，神疲乏力，面白肢冷，腰腿酸软，智力较差，舌质淡，苔薄白，脉沉细无力。

【按语】方中菟丝子、肉苁蓉、附子温补肾阳，五味子、牡蛎益肾固涩缩小便，鸡内金消食助运以利发挥温肾固涩止遗之效。可合缩泉丸协同发挥其效。

神疲乏力，纳差便溏，加党参、白术、茯苓、山楂益气健脾和中助运；智力较差者，加人参、石菖蒲、远志补心气，开心窍。

补中益气汤合缩泉丸

补中益气汤（李东垣《内外伤辨惑论》）组成：黄芪18克，炙甘草、白术各9克，人参、陈皮、柴胡、升麻各6克，当归3克。

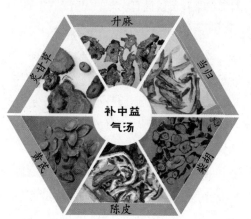

补中益气汤

用法：水煎服；或制成丸剂，每次服9～15克，每日2～3次，温开水或姜汤送下。

【功用】补中益气，升阳举陷。

缩泉丸（《校注妇人良方》）组成：乌药、益智仁各等份。用法：酒煮山药糊为丸，每次服6克，每日2次，白开水送下。

【功用】温肾固涩，缩尿止遗。

【证候】脾肺气虚。

睡中遗尿，少气懒言，神倦乏力，面色少华，常自汗出，食欲不振，大便溏薄，舌淡，苔薄，脉细少力。

【按语】方中黄芪、党参、白术、炙甘草益气健脾、培土生金，升麻、柴胡升举清阳之气，当归配黄芪调补气血，陈皮理气调中，益智仁、山药、乌药温肾健脾固涩。

常自汗出，加煅牡蛎、五味子潜阳敛阴止汗；食欲不振，便溏，加砂仁、焦神曲运脾开胃，消食止泻；痰盛身肥，加苍术、山楂、半夏燥湿化痰；困寐不醒，加石菖蒲、麻黄醒神开窍。

龙胆泻肝汤（汪昂《医方集解》）

【组成】龙胆草、木通、车前子、生地黄、柴胡、生甘草各6克，黄芩、栀子、泽泻各9克，当归3克。

【用法】水煎服；或制成丸剂，名龙胆泻肝丸，每服6～9克，温开水送下，每日2次。

【功用】清肝胆实火，泻下焦湿热。

【证候】肝经湿热。

睡中遗尿，尿黄量少，尿味臊臭，性情急躁易怒，或夜间梦语磨牙，舌红，苔黄或黄腻，脉弦数。

【按语】方中龙胆草、黄芩、栀子清泻肝火，泽泻、木通、车前子清利膀胱湿热。当归、生地黄养血滋阴，配柴胡疏调肝气以柔肝。甘草调和诸药。

夜寐不宁加黄连、竹叶、连翘清心除烦；尿味臊臭重，舌苔黄腻，加黄柏、滑石清利湿热。

若痰湿内蕴，困寐不醒者，加胆星、半夏、石菖蒲、远志清化痰湿，开窍醒神。若久病不愈，身体消瘦，舌红苔少，脉细数，

虽有郁热但肾阴已伤者，可用知柏地黄丸，滋肾阴，清虚火。

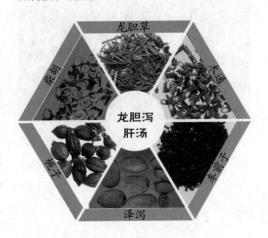

黄疸是由于感受湿热疫毒等外邪，导致湿浊阻滞，脾胃肝胆功用失调，胆液不循常道，随血泛溢引起的以目黄、身黄、尿黄为主要临床表现的一种肝胆病证。患病初起，目黄、身黄不一定出现，而以恶寒发热，食欲不振，恶心呕吐，腹胀肠鸣，肢体困重等类似感冒的症状为主，三五日后，才逐渐出现目黄，随之出现尿黄与身黄。亦有先出现胁肋剧痛，然后发黄者。病程或长或短。发黄程度或浅或深，其色或鲜明或晦暗，急黄者，其色甚则如金。急黄患者还可出现壮热神昏，衄血吐血等症。常有饮食不节，与肝炎病人接触，或服用损害肝脏的药物等病史。

黄疸为临床常见病证之一，男女老少皆可罹患，但以青壮年居多。历代医家对本病均很重视，古代医籍多有记述，现代研究也有长足进步，中医药治疗本病有较好疗效，对其中某些证候具有明显的优势。

茵陈蒿汤（张仲景《伤寒论》）

【组成】茵陈蒿18克，栀子、大黄各9克。

【用法】水煎服。

【功用】清热，利湿，退黄。

【证候】热重于湿。

初起目白睛发黄，迅速至全身发黄，色泽鲜明，右胁疼痛而拒按，壮热口渴，口干口苦，恶心呕吐，脘腹胀满，大便秘结，小便赤黄、短少，舌红，苔黄腻或黄糙，脉弦滑或滑数。

【按语】方中茵陈味苦微寒，入肝、脾、膀胱经，为清热利湿、疏肝利胆退黄的要药；

栀子清泄三焦湿热，利胆退黄；大黄通腑化瘀，泄热解毒，利胆退黄；茵陈配栀子，使湿热从小便而去；茵陈配大黄，使瘀热从大便而解，三药合用，共奏清热利湿，通腑化瘀，利胆退黄和解毒之功。本方可酌加升麻、连翘、大青叶、虎杖、田基黄、板蓝根等清热解毒；郁金、金钱草、丹参以疏肝利胆化瘀；车前子、猪苓、泽泻等以渗利湿邪，使湿热分消，从二便而去。

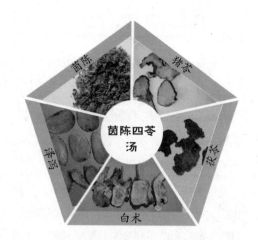

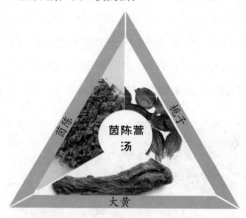

茵陈四苓汤（《中医内科学》）

【组成】茵陈、泽泻、白术（炒）各4.5克，茯苓、猪苓各3克。

【用法】水煎服。

【功用】健脾利湿，清热利胆。

【证候】湿重于热。

身目发黄如橘，无发热或身热不扬，右胁疼痛，脘闷腹胀，头重身困，嗜卧乏力，纳呆便溏，厌食油腻，恶心呕吐，口黏不渴，小便不利，舌苔厚腻微黄，脉濡缓或弦滑。

【按语】方用茵陈清热利湿，利胆退黄，用猪苓、茯苓、泽泻淡渗利湿，炒白术健脾燥湿。若右胁疼痛较甚，可加郁金、川楝子、佛手以疏肝理气止痛。若脘闷腹胀，纳呆厌油，可加陈皮、藿香、佩兰、厚朴、枳壳等以芳香化湿理气。

茵陈四苓汤适用于湿邪偏重较明显者，若湿热相当者，尚可选用甘露消毒丹。该方用茵陈、滑石、木通清热利湿，利胆退黄，引湿热之邪从小便而出；黄芩、连翘清热燥湿解毒；石菖蒲、白蔻仁、藿香、薄荷芳香化湿，行气悦脾。原方中贝母、射干的主要作用是清咽散结，可去之。本方诸药配合，不仅利湿清热，芳香化湿，利胆退黄，而且调和气机，清热透邪，使壅遏之湿热毒邪消退。若湿困脾胃，便溏尿少，口中甜者，可加厚朴、苍术；纳呆或无食欲者，再加炒麦芽、鸡内金以醒脾消食。

大柴胡汤（张仲景《金匮要略》）

【组成】柴胡、生姜（切）各15克，黄芩、白芍各9克，半夏（洗）9克，枳实（炙）9克，大黄6克，大枣（擘）4枚。

【用法】水煎2次，去滓，再煎，分2次温服。

【功用】和解少阳，内泻热结。

【证候】胆腑郁热。

身目发黄鲜明，右胁剧痛且放射至肩背，壮热或寒热往来，伴有口苦咽干、恶心呕吐、便秘，尿黄，舌红苔黄而干，脉弦滑数。

【按语】方中柴胡、黄芩、半夏、生姜和解少阳，和胃降逆；大黄、枳实通腑泻热，利胆退黄；白芍和脾敛阴，柔肝利胆；大枣养胃。胁痛重者，可加郁金、枳壳、木香；黄疸重者，可加金钱草、厚朴、茵陈、栀子；壮热者，可加金银花、蒲公英、虎杖；呃逆恶心者，加炒莱菔子。

千金犀角散（孙思邈《备急千金要方》）

【组成】犀角3克，黄连6克，升麻、栀子仁各9克，茵陈15克。

【用法】水煎服。

【功用】清热凉营，解毒退黄。

【证候】疫毒发黄。

起病急骤，黄疸迅速加深，身目呈深黄色，胁痛，脘腹胀满，疼痛拒按，壮热烦渴，呕吐频作，尿少便结，烦躁不安，或神昏谵语，或衄血尿血，皮下紫斑，或有腹水，继之嗜睡昏迷，舌质红绛，苔黄褐干燥，脉弦大或洪大。本证又称急黄。

【按语】本方主药犀角（以水牛角代之）是清热解毒凉血之要药，配以黄连、栀子、升麻则清热解毒之力更大；茵陈清热利湿，利胆退黄。可加生地黄、玄参、石斛、牡丹皮清热解毒，养阴凉血；若热毒炽盛，乘其未陷入昏迷之际，急以通涤胃肠热毒为要务，不可犹豫，宜加大剂量清热解毒药如金银花、连翘、土茯苓、蒲公英、大青叶、黄柏、生大黄，或用五味消毒饮，重加大黄。如已出现躁扰不宁，或伴出血倾向，需加清营凉血解毒药，如神犀丹之类，以防内陷心包，出现昏迷。如热入营血，心神昏乱，肝风内动，法宜清热凉血，开窍熄风，急用温病"三宝"即：躁扰不宁，肝风内动者用紫雪丹；热邪内陷心包，谵语或昏愦不语者用至宝丹；热毒炽盛，湿热蒙蔽心神，神志时清时昧者，急用安宫牛黄丸。

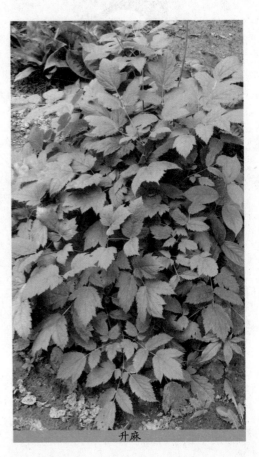

升麻

茵陈术附汤(《伤寒论》)

【组成】茵陈、甘草(炙)各3克,白术6克,附子、干姜各1.5克。

【用法】水煎服。

【功用】温中化湿,健脾利胆。

【证候】寒湿阻遏。

身目俱黄,黄色晦暗不泽或如烟熏,右胁疼痛,痞满食少,神疲畏寒。腹胀便溏,口淡不渴,舌淡苔白腻,脉濡缓或沉迟。

【按语】方中茵陈除湿利胆退黄,附子、干姜温中散寒,佐以白术、甘草健脾和胃。胁痛或胁下积块者,可加柴胡、丹参、泽兰、郁金、赤芍以疏肝利胆,活血化瘀;便溏者加茯苓、泽泻、车前子。黄疸日久,身倦乏力者加党参、黄芪。

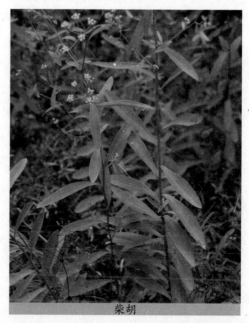

柴胡

六君子汤

【组成】人参(去芦)、白术、茯苓(去皮)、陈皮各9克,甘草(炙)、茵陈、柴胡各6克,半夏12克。

【用法】水煎服。

【功用】健脾益气,祛湿利胆。

【证候】脾虚湿郁。

多见于黄疸久郁者。症见身目俱黄,黄色较淡而不鲜明,胁肋隐痛,食欲不振,肢体倦怠乏力,心悸气短,食少腹胀,大便溏薄,舌淡苔薄白,脉濡细。

【按语】方中人参、茯苓、白术、甘草健脾益气,陈皮、半夏健脾燥湿,茵陈、柴胡利湿疏肝利胆,诸药合用,共奏健脾益气、

疏肝利胆、祛湿退黄之功。血虚者可加当归、地黄养血,湿重苔腻者可少加猪苓、泽泻。

小建中汤(张仲景《伤寒论》)

【组成】饴糖30克,白芍18克,桂枝、生姜各9克,炙甘草6克,大枣四枚。

【用法】后五味,水煎2次,取汁,去渣,加入饴糖,分2次温服。

【功用】温中补虚,和里缓急。

【证候】脾虚血亏。

面目及肌肤发黄,黄色较淡,面色不华,睑白唇淡,心悸气短,倦怠乏力,头晕目眩,舌淡苔白,脉细弱。

【按语】方中桂枝配生姜、大枣辛甘生阳,白芍配甘草酸甘化阴,饴糖缓中健脾。并酌加茯苓、泽泻以利湿退黄,黄芪、党参以补气,白术以健脾,当归、阿胶以养血。

腰痛

腰痛是指腰部感受外邪，或因劳伤，或由肾虚而引起气血运行失调，脉络绌急，腰府失养所致的以腰部一侧或两侧疼痛为主要症状的一类病证。

腰部一侧或两侧疼痛为本病的基本临床特征。因病理性质的不同，而有种种表现。发病多缓慢发病，病程较久，或急性起病，病程较短。疼痛性质有隐痛、胀痛、酸痛、濡痛、绵绵作痛、刺痛、腰痛如折；腰痛喜按，腰痛拒按；冷痛，得热则解，热痛，遇热更甚。腰痛与气候变化有关，腰痛与气候变化无关。腰痛劳累加重，休息缓解。腰痛影响功用活动，腰"转摇不能"，"不可以俯仰"。腰痛固定，腰痛放射其他部位，引起腰脊强、腰背痛、腰股痛、腰尻痛、腰痛引少腹等。

腰痛一年四季都可发生，其发病率较高，国外有报告认为世界人口的80％患过腰背痛，本病为中医内科门诊较为常见的病种之一，中医有较好的疗效。

渗湿汤（《太平惠民和剂局方》）

【组成】苍术、白术、甘草（炙）各30克，茯苓（去皮）、干姜，各60克。橘红、丁香各0.3克。

【用法】水煎服。

【功用】温补脾肾，通阳除湿。

【证候】寒湿腰痛。

腰部冷痛重着，转侧不利，逐渐加重，每遇阴雨天或腰部感寒后加剧，痛处喜温，得热则减，苔白腻而润，脉沉紧或沉迟。

【按语】方中干姜、甘草、丁香散寒温中，以壮脾阳；苍术、白术、橘红健脾燥湿；茯苓健脾渗湿。诸药合用，温运脾阳以散寒，健运脾气以化湿利湿，故寒去湿除，诸症可解。

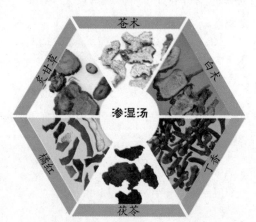

寒甚痛剧，拘急不适，肢冷面白者，加附子、肉桂、白芷以温阳散寒。湿盛阳微，腰身重滞，加独活、五加皮除湿通络。兼有风象，痛走不定者，加防风、羌活疏风散邪。病久不愈，累伤正气者，改用独活寄生汤扶正祛邪。

寒湿之邪，易伤阳气，若年高体弱或久病不愈，势必伤及肾阳，兼见腰膝酸软，脉沉无力等症，治当散寒除湿为主，兼补肾阳，酌加菟丝子、补骨脂、金毛狗脊，以助温阳散寒。

本证配合温熨疗法效果较好。以食盐炒热，纱布包裹温熨痛处，冷则炒热再熨，每日4次左右；或以坎离砂温熨患处，药用当归38克，川芎50克，透骨草50克，防风50克，铁屑10公斤，上五味，除铁屑外，余药加醋煎煮2次，先将铁屑烧红，以上煎煮液粹之，晾干，粉碎成粗末，用时加醋适量拌之，外以纱布包裹敷患处。

身痛逐瘀汤（清·王清任《医林改错》）

【组成】羌活、秦艽、香附各3克，地龙、川芎、甘草、没药、五灵脂各6克，桃仁、红花、当归、牛膝各9克。

【用法】水煎服。

【功用】活血行气，祛瘀通络，通痹止痛。

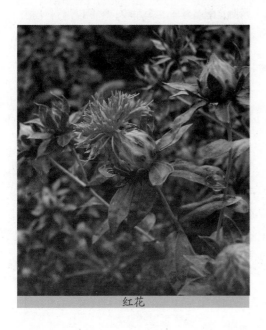

红花

【证候】瘀血腰痛。

痛处固定，或胀痛不适，或痛如锥刺，日轻夜重，或持续不解，活动不利，甚则不能转侧，痛处拒按，面晦唇暗，舌质隐青或有瘀斑，脉多弦涩或细数。病程迁延，常有外伤、劳损史。

【按语】方中以当归、川芎、桃仁、红花活血化瘀，以疏达经络；配以没药、五灵脂、地龙化瘀消肿止痛；香附理气行血；牛膝强腰补肾，活血化瘀，又能引药下行直达病所。诸药合用，可使瘀去壅解，经络气血畅达而止腰痛。

因无周身疼痛，故可去原方中之秦艽、羌活，若兼风湿痹痛者，仍可保留应用；甚至再加入独活、威灵仙等以兼祛风除湿。若疼痛剧烈，日轻夜重，瘀血痼结者，可酌加广虫、地鳖虫、山甲珠协同方中地龙起虫类搜剔、通络祛瘀作用。由于闪挫扭伤，或体位不正而引起者，加乳香配方中之没药以活络止痛，加青皮配方中香附以行气通络之力，若为新伤也可配服七厘散。有肾虚之象而出现腰膝酸软者，加杜仲、川续断、桑寄生以强壮腰肾。

本证也可配合膏药敷贴。如阿魏膏外敷腰部，方由阿魏、羌活、独活、玄参、官桂、赤芍、穿山甲、苏合香油、生地黄、獭鼠矢、大黄、白芷、天麻、红花、麝香、土木鳖、黄丹、芒硝、乳香、没药组成。或外用成药红花油、速效跌打膏等。

配合推拿与理疗，也会取得较好的疗效。

右归丸（张景岳《景岳全书》）

【组成】熟地黄八两（240克），山药（炒）、菟丝子（制）、鹿角胶（炒珠）、杜仲（姜汁炒）各四两（120克），山茱萸（微炒）、枸杞子（微炒）、当归各三两（90克），肉桂二两（60克），制附子二两，渐可加至五六两（60～180克）。

【用法】上先将熟地黄蒸烂杵膏，加炼蜜为丸，如梧桐子大。每服百余丸（6～9克），食前用滚汤或淡盐汤送下；或丸如弹子大，每嚼服二三丸（6～9克），以滚白汤送下。现代用法：亦可水煎服，用量按原方比例酌减。

【功用】温补肾阳，填精益髓。

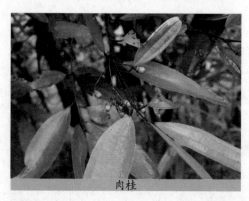
肉桂

左归丸（张景岳《景岳全书》）

【组成】大怀熟地黄八两（240克），山药（炒）、枸杞子、山茱萸、鹿角胶（敲碎，炒珠）、龟板胶（切碎，炒珠）、菟丝子（制）各四两（120克），川牛膝（酒洗蒸熟）三两（90克）。

【用法】上先将熟地黄蒸烂，杵膏，炼蜜为丸，如梧桐子大。每食前用滚汤或淡盐汤送下百余丸（9克）。现代用法：亦可水煎服，用量按原方比例酌减。

【功用】滋阴补肾，填精益髓。

【证候】肾虚腰痛。

腰痛以酸软为主，喜按喜揉，腿膝无力，遇劳则甚，卧则减轻，常反复发作。偏阳虚者，则少腹拘急，面色㿠白，手足不温，少气乏力，舌淡脉沉细；偏阴虚者，则心烦失眠，口燥咽干，面色潮红，手足心热，舌红少苔，脉弦细数。

【按语】偏阳虚者以右归丸为主方温养命门之火。方中用熟地黄、山药、山茱萸、枸杞子培补肾精，是为阴中求阳之用；杜仲强腰益精；菟丝子补益肝肾；当归补血行血。诸药合用，共奏温肾壮腰之功。

偏阴虚者以左归丸为主方以滋补肾阴。方中熟地黄、枸杞子、山茱萸、龟板胶填补肾阴；配菟丝子、鹿角胶、牛膝以温肾壮腰，肾得滋养则虚痛可除。若虚火甚者，可酌加大补阴丸送服。如腰痛日久不愈，无明显的阴阳偏虚者，可服用青娥丸补肾以治腰痛。

肾为先天，脾为后天，二脏相济，温运周身。若肾虚日久，不能温煦脾土，或久行久立，劳力太过，腰肌劳损，常致脾气亏虚，甚则下陷，临床除有肾虚见证外，可兼见气短乏力，语声低弱，食少便溏或肾脏下垂等。治当补肾为主，佐以健脾益气，升举清阳，酌加党参、黄芪、升麻、柴胡、白术等补气升提之药，以助肾升举。

胁痛

胁痛是以胁肋部疼痛为主要表现的一种肝胆病证。胁，指侧胸部，为腋以下至第十二肋骨部位的统称。本病以胁肋部疼痛为主要特征。其痛或发于一侧，或同时发于两胁。疼痛性质可表现为胀痛、窜痛、刺痛、隐痛，多为拒按，间有喜按者。常反复发作，一般初起疼痛较重，久之则胁肋部隐痛时发。

胁痛病证，可与西医多种疾病相联系，如急性肝炎、慢性肝炎、肝硬化、肝寄生虫病、肝癌、急性胆囊炎、慢性胆囊炎、胆石症、慢性胰腺炎、胁肋外伤以及肋间神经痛等。以上疾病若以胁痛为主要症状时皆可参考本节辨证论治。

柴胡疏肝散（王肯堂《证治准绳》）

【组成】柴胡、陈皮（醋炒）各二钱（6克），川芎、枳壳（麸炒）、白芍、香附各一钱半（4.5克），甘草（炙）五分（1.5克）。

【用法】水煎服。

【功用】疏肝解郁，行气止痛。

【证候】肝气郁结。

胁肋胀痛，走窜不定，甚则连及胸肩背，且情志不舒则痛增，胸闷，善太息，得嗳气则舒，饮食减少，脘腹胀满，舌苔薄白，脉弦。

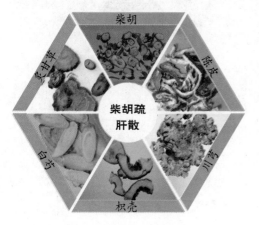

柴胡疏肝散

【按语】方中柴胡疏肝解郁，香附、枳壳、陈皮理气除胀，川芎活血行气通络，白芍、甘草缓急止痛，全方共奏疏肝理气止痛之功。若气滞及血，胁痛重者，酌加郁金、川楝子、延胡索、青皮以增强理气活血止痛之功；若兼见心烦急躁，口干口苦，尿黄便干，舌红苔黄，脉弦数等气郁化火之象，酌加栀子、黄芩、胆草等清肝之品；若伴胁痛，肠鸣，腹泻者，为肝气横逆，脾失健运之证，酌加白术、茯苓、泽泻、薏苡仁以健脾止泻；若伴有恶心呕吐，是为肝胃不和，胃失和降，酌加半夏、陈皮、藿香、生姜等以和胃降逆止呕。

血府逐瘀汤（王清任《医林改错》）

【组成】桃仁12克，红花、当归、生地黄、牛膝各9克，赤芍、枳壳各6克，川芎、桔梗各5克，柴胡、甘草各3克。

【用法】水煎服。

【功用】活血祛瘀，行气止痛。

【证候】瘀血阻络。

肋肋刺痛，痛处固定而拒按，疼痛持续不已，入夜尤甚，或肋下有积块，或面色晦暗，舌质紫暗，脉沉弦。

肋肋胀痛，触痛明显而拒按，或引及肩背，伴有脘闷纳呆，恶心呕吐，厌食油腻，口干口苦，腹胀尿少，或有黄疸，舌苔黄腻，脉弦滑。

【按语】方中龙胆草、栀子、黄芩清肝泄火，柴胡疏肝理气，木通、泽泻、车前子清热利湿，生地黄、当归养血清热益肝。可酌加郁金、半夏、青皮、川楝子以疏肝和胃，理气止痛。若便秘，腹胀满者为热重于湿，肠中津液耗伤，可加大黄、芒硝以泄热通便存阴。若白睛发黄，尿黄，发热口渴者，可加茵陈、黄柏、金钱草以清热除湿，利胆退黄。久延不愈者，可加三棱、莪术、丹参、当归尾等活血化瘀。对于湿热蕴结的胁痛，祛邪务必要早，除邪务尽，以防湿热胶固，酿成热毒，导致治疗的困难。

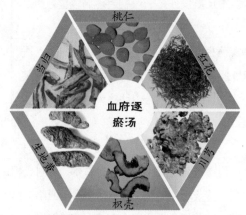

【按语】方用桃仁、红花、当归、生地黄、川芎、赤芍活血化瘀而养血，柴胡行气疏肝，桔梗开肺气，枳壳行气宽中，牛膝通利血脉，引血下行。若瘀血严重，有明显外伤史者，应以逐瘀为主，方选复元活血汤。方以大黄、桃仁、红花、穿山甲活血祛瘀，散结止痛，当归养血祛瘀，柴胡疏肝理气，天花粉消肿化痰，甘草缓急止痛，调和诸药。还可加三七粉另服，以助祛瘀生新之效。

龙胆泻肝汤（汪昂《医方集解》）

【组成】龙胆草、木通、车前子、生地黄、柴胡、生甘草各6克，黄芩、栀子、泽泻各9克，当归3克。

【用法】水煎服；或制成丸剂，名龙胆泻肝丸，每服6～9克，温开水送下，每日2次。

【功用】清肝胆实火，泻下焦湿热。

【证候】湿热蕴结。

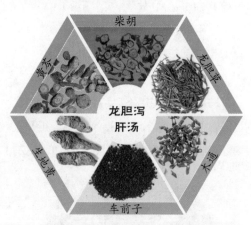

一贯煎（魏之琇《续名医类案》）

【组成】北沙参、麦冬、当归身各9克，生地黄18～30克，枸杞子9～18克，川楝子4.5克（原书未著用量）。

【用法】水煎服。

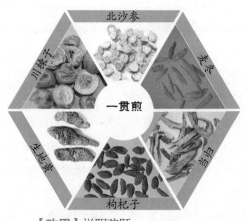

【功用】滋阴疏肝。

【证候】肝阴不足。

胁肋隐痛，绵绵不已，遇劳加重，口干咽燥，两目干涩，心中烦热，头晕目眩，舌红少苔，脉弦细数。

【按语】本方为柔肝的著名方剂。组方原则宗叶氏"肝为刚脏，非柔润不能调和"之意，在滋阴补血以养肝的基础上少佐疏调气机，通络止痛之品，宜于肝阴不足，络脉不荣的胁肋作痛。方中生地黄、枸杞子滋养肝肾，沙参、麦冬、当归滋阴养血柔肝，川楝子疏肝理气止痛。若两目干涩，视物昏花，可加草决明、女贞子；头晕目眩甚者，可加钩藤、天麻、菊花；若心中烦热，口苦甚者，可加栀子、丹参。肝阴不足所致胁痛，除久病体虚，失血等原因外，尚有因使用香燥理气之品太过所致者。一般说来，气滞作胀作痛，病者苦于疼痛胀急，但求一时之快，医者不察病起于虚，急于获效，以致香燥理气太过而伤肝阴，应引以为戒。

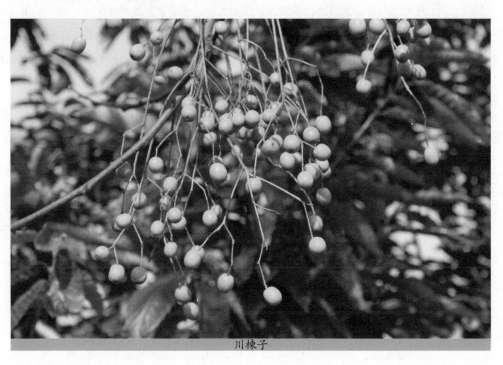

川楝子

泌尿系感染

泌尿系感染是由细菌引起的肾盂肾炎、膀胱炎、尿道炎等病的总称。属于中医的"淋症"、"癃闭"范畴。一般以腰痛、尿频、尿急、尿痛为主要临床特点。中医认为此病多系由于湿热下注，侵犯肾与膀胱，下焦气化不利所致。患者中小儿比成人多，女性比男性多，且易反复发作。引起泌尿系炎症的致病菌80%是肠道的大肠杆菌、变形杆菌、粪链球菌。急性单纯性泌尿系感染多由一种病原菌引起，慢性、反复发作的感染，可能有先天性泌尿系异常，大约有1/2～1/3的病人有膀胱、输尿管反流，或有结石、慢性肾功用不全等症。

实则清利，虚则补益，是治疗淋证的基本原则。实证有膀胱湿热者，治宜清热利湿；有热邪灼伤血络者，治宜凉血止血；有砂石结聚者，治宜通淋排石；有气滞不利者，治宜利气疏导。虚证以脾虚为主者，治宜健脾益气；以肾虚为主者，治宜补虚益肾。所以徐灵胎评《临证指南医案·淋浊》时指出："治淋之法，有通有塞，要当分别，有瘀血积塞住溺管者，宜先通，无瘀积而虚滑者，宜峻补。"

淋证的治法，有忌汗、忌补之说，如《金匮要略·消渴小便不利淋病脉证并治》说："淋家不可发汗"，《丹溪心法·淋》说："最不可用补气之药，气得补而愈胀，血得补而愈涩，热得补而愈盛。"验之临床实际，未必都是如此。淋证往往有恶寒发热，此并非外邪袭表，而是湿热熏蒸，邪正相搏所致，发汗解表，自非所宜。因淋证多属膀胱有热，阴液常感不足，而辛散发表，用之不当，不仅不能退热，反有劫伤营阴之弊。若淋证确由外感诱发，或淋家新感外邪，症见恶寒发热、鼻塞流涕、咳嗽、咽痛者，仍可适当配合辛凉解表之剂。因淋证为膀胱有热，阴液不足，即使感受寒邪，亦容易化热，故应避免辛温之品。至于淋证忌补之说，是指实热之证而言，诸如脾虚中气下陷，肾虚下元不固，自当运用健脾益气，补肾固涩等法治之，不属忌补范围。

八正散（《太平惠民和剂局方》）

【组成】瞿麦、萹蓄、车前子、木通、滑石、山栀子、大黄、炙甘草各500克。

【用法】以上诸药共为细末，每次服6～9克，加灯心草少量，水煎温服；亦可作汤剂，用量按原方比例酌定。

【功效】清热泻火，利水通淋。

【证候】热淋。

小便频急短涩，尿道灼热刺痛，尿色黄赤，少腹拘急胀痛，或有寒热，口苦，呕恶，或腰痛拒按，或有大便秘结，苔黄腻，脉滑数。

【按语】本方为治疗湿热淋证的常用方剂。其中木通、篇蓄、瞿麦、滑石利尿通淋，大黄、山栀子、甘草梢清热解毒。若大便秘结，腹胀者，可重用生大黄，并加枳实以通腑泄热；若腹满便溏，则去大黄；若伴见寒热，口苦，呕恶者，可合用小柴胡汤以和解少阳；若湿热伤阴者，去大黄，加生地、牛膝、白茅根以养阴清热；若小腹胀满，加乌药、川楝子行气止痛；若热毒弥漫三焦，入营入血，又当急则治标，用黄连解毒汤合五味消毒饮，以清热泻火解毒；若头身疼痛，恶寒发热，鼻塞流涕，有表证者，加柴胡、金银花、连翘等宣透热邪。

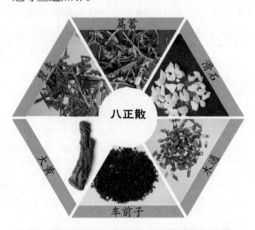

八正散

篇蓄　滑石
瞿麦　木通
大黄　车前子

石韦散（《外台秘要》引《集验方》）

【组成】石韦（去毛）、冬葵子各二两（6克），瞿麦一两（3克），车前子三两（9克），滑石五两（15克）。

【用法】上为散，每服6克，1日3次。

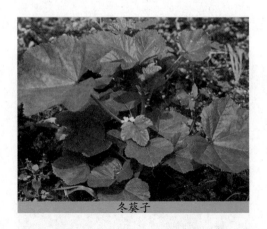
冬葵子

【功用】清热利湿，化石通淋。

【证候】石淋。

尿中时夹砂石，小便艰涩，或排尿时突然中断，尿道窘迫疼痛，少腹拘急，或腰腹绞痛难忍，痛引少腹，连及外阴，尿中带血，舌红，苔薄黄。若病久砂石不去，可伴见面色少华，精神萎顿，少气乏力，舌淡边有齿印，脉细而弱；或腰腹隐痛，手足心热，舌红少苔，脉细带数。

【按语】方中石韦、冬葵子、瞿麦、滑石、车前子清热利尿，通淋排石。可加金钱草、海金沙、鸡内金等以加强排石消坚的作用。若腰腹绞痛者，可加芍药、甘草以缓急止痛；若见尿中带血，可加小蓟、生地、藕节以凉血止血；尿中有血条血块者，加川牛膝、赤芍、血竭以活血祛瘀；若兼有发热，可加蒲公英、黄柏、大黄以清热泻火。石淋日久，虚实并见，当标本兼治，气血亏虚者，宜二神散合八珍汤；阴液耗伤者，宜六味地黄丸合石韦散；肾阳不足者，宜金匮肾气丸合石韦散。

沉香散（《三因极一病症方论》）

【组成】沉香、石韦（去毛）、滑石、王不留行、当归（锉，微炒）各15克，冬葵子、白芍各23克；甘草（炙微赤，锉）、橘皮各7.5克。

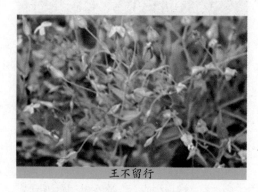

王不留行

【用法】每服6克，水煎服。

【功用】利气导淋。

【证候】气淋实证。

表现为小便涩痛，淋沥不宜，小腹胀满疼痛，苔薄白，脉多沉弦。

【按语】沉香散中沉香、橘皮利气，当归、白芍柔肝，甘草清热，石韦、冬葵子、滑石、王不留行利尿通淋。胸闷胁胀者，可加青皮、乌药、小茴香以疏肝理气；日久气滞血瘀者，可加红花、赤芍、川牛膝以活血化瘀。

补中益气汤（李东垣《内外伤辨惑论》）

【组成】黄芪18克，炙甘草、白术各9克，人参、陈皮、柴胡、升麻各6克，当归3克。

【用法】水煎服；或制成丸剂，每次服9～15克，每日2～3次，温开水或姜汤送下。

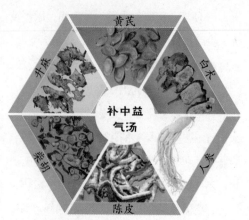

补中益气汤

黄芪　白术　人参　陈皮　甘草　升麻

【功效】补中益气，升阳举陷。

【证候】气淋虚证。

表现为尿时涩滞，小腹坠胀，尿有余沥，面白不华，舌质淡，脉虚细无力。

【按语】补中益气汤补中益气，以治中气不足、气虚下陷之气淋。若小便涩痛，服补益药后，反增小腹胀满，为兼湿热，可加车前草、白茅根、滑石以清热利湿；若兼血虚肾亏者，可用八珍汤倍茯苓加杜仲、枸杞子、怀牛膝，以益气养血，脾肾双补。

小蓟饮子（严用和《济生方》，录自徐彦纯《玉机微义》）

【组成】生地黄、小蓟、滑石、木通、蒲黄、藕节、淡竹叶、当归、山栀子、甘草各等份（9克）。

【用法】作汤剂，水煎服，用量据病证酌情增减。

【功效】凉血止血，利水通淋。

【证候】血淋实证。

表现为小便热涩刺痛，尿色深红，或夹有血块，疼痛满急加剧，或见心烦，舌苔黄，脉滑数。

【按语】小蓟饮子方中小蓟、生地黄、蒲黄、藕节清热凉血止血，小蓟可重用至30g，生地以生者为宜；木通、淡竹叶通淋利小便，降心火；山栀子清三焦之湿热；滑石利尿通淋；当归引血归经；生甘草梢泻火而能达茎中以止痛。若热重出血多者，可加黄芩、白茅根，重用生地；若血多痛甚者，可另服参三七、琥珀粉，以化瘀通淋止血。

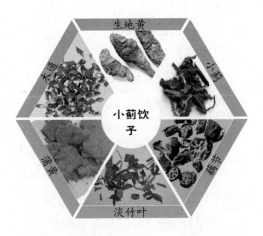

知柏地黄丸（清·吴谦《医宗金鉴》）

【组成】由六味地黄丸加知母、黄柏各6克组成。

【用法】上药为细末，炼蜜为丸，每次服6克，每日2次，温开水送下。

【功用】滋阴降火。

【证候】血淋虚证。

表现为尿色淡红，尿痛涩滞不明显，腰酸膝软，神疲乏力，舌淡红，脉细数。

【按语】知柏地黄丸滋阴清热以治血淋虚证，亦可加旱莲草、阿胶、小蓟、地榆等

以补虚止血。

程氏萆薢分清饮（程国彭《医学心悟》）

【组成】萆薢二钱（6克），丹参、车前子各一钱五分（4.5克），茯苓、白术各一钱（3克），莲子心七分（2克），黄柏（炒褐色）、石菖蒲各五分（2克）。

【用法】水煎服。

【功用】清热利湿，分清化浊。

【证候】膏淋实证。

表现为小便浑浊如米泔水，置之沉淀如絮状，上有浮油如脂，或夹有凝块，或混有血液，尿道热涩疼痛，舌红，苔黄腻，脉濡数。

【按语】方中萆薢、石菖蒲清利湿浊；黄柏、车前子清热利湿；白术、茯苓健脾除湿；莲子心、丹参清心活血通络，使清浊分，湿热去，络脉通，脂液重归其道。莲子心宜改用莲米，可加土茯苓、荠菜以加强清热利湿，分清泄浊之力；若小腹胀，尿涩不畅者，加乌药、青皮；小便夹血者，加小蓟、蒲黄、藕节、白茅根。

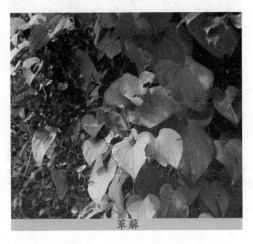

草薢

膏淋汤（《医学衷中参西录》上册）

【组成】生山药30克，芡实、龙骨（捣细）、牡蛎（捣细）、地黄（切片）各18克，党参、白芍各9克。

【用法】水煎服。

【功用】补虚固涩。

【证候】膏淋虚证。

表现为病久不已，反复发作，淋出如脂，小便涩痛反见减轻，但形体日渐消瘦，头昏无力，腰酸膝软，舌淡，苔腻，脉细弱无力。

【按语】方中党参、山药补脾，地黄、芡实滋肾，白芍养阴，龙骨、牡蛎固摄脂液。若脾肾两虚，中气下陷，肾失固涩者，可用补中益气汤合七味都气丸益气升陷，滋肾固涩。

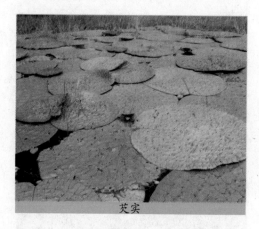
芡实

无比山药丸（《太平惠民和剂局方》卷五）

【处方】山药25克，泽泻、熟地黄、菟丝子各20克，五味子、牛膝、杜仲、茯苓、山茱萸、肉苁蓉各15克，巴戟天、赤石脂各10克。

【用法】上药水煎300毫升，早晚各服150毫升或和蜜为丸，重9克，含生药6克，一次1丸，一日3次。

【功用】健脾益肾。

【证候】劳淋。

小便不甚赤涩，但淋沥不已，时作时止，遇劳即发，腰酸膝软，神疲乏力，舌质淡，脉细弱。

【按语】本方有健脾利湿，益肾固涩之功。其中山药、茯苓、泽泻健脾利湿，熟地黄、山茱萸、巴戟天、菟丝子、杜仲、牛膝、五味子、肉苁蓉、赤石脂益肾固涩。若脾虚气陷，症见小腹坠胀，小便点滴而出者，可与补中益气汤同用，以益气升陷；若肾阴亏虚，症见面色潮红，五心烦热，舌红少苔，脉细数者，可与知柏地黄丸同用，以滋阴降火；若肾阳虚衰，症见面色少华，畏寒怯冷，四肢欠温，舌淡，苔薄白，脉沉细者，可合右归丸以温补肾阳，或用鹿角粉3克，分2次吞服。

第二章 外科金方

寻常疣

寻常疣是由人类乳头病毒引起的良性赘生物，临床表现为米粒至豌豆大的角质增生性突起，境界清楚，表面粗糙，显示不规则。本病好发于青少年，多见于手指、手背、足缘等处，皮肤和黏膜的损伤是引起感染的主要原因。更多的人称它为"瘊子"。

治疣方（广州中医学院《外科学》）

【组成】灵磁石、代赭石、生龙骨、生牡蛎各30克（先煎），板蓝根、浙贝母、白芍、地骨皮各15克，黄柏12克，桃仁、红花各9克，山慈姑6克。

【用法】水煎服，每日1剂。

【功用】养血活血，清热解毒。

【证候】风热血燥结节如豆，坚硬粗糙，色黄或红；舌红，苔薄，脉弦数。

【按语】咽喉疼痛者，加牛蒡子以解毒利咽；大便秘结者，加生大黄以通腑泻下。

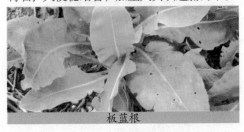
板蓝根

治疣汤（《中医皮肤病学简编》）

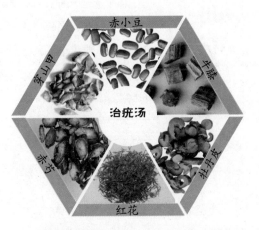
赤小豆 牛膝 穿山甲 治疣汤 赤芍 牡丹皮 红花

【组成】熟地黄、白芍12克，赤小豆、牛膝、牡丹皮、红花、白术、桃仁、赤芍各9克，杜仲、何首乌各6克、穿山甲3克。

【用法】水煎服。

【功用】养血化瘀，脱瘊止痒。

【证候】肝郁痰凝疣起日久，质地较硬，色暗褐；伴性情烦闷易怒，胸闷不适，纳食不香；舌淡红，苔白，脉弦。

【按语】方中熟地黄、白芍、何首乌养血润燥；牡丹皮、赤芍、桃仁、红花活血化瘀；牛膝引药下行，杜仲入肾；白术、赤小豆健脾利湿；穿山甲通络化瘀；白酒引药上行于一身之表。故该方可治一切皮肤肌表血　燥血瘀之证，不限于治疣。

星星草籽治瘊子

星星草是生长在华北地区的一年生小草。它的种子呈棕红色，能除瘊子。方法是：洗净患处，用消过毒的针把瘊子顶端挑个小坑，然后敷入洗净的星星草籽，再贴上橡皮膏。一个星期后揭开橡皮膏，瘊子即随橡皮膏脱落，永不再发，而且不留瘢痕。

扁平疣

扁平疣是一种疣病毒通过接触传染和自我接种引起的皮肤病。扁平疣多发于青年人面部、手背部，大都骤然发生为浅褐色或正常肤色，约如针尖至米粒大小，表面光滑、界限清楚，损害常为多个，散在或密集，一般无自觉症状或有微痒，可自愈，亦可复发。本病治疗时宜散风平肝、清热解毒。

桑菊消疣汤加减（顾伯华《中医外科临床手册》）

【组成】桑叶10克，野菊花6克，赤芍、红花各9克，马齿苋15克，蒲公英、大青叶、土茯苓、生龙牡（先煎）、磁石（先煎）各30克。

【用法】水煎服。

【功用】疏风清热，解毒散结。

【证候】风热毒蕴突然发病，颜面部起扁平丘疹，表面光滑，如芝麻至黄豆大，淡红色或正常皮色，自觉瘙痒，搔抓可有新皮损出现；舌红，苔薄黄，脉滑数。

桃红四物汤

【组成】红花、熟地黄、当归、白芍、桃仁、川芎、生黄芪、板蓝根；大青叶、紫草、马齿苋、生薏苡仁。

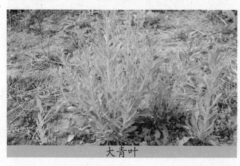

大青叶

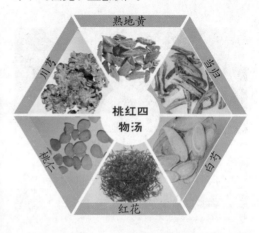

桃红四物汤

熟地黄　当归　川芎　白芍　桃仁　红花

【用法】水煎服。

【功用】清热活血化瘀。

【证候】热蕴络瘀病程较长，皮损黄褐或暗红；可有烦热；舌黯红，苔薄白，脉沉缓。

扁平疣的注意事项

扁平疣多发于青少年面部，严重影响美观，因此许多年轻人总想除之而后快，总想着把它抓掉。殊不知，这种做法是错误的。因为扁平疣是病毒感染性的疾病，具有传染性，用手把它抓破后，它会顺着抓痕的方向生长，越长越多。正确的方法是不去理会它，尽量减少刺激。

另外，扁平疣使用外用药膏治疗时，需要谨慎。像皮炎平这类外用药膏，属于激素类药物，主要是用来治疗皮炎湿疹类皮肤病的，如果用于治疗扁平疣，不仅收不到什么效果，而且还会抑制皮肤的免疫系统，使疣体短时间内迅速发展。使用外用药物，应选用刺激性小的抗病毒药物。

疖

皮肤上的毛囊、汗腺和皮脂腺都是空腔器官，细菌等很容易侵入到腔内而存留，继而发生感染，形成疖。疖最初为毛囊口脓疱或局部隆起的炎性小结节，初起局部色红、灼热疼痛，范围多在3厘米左右，以后逐渐增大，呈圆锥形，有红、肿、热、痛等症状。数天后，炎症继续发展，硬结增大，疼痛加剧，出现黄白色脓头，脓栓脱落溃破，流出黄白色脓液，肿痛逐渐消退，疮口愈合。疖一般无全身症状，但严重者可伴有发热、恶寒等全身症状。如果疖发生在血液比较丰富的部位，而且患者全身抵抗力较低时，可有不适、畏寒、发热、头痛和厌食等毒血症状。

五味消毒饮（《医宗金鉴》）

【组成】金银花20克，野菊花、蒲公英、紫花地丁、紫背天葵子各15克。

【用法】水煎服。

【功用】清热解毒，消散疔疮。

【证候】热毒蕴结多见于气实火盛患者。轻者疖肿只有1～2个，也可散发全身，或

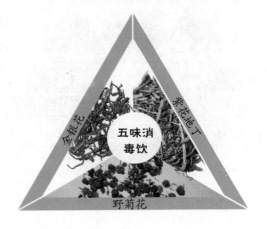

簇集一处，或此愈彼起；伴发热，口渴，溲赤，便秘；舌红，苔黄，脉数。

【按语】痈疽疔毒，多由脏腑蕴热，火毒结聚。故治用清热解毒为主，以便积热火毒清解消散。方以金银花两清气血热毒为主；紫花地丁、紫背天葵、蒲公英、野菊花均各有清热解毒之功，配合使用，其清解之力尤强，并能凉血散结以消肿痛。

大便干结者，加生大黄泻热通腑。

清暑汤加味

【组成】连翘、花粉、赤芍、金银花、甘草、滑石、车前、泽泻各等分。

【用法】水煎服。

【证候】暑湿蕴结发于夏秋季节，好发于头面、颈、背、臀部，单个或多个成片，疖肿红、热、胀、痛，抓破流脓水；伴心烦，胸闷，口苦咽干，便秘，溲赤等；舌红，苔黄而腻，脉滑数。

【按语】热毒盛者，加黄芩、黄连、生山栀清热泻火；小便短赤者，加六一散清热利尿；大便秘结者，加生大黄泻热通腑。

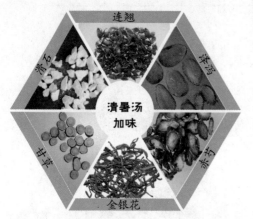

清暑汤加味

连翘 泽泻 赤芍 金银花 甘草 滑石

四妙汤（《外科说约》）

【组成】黄芪、当归、金银花、甘草。

【用法】水煎内服。

【功用】扶正脱毒。

【证候】体虚毒恋疖肿散发于全身各处，此愈彼起，不断发生，疖肿较大，易转变成有头疽，疖肿颜色暗红，脓水稀少；常伴低热，烦躁口渴，或乏力肢软；舌质红，苔薄黄，脉细数。

【按语】阴虚口渴甚者，加天冬、玄参、麦冬养阴生津。如有消渴等病者，应积极治疗原发疾病。

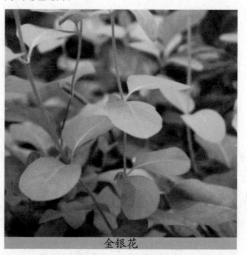

金银花

如何预防疖

平时要注意个人卫生，勤洗澡、勤理发、勤修指甲、勤换衣服等。夏季少吃辛辣助火的食物，做好防暑降温工作，要多饮清凉饮料。患疖肿后，不宜自行挤压，防止外伤碰撞。外敷箍围药宜保持湿润。

痈是由多个相邻的毛囊和皮脂腺的急性化脓性感染所致，亦可有多个疖肿融合而成。中医所讲的痈有内痈、外痈之分，其外痈通常是指发生于皮下、肉脉之间的化脓性疾患，发病迅速，属阳证，易脓、易溃、易敛。初期表现为患部皮肤有粟粒样脓头，形似小疖，发痒作痛，逐渐向周围或深部扩大，形成多头疖肿，局部红肿热痛，全身伴有恶寒、发热、头痛，舌淡红，苔薄白，脉浮或弦。患者要注意个人卫生，及时治疗疖肿、糖尿病。忌食鱼腥、辛辣等刺激发物以及甜腻食物。

牛蒡解肌汤（《疡科心得集》卷上）

【组成】牛蒡子、薄荷、山栀子、牡丹皮、石斛、夏枯草各10克，荆芥、连翘各12克，元参15克。

【用法】水煎服。

【功用】解肌清热，化痰消肿。

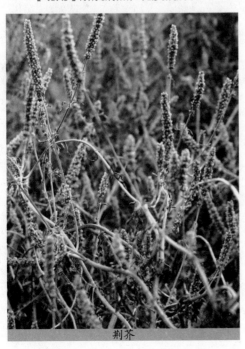
荆芥

【证候】风热痰毒颈侧或耳下、缺盆处白肿、热、痛，疼痛牵引肩部及上臂，肿块形如鸡卵，活动度差；伴恶寒发热，头痛，咳嗽；舌质淡红，苔黄，脉浮数。

【按语】肿块坚硬，加玄参、赤芍、花粉清热消肿。

普济消毒饮（李杲《东垣试效方》）

【组成】黄芩、黄连各15克，陈皮、玄参、桔梗、甘草、柴胡各6克，牛蒡子、连翘、薄荷、马勃、板蓝根各3克，僵蚕、升麻各2克。

【用法】水煎服。

【功用】清热解毒，疏风散邪。

【证候】肝胃火毒颈部白肿（或红肿）、热、痛，肿势散漫，连及前颈、后项或耳下，硬结疼痛；伴高热，口渴欲饮，大便秘结，小便黄赤；舌质红，苔黄腻，脉弦滑数。

【按语】方中重用黄连、黄芩清热泻火，祛上焦头面热毒。以牛蒡子、连翘、薄荷、僵蚕辛凉疏散头面风热。玄参、马勃、板蓝根有加强清热解毒之功；配甘草、桔梗以清利咽喉；陈皮理气疏壅，以散邪热郁结。升麻、柴胡疏散风热。诸药配伍，共收清热解毒，疏散风热之功。

若红肿硬结甚，加生地黄、赤芍、花粉清热消肿；高热抽搐加钩藤清肝熄风；脓成则切开排脓，用九一丹或八二丹药线引流，外盖金黄膏或红油膏。脓尽改用生肌散、白玉膏。

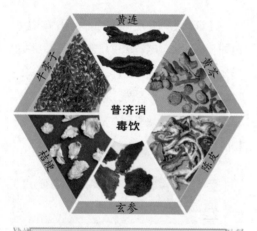

柴胡清肝汤（《外科正宗》）

【组成】川芎、当归、白芍、生地黄、柴胡、黄芩、山栀、天花粉、防风、牛蒡子、连翘、甘草节各3克。

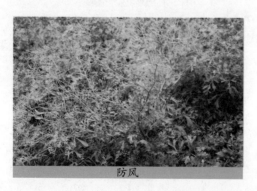

防风

【用法】用水400毫升，煎至320毫升，空腹时服。

【功用】养血清火，疏肝散结。

【证候】肝郁痰火腋窝肿胀、疼痛，上肢活动不利；伴发热，心烦，头痛，口苦咽干，大便秘结，小便黄赤；舌红，苔黄，脉弦滑数。

【按语】如呼吸不利，加瓜蒌、枳壳宽胸理气。

四君子汤（《太平惠民和剂局方》）

【组成】人参（去芦）、白术、茯苓（去皮）各9克，甘草（炙）6克。

【用法】水煎服。

【功用】益气健脾。

【证候】气虚挟湿创口经久不敛，脐孔部胬肉高突，中心有漏管，脓出臭秽；伴面色萎黄，肢软乏力，纳差，大便溏；舌质淡红，苔薄白，脉细弱。

【按语】方中人参、茯苓、白术、甘草健脾益气。

加黄连、鱼腥草解毒利湿。

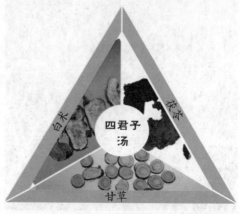

第三章 眼科金方

近视

近视是指视近物清晰，视远物模糊的眼病。本病常由青少年学习、工作时不善使用目力，劳瞻竭视，或禀赋不足，先天遗传所致。

视远处目标则模糊不清。高度近视者，眼珠较为突出，远视力显著减退，为了视物清晰，不得不移近所视目标，且常眯目视物；容易并发云雾移睛，甚至引起视衣脱离，以致严重损害视力。

定志丸（《审视瑶函》）

【组成】远志60(去心)、石菖蒲各60克，人参、白茯苓各30克。

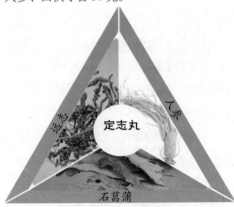

【用法】为细末，炼蜜为丸，以朱砂为衣，每服10克，米饮送下，食后临卧，每日3次。可改作汤剂。人参改作党参15克，余药各10克，水煎服。

【功用】补心养神，开窍明目。

【证候】心阳不足。

视近清楚，视远模糊。全身无明显不适，或面色㿠白，心悸神疲，舌淡脉弱。

【按语】方中远志、石菖蒲性温，宁心安神定志，为主药；人参、白茯苓益气宁心安神；朱砂安心神。诸药组方，共呈补心益气、安神定志之功。阳气虚甚者，还可酌情选加黄芪、炙甘草、肉桂、当归等益气养血温阳。

杞菊地黄丸（清·董西园《医级》）

【组成】由六味地黄丸加枸杞子、菊花各9克组成。

【用法】上药为细末，炼蜜为丸，每次服9克，每日2次，温开水送下。

【功用】滋肾养肝明目。

【证候】肝肾两虚。

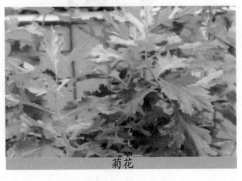

菊花

视近怯远，眼前黑花渐生。全身可有头晕耳鸣，夜眠多梦，腰膝酸软，脉细。

【按语】证偏肝肾阴虚者，宜用前方滋养肝肾，益精明目。证属精血亏甚者，则宜后方补益肝肾，填精补血。若兼气不足者，可加党参。脾不健运者，酌加麦芽、陈皮。

远视

远视是指视远较视近清楚的眼病。一般外眼无异常，远视力尚好，近视力减退。远视程度高者，视远近目标皆模糊。持续近距离使用目力时，常感眼胀、头痛、视昏，休息片刻可以缓解。小儿患本病者，容易引起通睛。

地芝丸

【组成】生地黄、天冬、枳壳、甘菊。

【用法】蜜丸，茶清或酒下。

【功用】滋补肝肾，疏肝理气，平肝明目。

【证候】视远清楚，视近模糊，或视远近皆模糊不清。全身可无明显不适，或见肝肾亏虚之脉症。

【按语】方中天冬、生地黄滋肾清热为主药；菊花助主药清肝明目，枳壳理气和胃，使之补而不滞，宜用于阴虚有热者。

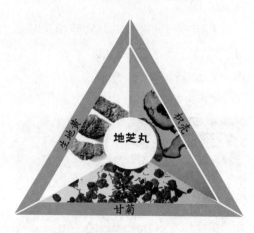

杞菊地黄丸（清·董西园《医级》）

【组成】由六味地黄丸加枸杞子、菊花各9克组成。

【用法】上药为细末，炼蜜为丸，每次服9克，每日2次，温开水送下。

【功用】滋肾养肝明目。

【证候】视远清楚，视近模糊，或视远近皆模糊不清。全身可无明显不适，或见肝肾亏虚之脉症。

【按语】滋养肝肾，益睛明目，尤适于肝肾不足者用。

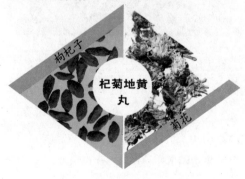

针眼

本病是指胞睑近睑弦部生小疖肿，形似麦粒，易于溃脓的眼病，称为针眼。初起，胞睑微痒痛，近睑弦部皮肤微红肿，继之形成局限性硬结，并有压痛，硬结与皮肤相连。若病变发生于靠小眦部者，红肿锨痛较剧，并可引起小眦部白睛赤肿。部分患者可伴有耳前或颌下淋巴结肿大及有压痛，甚至伴有恶寒发热、头痛等全身症状。

本病轻者可于数日内自行消散，重者 3～5 日后，于睑弦近睫毛处出现黄白色脓头，形如麦粒。待肿疡溃破，脓出则痛减肿消。发于睑内面者，赤痛较重，常见睑内局部充血，并露出黄色脓点，可以自行溃破。

银翘散（吴瑭《温病条辨》）

【组成】金银花、连翘各 15 克，荆芥、淡竹叶各 4 克，淡豆豉、生甘草各 5 克，牛蒡子、薄荷、桔梗各 6 克。

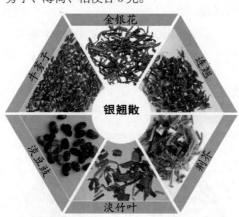

银翘散

【用法】共为粗末，每服 18 克，以鲜芦根汤送服。

【功用】辛凉透表，清热解毒。

【证候】风热外袭。

病初起，局部微有红肿痒痛，并伴有头痛、发热、全身不适等，舌苔薄白，脉浮数。

【按语】本方以薄荷、豆豉、荆芥、桔梗、牛蒡子疏风解表，金银花、连翘清热解毒，配淡竹叶、甘草以助清热。本病初起证偏风重者，可加桑叶、菊花；证偏热重者，去荆芥、豆豉，加黄连、黄芩以助清热解毒。

泻黄散合清胃散

泻黄散(《小儿药证直诀》，又名泻脾散）

组成：山栀仁 3 克，石膏 15 克，藿香叶 21 克，甘草 90 克，防风（去芦，切，焙）120 克。

用法：上药锉，同蜜、酒微炒香，为细末。每服 3～6 克，温服清汁。

【功用】泻脾胃伏火。

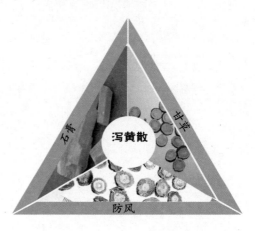

泻黄散

清胃散(李杲《脾胃论》)组成：生地黄、当归各6克，牡丹皮9克，黄连6克，升麻9克。用法：作汤剂，水煎服。功用：清胃凉血。

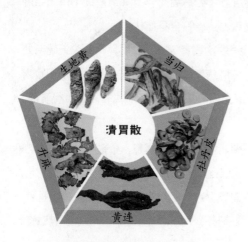

【证候】热毒上攻。

胞睑局部红肿，硬结较大，灼热疼痛，伴有口渴喜饮，便秘溲赤，苔黄脉数等。

【按语】方中石膏、炒山栀清脾胃积热，黄连泻火解毒，防风助散伏火，生地黄、牡丹皮凉血清热，藿香叶理气，当归和血，二药调和营卫，升麻清热解毒，引药入阳明，共奏清热泻火解毒之功。若有便秘可加大黄、芒硝；口渴加天花粉清热生津，且有助于消肿排脓。

清脾散(《审视瑶函》卷四)

【组成】薄荷叶、升麻、甘草（减半）、山栀仁（炒）、赤芍药、枳壳、黄芩、广陈皮、藿香叶、石膏、防风各等分。

【用法】水煎服。

【证候】脾胃伏热。

针眼反复发作，但诸症不重。

【按语】方中以石膏、栀子、黄芩清脾胃积热，为主药；防风、薄荷、升麻助主药发散郁伏之火；赤芍凉血，散血分瘀热；枳壳、藿香、陈皮、甘草理气和中，振复脾胃气机。诸药合用，共收泻脾伏火，调理脾胃气机的作用。

属脾胃虚弱者，宜选四君子汤为基础，酌加当归、白芍、山楂、神曲、麦芽等，健脾益气，和血消滞，配伍解毒排脓之品，使其标本兼顾，以收扶正祛邪之功。

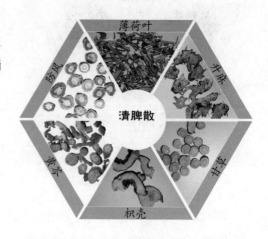

沙眼

本病是由沙眼衣原体感染引起的一种慢性眼病。病眼睑结膜血管模糊,粗糙不平,形似沙粒,故名沙眼。中医又名椒疮。西医学亦称沙眼。由于沙眼是眼科最常见的传染病,其并发症危害又严重,是眼科临床重点防治眼病之一。

初起,觉眼部不适,或微有痒涩感,或无明显异常感觉。翻转胞睑,可见睑里靠两眦处红赤且有少量细小颗粒,色红而硬或伴有少量质黄而软的粟状颗粒。

病势发展,睑里红赤加重,颗粒增多,可布满睑里,甚至胞睑肿硬,重坠难开。自觉睑内刺痒灼热,沙涩羞明,生眵流泪,重者伴见白睛红赤,黑睛赤膜下垂,星点翳膜等,危害视力。羞明痒痛加重,眵泪胶黏。

重症沙眼,日久粟粒状颗粒溃破,大量结疤及黑睛赤膜发展,致诸多并发症及后遗症发生。

银翘散(方见针眼一节)

【证候】风热客睑。

眼痒涩不适,羞明流泪,睑内微红,有少量红赤颗粒。

【按语】原方疏散风热之邪,酌加赤芍可通络消滞退赤。

清胃散(方见针眼一节)

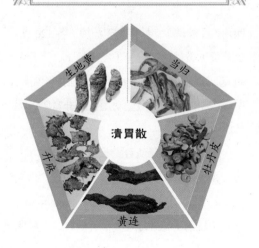

【证候】脾胃湿热。

眼涩痒痛,眵泪胶黏,睑内红赤,颗粒较多,病情缠绵不愈。舌红苔黄,脉濡数。

【按语】方中黄连苦寒泻火,生地黄、牡丹皮凉血清热,当归活血消瘀滞,升麻清热解毒,引经入阳明。全方共奏清胃凉血消瘀之效。酌加苦参、地肤子、苍术等清热燥湿止痒药物。

归芍红花散(《审视瑶函》卷四)

【组成】当归、大黄、栀子仁、黄芩、红花(以上俱酒洗,微炒)、赤芍药、甘草、白芷、防风、生地黄、连翘各等分。

【用法】每服15克,水煎,食远服。

【功用】凉血散瘀。

【证候】血热壅滞。

胞睑厚硬,睑内颗粒累累,疙瘩不平,

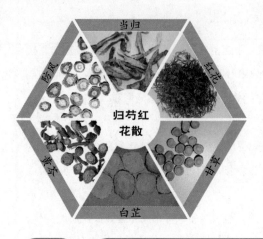

红赤显著，眼睑重坠难开，眼内刺痛灼热，沙涩羞明，生眵流泪，黑睛赤膜下垂，舌红苔黄，脉数。

【按语】方中当归、赤芍、红花、大黄凉血散瘀；连翘、栀子、黄芩、甘草清热解毒，防风、白芷疏风散邪。全方共奏凉血散瘀之功。

白内障

什么是白内障呢？眼球内的晶状体受某种原因的影响，发生混浊，透明度降低，或者变得完全不透明的一种眼病。说简单点，白内障就是眼球蒙上了一层不透明的膜，使人视物不清，或完全失明。

白内障致病原因复杂，种类也很多，有先天性、外伤性、并发性、中毒性、电光性、放射性等。在多种类型的白内障中，老年性白内障最为常见。一般来讲，老年性白内障是晶状体新陈代射障碍所致。老年性白内障可分四期：

1.初发期：晶体周边开始出现混浊，但中间是透明的，视力不变。

2.膨胀期：晶体日益膨胀，混浊加剧，视力逐渐下降。

3.成熟期：晶体已变得完全混浊，视力消失，但仍有光感。

4.过熟期：晶体皱缩变小，皮质可出现液化，晶体核可能已产生沉积。

杞菊地黄丸或右归丸

杞菊地黄丸（清·董西园，《医级》）组成：由六味地黄丸加枸杞子、菊花各9克组成。用法：上药为细末，炼蜜为丸，每次服9克，每日2次，温开水送下。功用：滋肾养肝明目。

右归丸（张景岳《景岳全书》）组成：熟地黄240克，山药（炒）、菟丝子（制）、鹿角胶（炒珠）、杜仲（姜汁炒）各120克，山茱萸（微炒）、枸杞子（微炒）、当归各90克，肉桂、制附子各60克。用法：水煎服，用量按原方比例酌减。功用：温补肾阳，填精益髓。

【证候】肝肾两亏。

视物模糊，头晕耳鸣，腰膝酸软，舌淡脉细，或面白畏冷，小便清长，脉沉弱。

【按语】杞菊地黄丸滋补肝肾，益精明

目。用于精血亏甚者，宜加菟丝子、楮实子、当归、白芍。右归丸中肉桂、制附子主温肾阳；熟地黄、山药、山萸肉、枸杞子、菟丝子、杜仲补养肝肾，益精明目，强壮腰膝；鹿角胶、当归温阳补血。十药组方，共呈温补肾阳，益精养血之功。

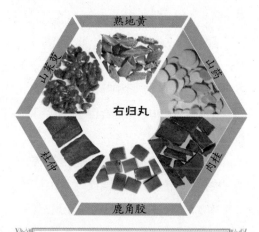

补中益气汤（李东垣《内外伤辨惑论》）

【组成】黄芪18克，炙甘草、白术各9克，人参、陈皮、柴胡、升麻各6克，当归3克。

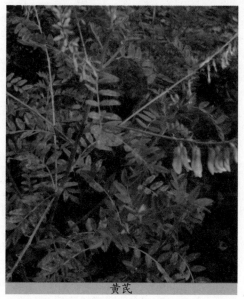

【用法】水煎服；或制成丸剂，每次服9～15克，每日2～3次，温开水或姜汤送下。

【功用】补中益气，升阳举陷。

【证候】脾虚气弱。

视物昏花，精神倦怠，肢体乏力，面色萎黄，食少便溏，舌淡苔白，脉缓或细弱。

【按语】方中重用黄芪，补中益气，升阳固表；人参、炙甘草、白术补气健脾，与黄芪合用，以增强其补益中气之功；陈皮理气和胃，以少量升麻、柴胡升阳举陷；炙甘草调和诸药，亦为使药。诸药合用，使气虚得补，气陷得升则诸症自愈。气虚发热者，亦借甘温益气而除之。

若用于脾虚湿停，大便溏泻者，可去当归，加茯苓、扁豆、山药之类健脾渗湿。

石决明散（《普济方》卷七十一）

【组成】石决明30克(炒)，草决明(炒)、羌活、山栀子各15克，木贼15克，大黄(煨)、荆芥0.3克，青葙子(炒)、芍药各1.5克。

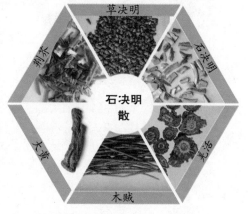

【用法】上药共研粗末，每服6克，麦门冬(去心)煎汤调，食后服。

【功用】清热平肝。

【证候】肝热上扰。

头痛目涩，眵泪旺躁，口苦咽干，脉弦。

【按语】原方以石决明、草决明为主药，清热平肝，明目退翳障；青葙子、栀子、大黄、赤芍清肝泻热；荆芥、木贼、羌活疏风散邪。诸药合用，共奏清热平肝，散邪明目的功用。肝火不盛或脾胃不实者，酌去大黄、栀子。无郁邪者可去荆芥、羌活。

甘露饮(《太平惠民和剂局方》)

【组成】枇杷叶、熟地黄、天冬、炒枳壳、茵陈蒿、生地黄、麦冬、石斛、炙甘草、黄芩各等分。

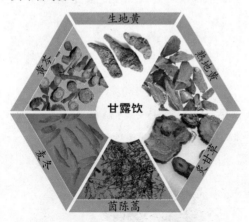

生地黄
黄芩
熟地黄
甘露饮
麦冬
炙甘草
茵陈蒿

【用法】上药共研粗末，每服6克，水煎服。也可改作汤剂水煎服，各药用量按常规剂量酌定。

【功用】养阴清热，行气利湿。

【证候】阴虚挟湿热。

目涩视昏，烦热口臭，大便不畅，舌红苔黄腻。

【按语】方中以生地黄、熟地黄滋阴补肾；天冬、麦冬、石斛滋阴清热；黄芩、茵陈清热利湿；枳壳、枇杷叶宽中降气以助化湿；甘草清热和中。诸药合用，重在滋阴清热，兼以利湿。

除上述分证论治外，临床上常根据病情选用成药配合治疗，以提高疗效。如目昏兼头晕耳鸣、心悸失眠等症，属肾阴虚，心肾失调，水火不交者，可常服磁朱丸，镇心明目；属肝肾精血两亏，可服杞菊地黄丸或障眼明片，若兼阳亢动风者，可选服石斛夜光丸以滋阴平肝明目。

第四章 妇科金方

经早

月经周期提前 7 天以上，或 20 天左右一行，连续发生 2 个周期或以上。月经先期属于以周期异常为主的月经病，常与月经过多并见，严重者可发展成崩漏，应及时治疗。西医学功用失调性子宫出血和盆腔炎等出现月经提前，可按本病治疗。

中医认为治疗月经提前应先明确病症原因，即可对症施治。治疗月经不调，一般会从补肾、扶脾、疏肝、调理气血着手。中医认为经水出于肾，故调理月经的根本在于补肾。通过调理使得肾气充足，精血旺盛，则月经自然通调。补肾法以填补精血为主。脾的功用是化生血液，补脾胃可以充足身体的血源。扶脾法以健脾升阳为主。而疏肝理气的目的则在于调畅气机，疏通气血，如果气血调和，则月经通调。疏肝法须掌握郁结之主症。

补中益气汤(《脾胃论》)

【组成】黄芪 15 克~30 克，甘草 5 克（炙），人参 3 克（或党参 15 克），当归 10 克（酒焙干或晒干），橘皮 5 克（不去白），升麻 10 克，柴胡 10 克，白术 10 克。

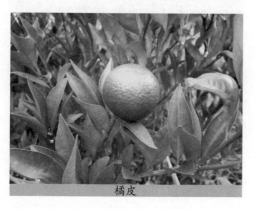
橘皮

【用法】水煎，食远稍热。市场有浓缩丸，每服 8 粒，日 2~3 次，温开水或姜汤下。

【功用】补中益气，升阳举陷。

【证候】脾气虚证。

经期提前，或兼量多，色淡质稀，神疲肢倦，气短懒言，小腹空坠，纳少便溏，舌淡红，苔薄白，脉缓弱。

【按语】若月经过多者，去当归，重用黄芪、党参以益气摄血；经行期间去当归，酌加艾叶、阿胶、乌贼骨以止血固摄；便溏者，酌加山药、砂仁、薏苡仁以扶脾止泻。

若心脾两虚者，症见月经提前，心悸怔忡，失眠多梦，四肢倦怠，舌淡苔薄，脉细弱，治宜养心健脾，固冲调经，方用归脾汤（《校

123

注妇人良方》）。

方中人参、白术、黄芪、甘草健脾补气固冲；当归、龙眼肉、大枣健脾养血；酸枣仁、茯神、远志养心宁神；生姜、木香行气醒脾。全方共奏补脾养心，固冲调经之效。

固阴煎（《景岳全书》）

【组成】人参适量，熟地黄 3 ～ 5 钱（9 ～ 15 克），山药（炒）2 钱（6 克），山茱萸1钱半(4.5克)，远志7分(炒)(2克)，炙甘草 1 ～ 2 钱（3 ～ 6 克），五味子 14 粒，菟丝子（炒香）2 ～ 3 钱（6 ～ 9 克）。

【用法】水煎服。

【功用】补肾益气，固冲调经。

【证候】肾气虚证。

经期提前，量少，色淡黯，质清稀，腰酸腿软，头晕耳鸣，小便频数，面色晦黯或有黯斑，舌淡黯，苔薄白，脉沉细。

【按语】方中菟丝子补肾而益精气；熟地黄、山茱萸滋肾益精；人参、山药、炙甘草健脾益气，补后天养先天以固命门；五味子、远志交通心肾，使心气下通，以加强肾气固摄之力。全方共奏补肾益气，固冲调经之效。

若腰痛甚者，酌加续断、杜仲补肾而止腰痛；夜尿频数者，酌加益智仁、金樱子固肾缩小便。

两地汤（《傅青主女科》）

【组成】生地黄（酒炒）、玄参各30克，白芍（酒炒）、麦冬各 15 克，地骨皮、阿胶各 9 克。

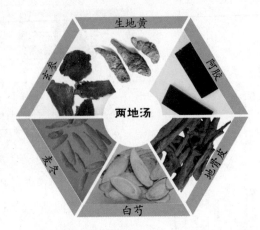

【用法】水煎服。药煎好后，阿胶入药汁中烊化。

【功用】滋阴清热。

【证候】阴虚血热证。

经期提前，量少，色红质稠，颧赤唇红，手足心热，咽干口燥，舌红，苔少，脉细数。

【按语】方中地骨皮、玄参、麦冬养阴清热，生地滋阴清热凉血，白芍和血敛阴，阿胶滋阴止血。全方共奏滋阴清热，凉血调经之效。

若月经量少者，酌加山药、枸杞子、何首乌滋肾以生精血；手足心热甚者，酌加白薇、生龟板育阴潜阳以清虚热。

清经散（《傅青主女科》）

【组成】地骨皮 15 克，牡丹皮、白芍（酒炒）、熟地黄（九蒸）各 9 克，青蒿、茯苓各 6 克，黄柏（盐水浸炒）1.5 克。

【用法】水煎服。

【功用】清热降火，凉血调经。

【证候】阳盛血热证。

经期提前，量多，色紫红，质稠，心胸

烦闷，渴喜冷饮，大便燥结，小便短赤，面色红赤，舌红，苔黄，脉滑数。

【按语】方中黄柏、青蒿、牡丹皮清热降火凉血；熟地黄、地骨皮清血热而生水；白芍养血敛阴；茯苓行水泄热。全方清热降火，凉血养阴，使热去则阴不伤，血安而经自调。

若月经过多者，去茯苓，酌加地榆、茜草根以凉血止血；若经行腹痛，经血夹瘀块者，酌加炒蒲黄、三七以化瘀止血。

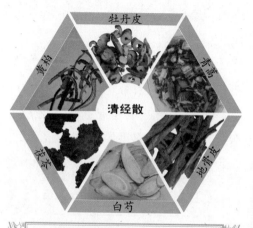

丹栀逍遥散（《女科撮要》）

【组成】柴胡（去苗）、当归（去苗，微炒）、白芍、白术、茯苓（去皮白）各30克，甘草15克（微炙赤），牡丹皮、栀子各10克。

【用法】水煎服。

【功用】疏肝健脾，和血调经。

【证候】肝郁化热证。

经期提前，量多或少，经色紫红，质稠有块，经前乳房、胸胁、少腹胀痛，烦躁易怒，口苦咽干，舌红，苔黄，脉弦数。

【按语】方中柴胡、栀子、牡丹皮疏肝解郁，清热凉血；当归、白芍养血柔肝；白术、茯苓、炙甘草培脾和中。全方共奏清肝解郁，凉血调经之功。

若月经过多者，经时去当归，酌加牡蛎、茜草、炒地榆以固冲止血；经行不畅，夹有血块者，酌加泽兰、益母草以活血化瘀；经行乳房胀痛甚者，酌加瓜蒌、王不留行、郁金以解郁行滞止痛。

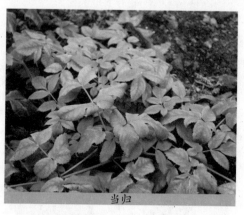

当归

经迟

月经周期延后7天以上，甚至3~5个月，连续两个周期以上，称为月经后期。青春期月经初潮后一年内，或围绝经期，周期时有延后，而无其他证候者，不做病论。若每次延后三五天，或偶然延后一次，下次仍如期来潮，均不做月经后期论。

本病的病因有虚实之别。虚者多因肾虚、血虚、寒虚导致精血不足，冲任不充，血海不能按时溢满而经迟；实者多因血寒、气滞等导致血行不畅，冲任受阻，血海不能如期溢满，致使月经后期而来。治疗须辨明虚实，虚证治以温经养血，实证治以活血行滞。

大补元煎（《景岳全书》）

【组成】熟地黄9克，人参、炒山药、杜仲、当归、枸杞子各6克，山茱萸、炙甘草各3克。

【用法】水煎服。

【功用】补肾益气，养血调经。

【证候】肾虚型

经期错后，量少，色淡黯，质清稀，腰酸腿软，头晕耳鸣，带下清稀，面色晦黯，或面部黯斑，舌淡黯，苔薄白，脉沉细。

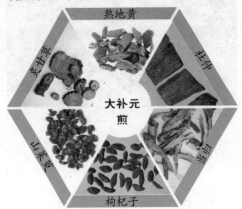

大补元煎
熟地黄 杜仲 当归 枸杞子 山茱萸 炙甘草

【按语】方中人参、山药、杜仲补肾气以固命门；山茱萸、枸杞子补肾填精而生血；

当归、熟地黄养血益阴；甘草调和诸药。全方共奏补肾益气，养血调经之效。

若月经量少者，酌加紫河车、肉苁蓉、丹参养精血以行经；带下量多者，酌加鹿角霜、金樱子、芡实固涩止带；若月经错后过久者，酌加肉桂、牛膝以温经活血，引血下行。

人参养荣汤（原名养荣汤《三因极一病证方论》）

【组成】白芍三两（90克），黄芪、当归、桂心、甘草（炙）、陈皮、白术、人参各一两（30克），远志（去心，炒）半两（15克），熟地黄（9克），五味子、茯苓各三分（4克）。

【用法】上锉为散，每服四大钱（12克），用水一盏半，加生姜三片，大枣二枚，煎至七分，去滓，空腹服。

【功用】益气补血，养心安神。

【证候】血虚型

经期错后，量少，色淡质稀，小腹空痛，头晕眼花，心悸失眠，皮肤不润，面色苍白或萎黄，舌淡，苔薄，脉细无力。

【按语】方中熟地黄、当归、白芍，养血之品；人参、黄芪、茯苓、白术、甘草、陈皮，补气之品，血不足而补其气，此阳生则阴长之义；且人参、黄芪、五味子，所以补肺；甘草、陈皮、茯苓、白术，所以健脾；当归、白芍所以养肝；熟地黄所以滋肾；远志能通肾气上达于心；桂心能导诸药入营生血。五脏交养互益，故能统治诸病，而其要则归于养荣也。

若月经过少者，去五味子，酌加丹参、鸡血藤；若经行小腹隐隐作痛者，重用白芍，酌加阿胶、香附。

大营煎（《景岳全书》）

【组成】当归6～15克，熟地黄9～21克，杜仲、枸杞子子各6克，肉桂、炙甘草各3～6克，牛膝4.5克。

【用法】用水400毫升，煎至280毫升。空腹时温服。

【功用】温经扶阳，养血调经。

【证候】虚寒证。

经期错后，量少，色淡质稀，小腹隐痛，

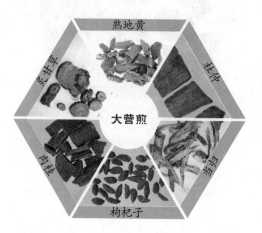

喜热喜按，腰酸无力，小便清长，面色㿠白，舌淡，苔白，脉沉迟无力。

【按语】方中肉桂温经扶阳，通行血脉；熟地黄、当归、枸杞子、杜仲补肾填精养血；牛膝活血通经，引血下行。全方共奏温经扶阳，养血调经之效。

若经行小腹痛者，酌加巴戟天、小茴香、香附；虚甚者，加人参。

温经汤（《妇人大全良方》）

【组成】当归、川芎、肉桂、莪术（醋炒）、白芍、牡丹皮各五分（6克），人参、牛膝、甘草各七分（9克）。

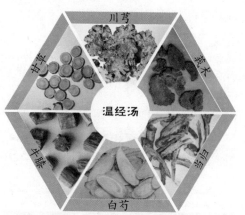

【用法】水煎服。

【功用】温经补虚，化瘀止痛。

【证候】实寒证。

经期错后，量少，经色紫黯有块，小腹冷痛拒按，得热痛减，畏寒肢冷，舌黯，苔白，脉沉紧或沉迟。

【按语】方中肉桂温经散寒，通脉调经；当归、川芎养血活血调经；人参甘温补气，且肉桂通阳散寒；莪术、丹皮、牛膝活血祛瘀，助当归、川芎通行血滞；白芍、甘草缓急止痛。全方共奏温经散寒，活血调经之效。

若经行腹痛者，加小茴香、香附、延胡索以散寒滞止痛；月经过少者，酌加丹参、益母草、鸡血藤养血活血调经。

乌药汤（《济阴纲目》）

【组成】乌药二钱半（8克），香附二钱（6克），当归一钱（3克），木香、甘草（炙）各五分（2克）。

【用法】水煎服。

【功用】行气活血，散寒止痛。

【证候】气滞型。

经期错后，量少，经色黯红或有血块，小腹胀痛，精神抑郁，胸闷不舒，舌象正常，脉弦。

【按语】方中乌药理气行滞，香附理气调经，木香行气止痛，当归活血行滞调经，甘草调和诸药。全方共奏行气活血调经之效。

若小腹胀痛甚者，酌加莪术、延胡索；乳房胀痛明显者，酌加柴胡、川楝子、王不留行；月经过少者，酌加鸡血藤、川芎、丹参。

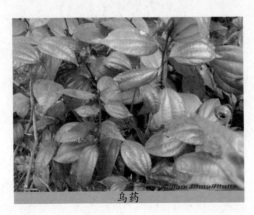

乌药

芎归二陈汤（《丹溪心法》）

【组成】川芎6克，当归、半夏各15克，陈皮、茯苓各4.5克，甘草2克。

【用法】加生姜3克，水煎服。

【功效】燥湿化痰，活血调经。

【证候】痰湿型。

经期错后，量少，色淡，质黏，头晕体胖，心悸气短，脘闷恶心，带下量多，舌淡胖，苔白腻，脉滑。

【按语】方中半夏、陈皮、甘草燥湿化痰，理气和中；茯苓、生姜渗湿化痰；当归、川芎养血活血。全方使痰湿除，经脉无阻，其经自调。

若脾虚食少，神倦乏力者，酌加人参、白术；脘闷呕恶者，酌加砂仁、枳壳；白带量多者，酌加苍术、车前子。

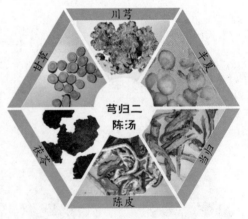

芎归二陈汤

川芎　半夏　当归　陈皮　茯苓　甘草

经乱

青春期妇女，月经来后淋漓不断，或干净后又数月不行，或十天半月一行，经量或多或少，经期或短或长，没有一定规律者，称为"经乱"，又称"月经先后无定期"、"经水先后无定期"、"月经愆期"。月经以时而下的基础是肾气盛，气血足。青春期出现经乱，多与肾气不足，脾气虚弱有关。治疗以调理冲任气血为原则，或疏肝解郁，或调补脾肾，随证治之。

固阴煎（《景岳全书》）

【组成】人参适量，熟地黄3～5钱（9～15克），山药（炒）2钱（6克），山茱萸1钱半(4.5克)，远志7分(炒)(2克)，炙甘草1～2钱（3～6克），五味子14粒，菟丝子（炒香）2～3钱（6～9克）。

【用法】水煎服。

【功用】补肾益气，固冲调经。

【证候】肾虚型。

经行或先或后，量少，色淡，质稀，头晕耳鸣，腰酸腿软，小便频数，舌淡，苔薄，脉沉细。

【按语】若腰骶酸痛者，酌加杜仲、巴戟天；带下量多者，酌加鹿角霜、沙苑子、金樱子。

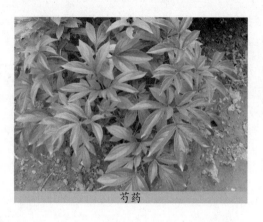
芍药

定经汤(《傅青主女科》)

【组成】菟丝子（酒炒）、白芍（酒炒）、当归（酒洗）各30克，熟地黄（九蒸）、山药各15克，茯苓9克，芥穗（炒黑)6克，柴胡1.5克。

【用法】水煎服，

【功用】舒肝补肾，养血调经。

【证候】若肝郁肾虚者，症见月经先后无定期，经量或多或少，平时腰痛膝酸，经前乳房胀痛，心烦易怒，舌黯红，苔白，脉弦细。

【按语】方中柴胡、炒荆芥疏肝解郁；当归、白芍养血柔肝；熟地、菟丝子补肾而益精血；山药、茯苓健脾生血。全方舒肝肾之郁气，补肝肾之精血，肝气舒而肾精旺，气血疏泄有度，血海蓄溢正常，月经自无先后不调之虞。

归脾汤（薛己《正体类要》）

【组成】人参一钱（6克），白术、当归、白茯苓、黄芪、炒远志、龙眼肉、酸枣仁（炒）各一钱（3克），木香五分（1.5克），甘草

（炙）三分（1克）。

【用法】加生姜、大枣，水煎服。

【功效】益气补血，健脾养心。

【证候】脾虚型。

经行或先或后，量多，色淡质稀，神倦乏力，脘腹胀满，纳呆食少，舌淡，苔薄，脉缓。

【按语】若食少腹胀者，酌加麦芽、砂仁、陈皮；月经量多者，去生姜、当归，酌加乌贼骨、陈棕炭。

逍遥散（《太平惠民和剂局方》）

【组成】柴胡、当归、白芍、白术、茯苓各9克，炙甘草4.5克。

【用法】上药共为细末，每服6～12克，用生姜、薄荷少许煎汤冲服，每日3次；若作汤剂，用量按原方比例酌减。

【功效】疏肝解郁，养血健脾。

【证候】肝郁型。

经行或先或后，经量或多或少，色黯红，有血块，或经行不畅，胸胁、乳房、少腹胀痛，精神郁闷，时欲太息，嗳气食少，舌质正常，苔薄，脉弦。

【按语】若经来腹痛者，酌加香附、延胡索；夹有血块者，酌加泽兰、益母草；有热者，加牡丹皮、栀子；脘闷纳呆者，酌加枳壳、厚朴、陈皮；兼肾虚者，酌加菟丝子、熟地、续断。

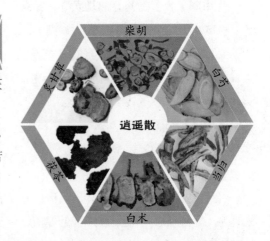

月经过多

月经过多的定义是连续数个月经周期中月经期出血量多，但月经间隔时间及出血时间皆规则，无经间出血、性交后出血。或经血的突然增加，称为"月经过多"，亦称"经水过多"或"月经过多"。

主要病机是冲任不固，经血失于制约而致血量多。常见的分型有气虚、血热和血瘀。治疗时以月经量多而周期、经期正常为辨证要点，结合经色和经质的变化以及全身的证候分辨虚实、寒热。治疗要注意经时和平时的不同，平时治本是调经，经时固冲止血需标本同治。

安冲汤（张锡纯《医学衷中参西录》）

【组成】白术、生黄芪、生龙骨、生牡蛎、生地黄、生杭芍各18克，海螵蛸、川续断各12克，茜草9克。

【用法】水煎服。

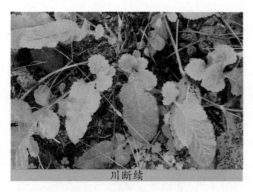

川断续

【功用】益气健脾，安冲摄血。

【证候】气虚型。

行经量多，色淡红，质清稀，神疲体倦，气短懒言，小腹空坠，面色㿠白，舌淡，苔薄，脉缓弱。

【按语】方中黄芪、白术补气升提，固冲摄血；生龙骨、生牡蛎、海螵蛸、续断固冲收敛止血；生地黄、白芍凉血敛阴；茜草根止血而不留瘀。全方共奏补气升提，固冲止血之效。肾阳虚，加肉桂、附子、枸杞子；肾阴虚，加女贞子、山药、旱莲草；肢软乏力、面色白等气虚证，加升麻、人参、炙甘草；经来量多、质黏稠、色鲜红或深红、舌红等血热证，加黄柏、地榆、黄芩、槐花。

经色紫黑、有血块或伴小腹疼痛拒按等血瘀证者，不宜应用。

保阴煎（张景岳《景岳全书》）

【组成】生地黄、熟地黄、芍药各6克，黄芩、黄柏、山药、续断各4.5克，甘草3克。

【用法】水煎服。

【功用】凉血滋阴，清热止血。

【证候】血热型。

经行量多，色鲜红或深红，质黏稠，口渴饮冷，心烦多梦，尿黄便结，舌红，苔黄，脉滑数。

【按语】方中黄芩、黄柏、生地黄清热凉血；熟地黄、白芍养血敛阴；山药、续断补肾固冲；炒地榆、槐花凉血止血；甘草调和诸药。全方共奏清热凉血，固冲止血之效。

伴气虚，加黄芪、党参；腹内有血块，加泽兰、延胡索、茺蔚子；肝火盛而动血者，加牡丹皮、焦山栀；肺热汗多者，加乌梅、麦冬；夜热甚者，加地骨皮、秦艽；胎动不安，加杜仲、寄生、菟丝子；阴挺，加升麻、黄芪等。

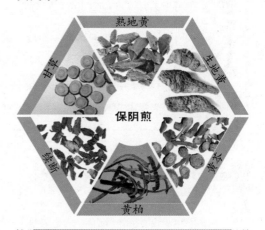

熟地黄　生地黄　甘草　保阴煎　续断　黄芩　黄柏

桃红四物汤（《医宗金鉴》）

【组成】当归、熟地黄、川芎、白芍、桃仁、红花各15克。

【用法】水煎。早晚空腹饮用。

【功用】养血活血。

【证候】血瘀型。

经行量多，色紫黯，质稠有血块，经行腹痛，或平时小腹胀痛，舌紫黯或有瘀点，

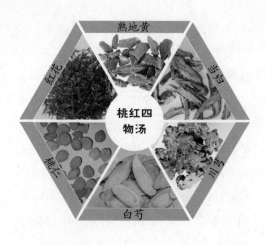

脉涩有力。

【按语】桃红四物汤为调经要方之一。方中桃仁、红花活血化瘀；当归、川芎活血养血调经；熟地黄、白芍补血养阴以安血室。

瘀去则冲任通畅，自能血循常道。加三七、茜草以增强祛瘀止血之效。

若经行腹痛甚者，酌加延胡素、香附；血瘀挟热，兼口渴心烦者，酌加黄芩、黄柏、炒地榆。

月经过少

月经周期正常，经量明显少于既往，经期不足2天，甚或点滴即净者，称"月经过少"，亦称"经水涩少，经量过少"。主要机理为精亏血少，冲任气血不足，或寒凝瘀阻，冲任气血不畅，血海满溢不多而致。常见的分型有肾虚、血虚、血寒和血瘀。

以经量的明显减少而周期正常为辨证要点，也可伴有经期缩短。治疗须分辨虚实，虚证者重在补肾益精，或补血益气以滋经血之源；实证者重在温经行滞，或祛瘀行血以通调冲任。

当归地黄饮（《景岳全书》）

【组成】当归6～9克，熟地黄9～15克，山药、杜仲各6克，牛膝4.5克，山茱萸3克，炙甘草2.4克。

【用法用量】上药用水400毫升，煎取320毫升，空腹时服。

【功用】补肾益精，养血调经。

【证候】肾虚型。

经来量少，不日即净，或点滴即止，血色淡黯，质稀，腰酸腿软，头晕耳鸣，小便频数，舌淡，苔薄，脉沉细。

【按语】方中熟地黄、山茱萸、当归、紫河车补肾益精养血；当归、丹参养血活血调经；杜仲、牛膝补肾强腰膝；山药补脾资生化之源；甘草调和诸药。全方共奏补肾填精，养血调经之效。

若形寒肢冷者，酌加肉桂、淫羊藿、人参；夜尿频数者，酌加益智仁、桑螵蛸。

滋血汤（《御药院方》）

【组成】人参、白茯苓（去皮）、熟地黄、川芎、当归、白芍、干山药、黄芪各30克。

【用法】上药共为粗末。每服15克，

用水220毫升，煎至150毫升，去滓温服。

【功用】益气养血，调理脾胃。

【证候】血虚型。

经来量少，不日即净，或点滴即止，经色淡红，质稀，头晕眼花，心悸失眠，皮肤不润，面色萎黄，舌淡，苔薄，脉细无力。

【按语】方中熟地黄、当归、白芍药、川芎补血调经；人参、黄芪、山药、茯苓补气健脾，益生化气血之源。合而用之，有滋血调经之效。

若心悸失眠者，酌加炒枣仁、五味子；脾虚食少者，加鸡内金、砂仁。

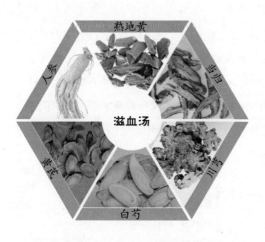

温经汤（《金匮要略》）

【组成】吴茱萸、麦冬（去心）各9克，当归、芍药、川芎、人参、桂枝、阿胶、牡丹皮（去心）、生姜、甘草、半夏各6克。

【用法】水煎服，阿胶烊冲。

【功用】温经散寒，养血祛瘀。

【证候】血寒型。

经行量少，色黯红，小腹冷痛，得热痛减，畏寒肢冷，面色青白，舌黯，苔白，脉沉紧。

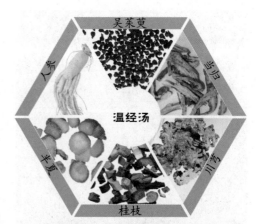

【按语】本方为妇科调经的常用方。方中吴茱萸功擅散寒止痛，桂枝长于温通血脉，共为君药。当归、川芎活血祛瘀，养血调经；牡丹皮既助诸药活血散瘀，又能清血分虚热，共为臣药。阿胶甘平，养血止血，滋阴润燥；白芍酸苦微寒，养血敛阴，柔肝止痛；麦冬甘苦微寒，养阴清热。三药合用，养血调肝，滋阴润燥，且清虚热，并制吴茱萸、桂枝之温燥。人参、甘草益气健脾，以资生化之源，阳生阴长，气旺血充；半夏、生姜辛开散结，通降胃气，以助祛瘀调经；其中生姜又温胃气以助生化，且助吴茱萸、桂枝以温经散寒，以上均为佐药。甘草尚能调和诸药，兼为使药。诸药合用，共奏温经散寒，养血祛瘀之功。

通瘀煎（《景岳全书》）

【组成】当归尾9～15克，山楂、香附、红花（新者，炒黄）各6克，乌药3～6克，青皮4.5克，木香2.1克，泽泻4.5克。

【用法】水煎，去滓，温服。

【功用】活血祛瘀，行气止痛。

【证候】血瘀型。

经行涩少，色紫黑有块，小腹刺痛拒按，

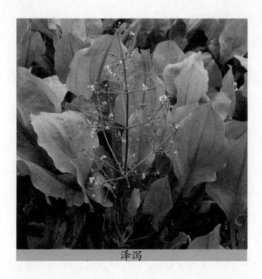
泽泻

血块下后痛减，或胸胁胀痛，舌紫黯，或有瘀斑紫点，脉涩有力。

【按语】方中归尾、山楂、红花活血化瘀；香附理气解郁调经；乌药、青皮、木香行气止痛；泽泻利水以行滞。全方共奏活血化瘀，理气调经之效。

若兼少腹冷痛，脉沉迟者，酌加肉桂、吴茱萸；若平时少腹疼痛，或伴低热不退，舌紫黯，苔黄而干，脉数者，酌加牡丹皮、栀子、泽兰。

痛经

痛经系由情志所伤，六淫为害，导致冲任受阻；或因素体不足，胞宫失于濡养，导致经期或经行前后呈周期性小腹疼痛的月经病，又称"经行腹痛"。本病应注意个人卫生保健，是预防痛经的有效措施。女性要学习掌握月经卫生知识，生活起居要有一定规律，在经期不要吃生冷酸辣的饮食，积极做好经期卫生保健，锻炼身体提高健康水平，同时积极进行妇科病的诊治。总之，预防痛经，要从月经初潮之前开始积极进行，直至绝经之后方可避免痛经的发生。

调肝汤（《傅青主女科》）

【组成】山药、当归各15克，白芍、阿胶、山茱萸各10克，巴戟天、甘草各3克。

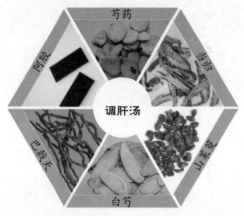
芍药 当归 阿胶 调肝汤 山茱萸 巴戟天 白芍

【用法】水煎服。

【功用】调补肝肾。

【证候】肾气亏损型。

经期或经后小腹隐隐作痛，喜按，月经量少，色淡质稀，头晕耳鸣，腰酸腿软，小便清长，面色晦黯，舌淡，苔薄，脉沉细。

【按语】方中巴戟天、山茱萸补肾气，填肾精；当归、白芍、阿胶养血缓急止痛；山药、甘草补脾肾、生精血。全方共奏补肾填精养血，缓急止痛之功。

若经量少者，酌加鹿角胶、熟地黄、枸杞子；腰骶酸痛剧者，酌加桑寄生、杜仲、狗脊。

黄芪建中汤（《金匮要略》）

【组成】饴糖30克，芍药18克，桂枝、生姜各9克，炙甘草6克，大枣四枚、黄芪9克，当归、党参各15克。

【用法】水煎2次，取汁，去渣，加入饴糖，分2次温服。

【功用】补气养血，和中止痛。

【证候】气血虚弱型。

经期或经后小腹隐痛喜按，月经量少，色淡质稀，神疲乏力，头晕心悸，失眠多梦，面色苍白，舌淡，苔薄，脉细弱。

【按语】方中黄芪、党参、桂枝补气温中，通络止痛；当归、白芍、饴糖养血和中，缓急止痛；炙甘草、生姜、大枣健脾胃以生气血，欲补气血先建中州。本方共奏补气养血，和中止痛之效。

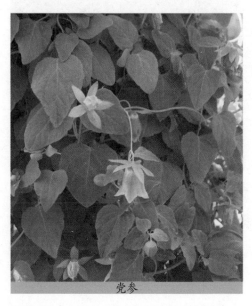
党参

膈下逐瘀汤（清·王清任《医林改错》）

【组成】五灵脂、当归、桃仁、甘草、红花各9克，川芎、牡丹皮、赤芍、乌药各6克，枳壳5克，延胡索、香附各3克。

【用法】水煎服。

【功用】活血祛瘀，行气止痛。

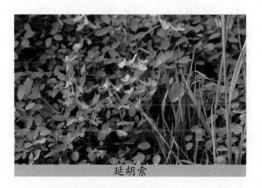
延胡索

【证候】气滞血瘀型。

经前或经期小腹胀痛拒按，胸胁、乳房胀痛，经行不畅，经色紫黯有块，块下痛减，舌紫黯，或有瘀点，脉弦或弦涩有力。

【按语】方中当归、川芎、赤芍养血活血，与逐瘀药同用，可使瘀血祛而不伤阴血；牡丹皮清热凉血，活血化瘀；桃仁、红花、五灵脂破血逐瘀，以消积块；配香附、乌药、枳壳、延胡索行气止痛；尤其川芎不仅养血活血，更能行血中之气，增强逐瘀之力；甘草调和诸药。全方以逐瘀活血和行气药物居多，使气帅血行，更好发挥其活血逐瘀，破癥消结之力。

若痛经剧烈伴有恶心呕吐者，酌加吴茱萸、半夏、莪术；若兼小腹胀坠或痛连肛门者，酌加姜黄、川楝子；兼寒者小腹冷痛，酌加艾叶、小茴香；挟热者，口渴，舌红，脉数，宜酌加栀子、连翘、黄柏。

温经汤（《金匮要略》）

【组成】吴茱萸、麦冬（去心）各9克，当归、芍药、川芎、人参、桂枝、阿胶、牡丹皮（去心）、生姜、甘草、半夏各6克。

【用法】水煎服，阿胶烊冲。

【功用】温经散寒，养血祛瘀。

【证候】寒凝血瘀型。

经前或经期小腹冷痛拒按，得热则痛减，经血量少，色黯有块，畏寒肢冷，面色青白，舌黯，苔白，脉沉紧。

【按语】若痛经发作者，酌加延胡、小茴香；小腹冷凉，四肢不温者，酌加熟附子、巴戟天。

若经行期间，小腹绵绵而痛，喜暖喜按，月经量少，色淡质稀，畏寒肢冷，腰骶冷痛，面色淡白，舌淡，苔白，脉沉细而迟或细涩，为虚寒所致痛经。治宜温经养血止痛，方用大营煎加小茴香、补骨脂。

清热调血汤（《古今医鉴》）

【组成】牡丹皮、黄连、生地黄、当归、白芍、川芎、红花、桃仁、莪术、香附、延胡索、红藤、败酱草、薏苡仁。

【用法】水煎服。

【功用】清热除湿，化瘀止痛。

【证候】湿热蕴结型。

经前或经期小腹灼痛拒按，痛连腰骶，或平时小腹痛，至经前疼痛加剧，经量多或经期长，经色紫红，质稠或有血块，平素带下量多，黄稠臭秽，或伴低热，小便黄赤，舌红，苔黄腻，脉滑数或濡数。

【按语】方中黄连、薏苡仁清热除湿；红藤、败酱草清热解毒；当归、川芎、桃仁、红花、牡丹皮活血祛瘀通经；莪术、香附、延胡索行气活血止痛；生地黄、白芍凉血清热，缓急止痛。全方共奏清热除湿，化瘀止痛之效。

若月经过多或经期延长者，酌加槐花、地榆、马齿苋；带下量多者，酌加黄柏、樗根白皮。

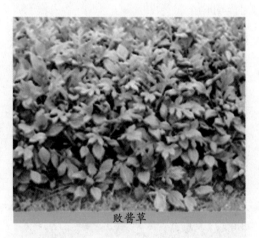

败酱草

闭经

闭经是一种常见的妇科病，分为原发性闭经和继发性闭经两种。原发性闭经是指年满18岁以上，月经仍未来潮的症状。这种闭经以性腺发育不良多见，常与染色体异常有关。继发性闭经是指月经周期建立之后，因怀孕、哺乳等原因，又未到绝经期，月经突然停止而超过3个月以上仍未来潮的症状。继发性闭经多与精神、内分泌异常有关。

中医认为，闭经分为虚实两类。虚证多与先天精气不足有关，加上后天有失补养所致。实证指气滞血瘀，经脉不畅，多受外邪或饮食失节所致。

大补元煎(《景岳全书》)

【组成】熟地黄9克，人参、炒山药、杜仲、当归、枸杞子各6克，山茱萸、炙甘草各3克。

【用法】水煎服。

【功用】补肾益气，养血调经。

【证候】肾气虚证。

月经初潮来迟，或月经后期量少，渐至闭经，头晕耳鸣，腰酸腿软，小便频数，性欲淡漠，舌淡红，苔薄白，脉沉细。

【按语】若闭经日久，畏寒肢冷甚者，酌加菟丝子、肉桂、紫河车；夜尿频数者，酌加金樱子、覆盆子。

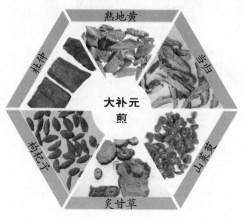

左归丸(张景岳《景岳全书》)

【组成】大怀熟地黄八两（240克），山药（炒）、枸杞子、山茱萸、鹿角胶（敲碎，炒珠）、龟板胶（切碎，炒珠）、菟丝子（制）各四两（120克），川牛膝（酒洗蒸熟）三两（90克）。

【用法】上先将熟地黄蒸烂，杵膏，炼蜜为丸，如梧桐子大。每食前用滚汤或淡盐汤送下百余丸（9克）。现代用法：亦可水煎服，用量按原方比例酌减。

【功用】滋阴补肾，填精益髓。

【证候】肾阴虚证。

【按语】若潮热盗汗者，酌加青蒿、鳖甲、地骨皮；心烦不寐者，酌加柏子仁、丹参、珍珠母；阴虚肺燥，咳嗽咯血者，酌加白及、仙鹤草。

十补丸(《重订严氏济生方》)

【组成】炮附子、五味子各60克，山

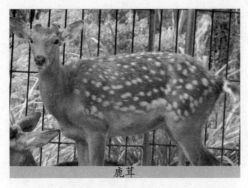

鹿茸

茱萸肉、炒山药、牡丹皮、鹿茸（酒蒸）、熟地黄、肉桂、白茯苓、泽泻各30克。

【用法】共为细面，炼蜜为丸，每次服9克，每日2次。

【功用】温肾助阳，养血调经。

【证候】肾阳虚证。

月经初潮来迟，或月经后期量少，渐至闭经，头晕耳鸣，腰痛如折，畏寒肢冷，小便清长，夜尿多，大便溏薄，面色晦黯，或目眶黯黑，舌淡，苔白，脉沉弱。

【按语】方中鹿茸、炮附子、肉桂温肾壮阳，填精养血；熟地黄、山茱萸补肾益精血，更助以山药资生化之源；少佐以泽泻、茯苓渗湿利水，牡丹皮清泄虚火，与温肾药配伍，使补而不滞，温而不燥；五味子助肉桂引火归原，纳气归肾。全方温肾助阳，滋养精血，肾气旺盛，任冲通盛，月事以时下。

参苓白术散（《太平惠民和剂局方》）

【组成】人参、白术、茯苓、炒山药各15克，白扁豆12克，甘草、莲子肉、薏苡仁各9克，砂仁、桔梗各6克。

【用法】上药共为细末，每次服6克，

大枣汤调下，小儿用量按岁数加减服之；或作汤剂，用量按原方比例酌定。

【功用】健脾益气，养血调经。

【证候】脾虚型。

月经停闭数月，肢倦神疲，食欲不振，脘腹胀闷，大便溏薄，面色淡黄，舌淡胖有齿痕，苔白腻，脉缓弱。

【按语】方中以人参、白术、茯苓、甘草（即四君子汤）平补脾胃之气，为主药。以白扁豆、薏苡仁、山药之甘淡，莲子之甘涩，助白术既可健脾，又可渗湿而止泻，为辅药。以砂仁芳香醒脾，促中州运化，通上下气机，吐泻可止，为佐药。桔梗为太阴肺经的引经药，入方，如舟车载药上行，达上焦以益肺气。当归具有补血和血，调经止痛，牛膝逐瘀通经之功。

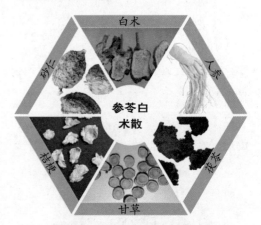

白术

乙参

砂仁

参苓白术散

茯苓

桔梗

甘草

小营煎（《景岳全书》）

【组成】熟地黄、山药各12克，当归、白芍、枸杞子各10克，炙甘草6克，鸡内金、鸡血藤适量。

【用法】水煎服。

【功用】补血养血，活血调经。

【证候】血虚型。

月经停闭数月，头晕目花，心悸怔忡，少寐多梦，皮肤不润，面色萎黄，舌淡，苔少，脉细。

【按语】方中熟地黄、枸杞子、白芍填精养血，山药、鸡内金、炙甘草健脾以生血；当归、鸡血藤补血活血调经。全方合用，养血为主，兼能活血通络。

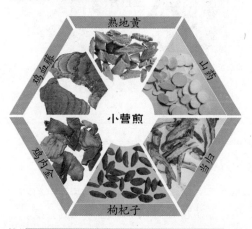

补肾地黄汤（《陈素庵妇科补解》）

【组成】熟地黄、麦冬、知母、黄柏、泽泻、山药、远志、茯神、牡丹皮、枣仁、玄参、桑螵蛸、竹叶、龟板、山茱萸。

【用法】水煎服。

【功用】滋肾养血，壮水制火。

【证候】血虚型。

血虚日久，渐至阴虚血枯经闭者，症见月经停闭，形体羸瘦，骨蒸潮热，或咳嗽唾血，两颧潮红，舌绛苔少，甚或无苔，脉细数。

【按语】方中知柏地黄丸滋肾阴泻相火，佐以玄参、龟板、桑螵蛸滋阴潜阳，竹叶、麦冬清心火，远志、枣仁宁心神，使心气下

通，胞脉流畅，月事自来矣。

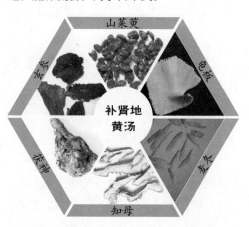

膈下逐瘀汤（清·王清任《医林改错》）

【组成】五灵脂、当归、桃仁、甘草、红花各9克，川芎、牡丹皮、赤芍、乌药各6克，枳壳5克，延胡索、香附各3克。

【用法】水煎服。

【功用】行气活血，祛瘀通络。

【证候】气滞血瘀型。

月经停闭数月，小腹胀痛拒按，精神抑郁，烦躁易怒，胸胁胀满，嗳气叹息，舌紫黯或有瘀点，脉沉弦或涩而有力。

【按语】方中枳壳、乌药、香附、延胡索行气活血止痛，赤芍、桃仁、牡丹皮、五灵脂活血祛瘀止痛，当归、川芎养血活血调经；甘草调和诸药。全方行气活血，祛瘀行滞，故能通络。

若烦躁、胁痛者，酌加柴胡、郁金、栀子；挟热而口干，便结，脉数者，酌加黄柏、知母、大黄。

丹溪治湿痰方（《丹溪心法》）

【组成】苍术、白术、半夏、茯苓、滑石、香附、川芎、当归。

【功用】豁痰除湿，活血通经。

【证候】痰湿阻滞型。

月经停闭数月，带下量多，色白质稠，形体肥胖，或面浮肢肿，神疲肢倦，头晕目眩，心悸气短，胸脘满闷，舌淡胖，苔白腻，脉滑。

【按语】方中苍术、半夏燥湿化痰；白术、茯苓健脾祛湿；滑石渗利水湿；当归、川芎、香附行，气活血。痰湿去则冲任、血

海自无阻隔，而获通经之效。

若胸脘满闷者，酌加瓜蒌、枳壳；肢体浮肿明显者，酌加益母草、泽泻、泽兰。

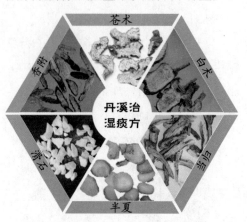

经行头痛

每值经期或经行前后，出现以头痛为主的病症，称为"经行头痛"。

主要发病机理是气血、阴精不足，经行之后，气血阴精更亏，清窍失养所致；或由痰、瘀之邪，值经期随冲气上逆，邪气上扰清窍致痛。常见的分型有气血虚弱、阴虚阳亢、瘀血阻滞和痰湿中阻。以头痛伴随月经周期性发作为辨证要点，治疗以调理气血为大法，实证者行气活血以止痛，虚证者补气养血以止痛。

八珍汤（《正体类要》）

【组成】当归10克（酒拌），川芎5克，白芍药10克，熟地黄10克（酒拌），人参3克（或党参15克），白术10克（炒），茯苓8克，甘草5克（炙），生姜3片，大枣6枚。

【用法】水煎，食前服。

【功用】气血双补。

【证候】气血虚弱。

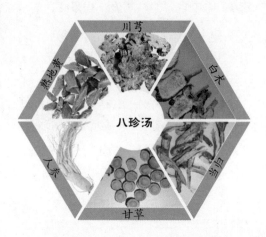

经期或经后头痛，心悸气短，神疲体倦，月经量少，色淡质稀，面色苍白，舌淡，苔薄，脉细弱。

【按语】方中人参与熟地黄相配，益气养血。白术、茯苓健脾渗湿，助人参益气补脾；当归、白芍养血和营，助熟地黄滋养心肝。川芎活血行气，使地、归、芍补而不滞。炙甘草为使，益气和中，调和诸药。全方八药，实为四君子汤和四物汤的复方。用法中加入姜、枣为引，调和脾胃，以资生化气血之用。方中四君子汤益脾气，四物汤补肝血，故本方有良好的气血双补功用。

杞菊地黄丸（清·董西园《医级》）

【组成】熟地黄24克，山茱萸、干山药各12克，泽泻、牡丹皮、茯苓（去皮）、枸杞子、菊花各9克组成。

【用法】上药为细末，炼蜜为丸，每次服9克，每日2次，温开水送下。

【功用】滋阴潜阳，疏风止痛。

【证候】阴虚阳亢。

主要证候：经期或经后头痛，或巅顶痛，头晕目眩，口苦咽干，烦躁易怒，腰酸腿软，手足心热，经量少，色鲜红，舌红，苔少，脉细数。

【按语】杞菊地黄丸滋肾养肝；钩藤清热平肝，息风定惊；石决明平肝潜阳，清肝明目。

若兼肾虚腰痛者，酌加川续断、桑寄生。

通窍活血汤（清，王清任《医林改错》）

【组成】桃仁、红花各9克，红枣5克，赤芍、川芎、老葱各3克，麝香0.15克，黄酒250毫升。

【用法】水煎去渣，麝香研末冲服。

【功用】活血通窍。

【证候】瘀血阻滞。

经前或经期头痛，小腹疼痛拒按，胸闷不舒，经色紫黯有块，舌紫黯，边尖有瘀点，脉沉弦或涩而有力。

【按语】方中赤芍、桃仁、红花活血化瘀；川芎、麝香、老葱行气活血，通窍止痛；红枣调和营卫。全方活血祛瘀，通窍止痛，故能调经脉，止头痛。

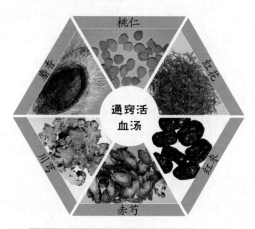

半夏白术天麻汤（程国彭《医学心悟》）

【组成】半夏9克，白术15克，天麻、茯苓、橘红各6克，甘草3克。

【用法】加生姜一片，大枣二枚，水煎服。

【功用】燥湿化痰，通络止痛。

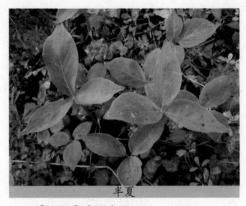
半夏

【证候】痰湿中阻。

经前或经期头痛，头晕目眩，形体肥胖，胸闷泛恶，平日带多稠黏，月经量少色淡，面色㿠白，舌淡胖，苔白腻，脉滑。

【按语】方中半夏燥湿化痰，降逆止呕；天麻平肝熄风，而止头眩，两者合用，为治风痰眩晕头痛之要药。白术、茯苓健脾祛湿，能治生痰之源。橘红理气化痰，俾气顺则痰消。丹参活血化瘀，葛根生津止渴，使以甘草和中调药；煎加姜、枣调和脾胃，生姜兼制半夏之毒。

更年期综合征

更年期综合征在中医学亦称"经绝前后诸证"。中医认为妇女停经前后肾气渐衰，脏腑功用逐渐衰退，使人体阴阳失去平衡，因而有面红潮热、眩晕头胀、烦躁易怒、抑郁忧愁、心悸失眠、阴道干涩灼热、腰酸背痛、骨质疏松等症状。中医认为病机分为虚实两种，虚者多由肾气不足，冲任未充；或肝肾亏虚，精血亏虚；或脾胃虚弱，气血乏源；或久病失血，冲任不能满盈，血海亏虚，无血可下。实者多由气滞血瘀，或痰湿壅滞，经闭阻塞，冲任不通而成。病位在肾与胞宫，与肝脾等脏器功用有关。辨证以肾阴阳之虚为主，治疗以调治肾阴阳为大法，若涉及他脏者，则兼而治之。

六味地黄丸（钱乙《小儿药证直诀》）

【组成】熟地黄、山萸肉、干山药、泽泻、牡丹皮、茯苓（去皮）、生龟板、生牡蛎、石决明。

【用法】上为末，炼蜜为丸，如梧桐子大。空心温水化下三丸。亦可水煎服。

【功用】滋肾益阴，育阴潜阳。

【证候】肾阴虚型。

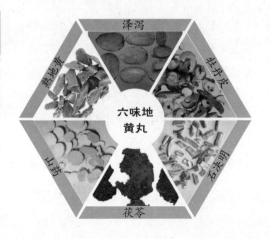

经断前后，头晕耳鸣，腰酸腿软，烘热汗出，五心烦热，失眠多梦，口燥咽干，或皮肤瘙痒，月经周期紊乱，量少或多，经色鲜红，舌红苔少，脉细数。

若肾水不足，不能上济心火，以致心肾不交者，症见心烦失眠，心悸易惊，甚至情志失常，头晕健忘，腰酸乏力，舌红，苔少，脉细数。治宜滋阴补血，养心安神，方用天王补心丹（《摄生秘剖》）。

若肾阴亏，水不涵木致肝肾阴虚者，症见头晕耳鸣，两胁胀痛，口苦吞酸，外阴瘙痒，舌红而干，脉弦细。治宜滋肾养肝，方用一贯煎（《柳州医话》）。

若肝肾阴虚甚，以致肝阳上亢者，症见眩晕头痛，耳鸣耳聋，急躁易怒，面色红赤，舌红，苔薄黄，脉弦有力。治宜育阴潜阳，镇肝熄风，方用镇肝熄风汤（《医学衷中参西录》）。

若情志不遂，以致肝郁化热者，症见头晕目眩，口苦咽干，心胸烦闷，口渴饮冷，便秘溲赤，舌红，苔黄，脉弦数。治宜疏肝解郁清热，方用丹栀逍遥散。

右归丸（张景岳《景岳全书》）

【组成】熟地黄八两（240克），山药（炒）、菟丝子（制）、鹿角胶（炒珠）、杜仲（姜汁炒）各四两（120克），山茱萸（微炒）、枸杞子（微炒）、当归各三两（90克），肉桂二两（60克），制附子二两，渐可加至五六两（60～180克）。

【用法】上先将熟地黄蒸烂杵膏，加炼蜜为丸，如梧桐子大。每服百余丸（6～9克），食前用滚汤或淡盐汤送下；或丸如弹子大，每嚼服二三丸（6～9克），以滚白汤送下。现代用法：亦可水煎服，用量按原方比例酌减。

【功用】温补肾阳，填精益髓。

【证候】肾阳虚型。

经断前后，头晕耳鸣，腰痛如折，腹冷阴坠，形寒肢冷，小便频数或失禁，带下量多，月经不调，量多或少，色淡质稀，精神萎靡，面色晦黯，舌淡，苔白滑，脉沉细而迟。

【按语】方中用熟地黄、山药、山茱萸、枸杞子培补肾精，是为阴中求阳之用；杜仲强腰益精；菟丝子补益肝肾；当归补血行血。诸药合用，共奏温肾壮腰之功。

若肾阳虚不能温运脾土，致脾肾阳虚者，症见腰膝酸痛，食少腹胀，四肢倦怠，或四肢浮肿，大便溏薄，舌淡胖，苔薄白，脉沉细缓。治宜温肾健脾，方用健固汤加补骨脂、仙灵脾、山药。

若肾阴阳俱虚者，症见时而畏寒恶风，时而潮热汗出，腰酸乏力，头晕耳鸣，五心烦热，舌红，苔薄，脉沉细。治宜补肾扶阳，滋肾养血，方用二仙汤（《中医临床方剂手册》）加生龟板、女贞子。

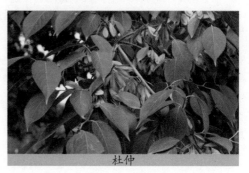

杜仲

绝经后出血

女性进入绝经期，月经不再来潮。如果停经1年以上又发生阴道出血，常常是产生疾病的早期信号。绝经后阴道出血，最为常见的部位是外阴、阴道和子宫。其中最为多见的是子宫出血，而且也最为复杂。绝绝后阴道出血有良性也有恶性。较为常见的良性疾病有老年性阴道炎、子宫内膜炎、宫颈息肉、子宫内膜息肉、子宫卒中综合征、绝经后宫内节育器久置不取等。较为常见的恶性疾病有子宫内膜癌、子宫颈癌、卵巢癌、输卵管癌等，其中，子宫内膜癌占整个绝经后出血的80%左右。

中医学称"经断复来"，又称"老年经水复行"。常见的分型有气虚、阴虚、血热和血瘀。

安老汤（《傅青主女科》卷上）

【组成】人参、黄芪、熟地黄各30克，白术（土炒）、当归（酒洗）、山茱萸（蒸）各15克，阿胶（蛤粉炒）、黑芥穗、木耳炭、甘草各3克，香附（酒炒）1.5克

【用法】水煎服。

【功用】益脾补肝，育阴止漏。

【证候】气虚型。

自然绝经在2年以上，经水复来，血量较多，色淡质稀，小腹空坠，神疲乏力，气短懒言，面色㿠白，舌淡红，苔薄白，脉缓弱。

【按语】方中人参、黄芪、白术补中益气，固摄止血；熟地黄、阿胶、当归养血止血；山茱萸收涩止血；香附理气，与补气养血药同用，使补而不滞；黑芥穗、木耳炭黑以制红，加强止血之力。全方以补气固冲摄血治本，养血止血治标，标本同治，故可收止血之功。

清血养阴汤（《妇科临床手册》）

【组成】生地黄、牡丹皮、白芍、玄参、黄柏、女贞子、旱莲草。

【用法】水煎服。

【功用】滋阴凉血，固冲止血。

【证候】自然绝经2年以上，经水复来，量不多，色鲜红，五心烦热，两颧潮红，夜睡不宁，咽干口燥，阴中干涩或灼热疼痛，皮肤或外阴瘙痒，大便燥结，舌红，苔少，脉细数。

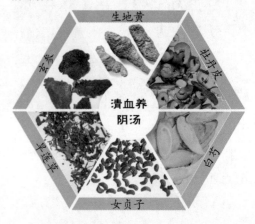

【按语】方中黄柏、牡丹皮清热凉血；生地黄、玄参、旱莲草滋阴凉血止血；女贞子滋肾阴；白芍敛肝阴。全方共奏滋阴清热，凉血调经之效。

若出血期间，酌加生龟板、生龙骨、阿胶；皮肤、外阴瘙痒甚者，酌加白蒺藜、荆芥、何首乌；大便燥结者，酌加胡麻仁、柏子仁。

益阴煎（《医宗金鉴》）

【组成】龟甲（醋炙）12 克，生牡蛎、生地黄 9 克，知母、黄柏、茜根、地榆、各 6 克，缩砂仁、甘草（炙）各 3 克。

【用法】上锉，水煎服。

【功用】清热凉血，固冲止血。

【证候】血热型。

自然绝经 2 年以上，经水复来，色深红，质稠，带下增多，色黄，有臭味，口苦口干，小便短赤，大便秘结，舌红，苔黄，脉弦滑。

【按语】方中生地黄、茜根、地榆清热凉血止血；知母、黄柏滋阴清热泻火；生龟板、生牡蛎固冲止血；少佐砂仁养胃醒脾，行气宽中。全方清热凉血泻火，血无热迫，冲任自固，血无妄行之弊矣。

若带下量多者，酌加车前子、土茯苓、薏苡仁；出血量多或反复发作，气味腐臭者，酌加白花蛇舌草、七叶一枝花、半枝莲。

当归丸（《圣济总录》）

【组成】当归、芍药、吴茱萸、大黄、干姜、附子、细辛、牡丹皮、川芎、虻虫、水蛭、厚朴、桃仁、桂枝

【用法】口服，一次 1 丸，一日 2 次。

【功用】活血补血，调经止痛。

【证候】血瘀型。

自然绝经 2 年以上，经水复来，血色紫黯有块，量多少不一，小腹疼痛拒按，或胞中有癥块，舌紫黯，脉弦涩或涩而有力。

【按语】方中芍药宜用赤芍，桂当用桂枝。当归、赤芍、川芎、桂枝活血祛瘀；虻虫、水蛭祛瘀消积，大黄、牡丹皮、桃仁凉血祛瘀；吴茱萸、干姜；附子、细辛温经散瘀；厚朴行气以助散结之力。全方活血祛瘀，消积化瘀，癥结散，冲任通，血循常道，不致妄行则血能自止。本方攻破力猛，体实而瘀血内结者方可用。

若瘀积化热，症见手足心热，或低热不退，口干渴饮，尿赤便结，舌黯，苔黄而干，脉弦数者，去吴茱萸、干姜、附子、细辛、川芎，加三七、地榆、贯众；小腹疼痛剧者，加罂粟壳、延胡索；久病体虚，面色苍白，形体羸瘦，气短气促，饮食减少者，去虻虫、大黄，加黄芪、白术、太子参。

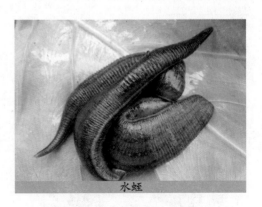

水蛭

女性不孕症

凡夫妻同居 2 年以上，没有采取避孕措施而未能怀孕者，称为不孕症。婚后 2 年从未受孕者称为原发性不孕；曾经有过生育或流产，又连续 2 年以上不孕者，称为继发性不孕。不孕症是一种常见生殖系统疾病，受影响的人数很多。不孕的原因多种多样，与男女双方都有关系，女方原因所占比例更高一些。排卵障碍、精液异常、输卵管异常、子宫内膜异位等都可导致不孕，女性的宫颈出现问题，也可致不孕。

毓麟珠（张景岳《景岳全书》）

【组成】川芎、炙甘草各 30 克，人参、白术、茯苓、芍药、杜仲、鹿角霜、川椒各 60 克，当归、熟地黄、菟丝子各 120 克。

【用法】上药共研细末，炼蜜为丸。每服 6～9 克，每日 2～3 次。亦可用饮片作汤剂水煎服，用量按原方比例酌减。

【功用】益气补血，温肾养肝，调补冲任。

【证候】肾气虚证。

婚久不孕，月经不调，经量或多或少，头晕耳鸣，腰酸腿软，精神疲倦，小便清长，舌淡，苔薄，脉沉细，两尺尤甚。

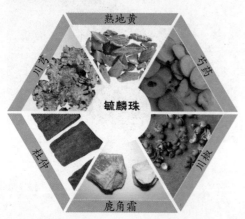

熟地黄
芍药
川芎
毓麟珠
杜仲
川椒
鹿角霜

【按语】本方常用于治疗月经不调、不孕症、男性性功能障碍、不育症等。方中菟丝子、鹿角霜、杜仲补肾强腰膝而益精髓，四君子以补气，配四物以养血，佐川椒温督脉以扶阳。全方既养先天肾气以生髓，又补后天脾气以化血，并佐以调和血脉之品，使精充血足，冲任得养，胎孕乃成。

男子服用，宜加胡桃肉、枸杞子、鹿角胶、山茱萸、山药、巴戟肉；女子经迟腹痛，宜加酒炒破故纸、肉桂，甚者，再加吴茱萸；闭经，去杜仲、鹿角霜，加制附子、牛膝、泽兰；带多腹痛，加破故纸、北五味或加龙骨；子宫寒者，或泻或痛，加炮干姜、制附子随宜；多郁怒，气有不顺而为胀为滞者，宜加酒炒香附，或甚者再加沉香；腰痛似折、小腹冷甚、脉沉迟者，加补骨脂、巴戟天、仙茅、仙灵脾；血热多火、经早内热者，加川续断、地骨皮；肝肾不足，加阿胶、紫河车、鹿角胶。

温胞饮（《傅青主女科》）

【组成】巴戟天，熟地黄 12 克，白术 6 克，肉桂 3 克，当归、山药、制附子、补骨脂、党参、菟丝子各9克。

【用法】水煎服。

【功用】健脾补肾阳，调经。

【证候】肾阳虚证。

婚久不孕，月经后期，量少色淡，甚则闭经，平时白带量多，腰痛如折，腹冷肢寒，性欲淡漠，小便频数或失禁，面色晦黯，舌淡，苔白滑，脉沉细而迟或沉迟无力。

【按语】方中巴戟天、补骨脂、菟丝子补肾助阳而益精气；杜仲补肾而止腰痛；肉桂、附子温肾助阳以化阴；人参、白术健脾益气而除湿；山药、芡实补肾涩精而止带。全方共奏温肾助阳，填精助孕之效。

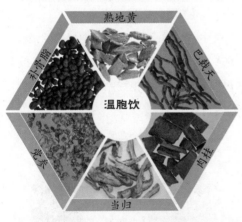

艾附暖宫丸（《沈氏尊生书》）

【组成】香附12克，艾叶、吴茱萸、川芎各6克，白芍（用酒炒）6克，黄芪12克，续断（去芦）5克，生地黄3克，肉桂3克。

【用法】为细末，米醋打糊为丸，如梧子大，每服五七十丸（6克），淡醋汤食远送下。

【功用】暖宫温经，养血活血。

【证候】肾阳虚证。

寒客胞中致宫寒不孕者，症见月经后期，小腹冷痛，畏寒肢冷，面色青白，脉沉紧。

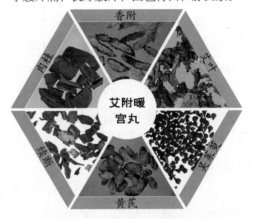

【按语】方中肉桂、吴茱萸、艾叶温经散寒而暖宫；香附理气行血，祛胞中之瘀滞；地、芍、归、芎养血和血以调经；黄芪、续断补气固肾而养冲任。全方可收温经散寒，暖宫调经之功，经调则胎孕可成。

养精种玉汤（《傅青主女科》）

【组成】大熟地黄（九蒸）、当归（酒洗）、白芍（酒炒）、山萸肉（蒸熟）各15克。

【用法】水煎服。三个月有效。

【功用】补肾养血。

【证候】肾阴虚证。

婚久不孕，月经错后，量少色淡，头晕耳鸣，腰酸腿软，眼花心悸，皮肤不润，面色萎黄，舌淡，苔少，脉沉细。

【按语】方中熟地黄、山萸肉滋肾而益精血，当归、白芍养血调经。全方共奏滋肾养血调经之效，精血充足，冲任得滋，自能受孕。

若血虚甚者，酌加鹿角胶、紫河车等血

肉之品填精养血，大补奇经。

若血虚伤阴，阴虚内热者，症见月经先期，量少，色红，腰酸腿软，手足心热，甚则潮热盗汗，口燥咽干，颧赤唇红，舌红而干，脉细数。治宜养阴清热，方用清血养阴汤。

若兼有潮热者，酌加知母、青蒿、龟板、炙鳖甲等以滋阴而清虚热。

启宫丸（《医方集解》）

【组成】川芎、白术、半夏曲、香附各30克，茯苓、神曲各15克，橘红、甘草各3克。

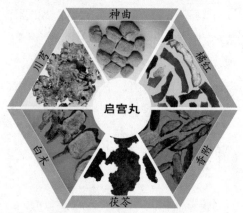

【用法】上药研末，以粥为丸。每次用白开水冲服10克。

【功用】去痰燥湿，开郁化气，活血，助生气。

【证候】痰湿型。

婚久不孕，形体肥胖，经行延后，甚或闭经，带下量多，色白质黏无臭，头晕心悸，胸闷泛恶，面色㿠白，苔白腻，脉滑。

【按语】

橘红、半夏、白术燥湿以除其痰；香附、神曲理气以消其滞；川芎散郁以活其血；茯苓、甘草，亦以去湿和中，助其生气。

若痰湿内盛，胸闷气短者，酌加瓜蒌、南星、石菖蒲宽胸利气以化痰湿；经量过多者，去川芎，酌加黄芪、续断补气益肾以固冲任；心悸者，酌加远志以祛痰宁心；月经后期或闭经者，酌加鹿角胶、仙灵脾、巴戟天。

少腹逐瘀汤（清·王清任，《医林改错》）

【组成】小茴香1.5克，干姜(炒)、肉桂、延胡索、没药、川芎各3克，赤芍、五灵脂各6克，当归、蒲黄各9克。

【用法】水煎服。

【功用】活血祛瘀，温经止痛。

【证候】血瘀型。

主要证候：多年不孕，月经后期，量少或多，色紫黑，有血块，经行不畅，甚或漏下不止，少腹疼痛拒按，经前痛剧，舌紫黯，或舌边有瘀点，脉弦涩。

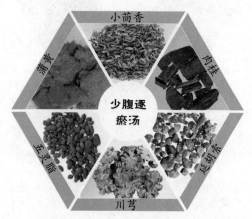

【按语】方中小茴香、干姜、肉桂温经散寒；当归、川芎、赤芍养血活血行瘀；没药、蒲黄、五灵脂、延胡索活血化瘀止痛。

若血瘀日久化热者，症见小腹灼痛，拒按，月经量多，色红，质黏有块，舌红，苔黄，脉滑数。治宜清热解毒，活血化瘀，方用血府逐瘀汤加红藤、败酱草、薏苡仁、金银花等。

调经种玉汤（《万氏妇人科》）

【组成】当归（酒洗）、吴茱萸（炒）、川芎各12克，香附（炒）、熟地黄各18克，白芍（酒炒）、白茯苓（去皮）、牡丹皮、延胡索、陈皮各9克。

【用法】上药锉作4剂。每剂用生姜3片，水375毫升，煎至250毫升，空腹时温服。滓再煎，临卧服。待经至之服起，1日1服。

【功用】养血活血，行气调经。

【证候】血瘀型。

多年不孕，月经后期，量少或多，色紫黑，有血块，经行不畅，甚或漏下不止，兼血虚者，伴头晕眼花，心悸少寐。

【按语】方中四物养血调经；茯苓、陈皮健脾和胃；香附、牡丹皮、延胡索理气化瘀止痛；吴茱萸温通血脉。全方共奏养血活血之效，使其经调而胎孕可成。

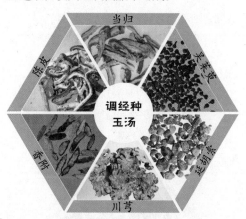

当归 吴茱萸 延胡索 川芎 香附 陈皮 调经种玉汤

习惯性流产

妊娠在6个月（不足28周）以内，胎儿尚不具备独立的生存能力就产出，叫做流产。自然流产连续发生3次以上，每次流产往往发生在同一个妊娠月，称为习惯性流产，中医称为"滑胎"。流产发生前，阴道通常会有少量出血，出血时间可持续数天或数周，同时伴有腰腹疼痛。

习惯性流产发生多与孕妇患病有关。例如，孕妇患有黄体功用不全、甲状腺功用低下、先天性子宫畸形、子宫发育异常、子宫肌瘤等疾病时，会造成习惯性流产。长期服用避孕药，做过人流的女性，在后来的怀孕过程中，也易发生习惯性流产。当然，一些晚婚的女性，患习惯性流产的比例也比较高。

习惯性流产者妊娠后要注意摄养，避免疲劳与精神刺激，禁止房事，注意预防与及时治疗外感疾病，禁止使用不利于妊娠及有损于胎儿的药物。平时多吃富于营养的食物或选用食疗，保持大便通畅。

补肾固冲丸（《中医学新编》）

【组成】菟丝子250克，续断、白术、鹿角霜、巴戟天、枸杞子各90克，熟地黄、砂仁各150克，党参、阿胶、杜仲各120克，当归60克，大枣50个。

【用法】上为细末，炼蜜为丸。每服6～9克，日3次，连服3个月为1疗程。

【功用】补肾固冲，补气健脾，养血安胎。

【证候】肾气亏损型。

屡孕屡堕，甚或如期而堕，头晕耳鸣，腰酸膝软，精神萎靡，夜尿频多，目眶黯黑，或面色晦黯，舌淡，苔白，脉沉弱。

【按语】方中菟丝子、续断、巴戟、杜仲、鹿角霜补肾益精髓，固冲安胎；当归、熟地黄、枸杞子、阿胶滋肾填精养血而安胎；党参、白术、大枣健脾益气以资化源；砂仁理气安胎，使补而不滞。全方合用，使肾气健旺，胎有所系，载养正常，则自无堕胎之虑。

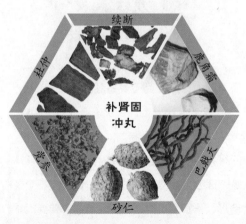

泰山磐石散（徐春甫《古今医统大全》）

【组成】人参、黄芩各一钱（5～10克），黄芪一钱（10～20克），当归一钱（10～15克），川续断一钱（10～15克），熟地黄八分（10～20克），白芍八分（10～15克），白术五分（10～15克），炙甘草、砂仁各五分（3～5克），川芎八分（3～4克），糯米一撮（10～20克）。

【用法】上用水盏半，煎七分，食远服。但觉有孕，三五日常用一服，四月之后方无虑也。现代用法：水煎服。

【功用】益气健脾，养血安胎。

【证候】气血两虚型。

屡孕屡堕，头晕眼花，神倦乏力，心悸气短，面色苍白，舌淡，苔薄，脉细弱。

【按语】本方为补虚安胎的常用方。方中人参、黄芪、白术、甘草补中益气以载胎；当归、白芍、川芎、熟地黄补血以养胎；砂仁、糯米调养脾胃以安胎；续断补肾强腰以固胎；白术配黄芩为安胎要药。全方合用，有双补气血，固冲安胎之效。

应视气、血、肝、肾虚损的轻重，调剂药量。气虚明显者，重用黄芪、人参；血虚重者，多用熟地黄；肾虚重者，常加桑寄生、山萸肉、杜仲等以滋肾养肝。

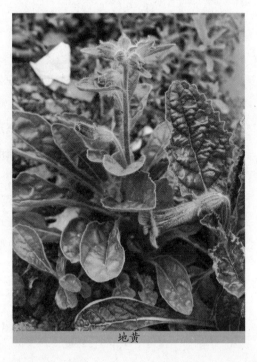

地黄

先兆流产

先兆流产指妊娠 28 周前，先出现少量的阴道流血、继而出现阵发性下腹痛或腰痛，盆腔检查宫口未开，胎膜完整，无妊娠物排出，子宫大小与孕周相符。如症状加重，可能发展为难免流产。

妊娠于 28 周前终止者称为流产。如在妊娠 12 周前自然终止者称早期流产，在妊娠 13 ~ 27 周自然终止者为晚期流产。从不同地区、不同阶层及不同年龄的统计，自然流产的发生率在 15% ~ 40%，约 75% 发生在妊娠 16 周以前，发生于妊娠 12 周前者占 62%。

中医称为"胎漏"，亦称"胞漏"或"漏胎"等，常见分型有肾虚、气虚、血热等。治疗以止血安胎为主，并根据不同的证型分别采用补肾、益气、清热等法。遣方用药时不宜过用滋腻、温燥、苦寒之品，以免影响气血的生化与运行，有碍胎儿发育。

寿胎丸（《医学衷中参西录》）

【组成】菟丝子 120 克 (炒炖)，桑寄生、川续断、阿胶各 60 克。

【用法】上药将前三味轧细，水化阿胶和为丸，每丸重 0.3 克。每服 20 丸，开水送下，日服二次。

【功用】补肾固冲，止血安胎。

【证候】肾虚型。

妊娠期阴道少量下血，色淡质稀，头晕耳鸣，腰膝酸软，小便频数，舌淡，苔白，脉沉滑无力。

【按语】方中菟丝子补肾益精安胎；桑寄生、续断固肾壮腰以系胎；阿胶、艾叶炭养血止血安胎。全方重在补益肾气，固摄冲任，肾气足则冲任固而胎漏自止。

兼气虚下坠甚者，酌加党参、黄芪益气安胎。

固下益气汤（《临证指南医案》）

【组成】人参、白术、熟地黄、阿胶、白芍、炙甘草、砂仁、艾叶炭。

【用法】水煎服。

【功用】益气养血，固冲止血。

【证候】气虚型。

妊娠期阴道少量下血，色淡红，质稀薄，神疲肢倦，气短懒言，面色㿠白，舌淡，苔薄白，脉滑无力。

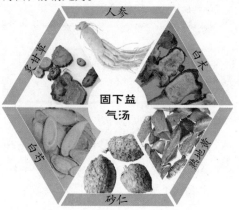

【按语】方中人参、白术、炙甘草补中益气，固摄冲任；熟地黄、白芍补血以濡养胎元；阿胶、艾叶炭养血止血安胎；砂仁理气安胎，且使补而不滞。全方有益气养血，固冲止血之效。

加味阿胶汤（《医宗金鉴》）

【组成】阿胶、艾叶、生地黄、白芍、当归、杜仲、白术、黑栀子、侧柏叶、黄芩。

【用法】水煎服。

【功用】清热凉血，固冲止血。

【证候】血热型。

妊娠期，阴道下血，色深红或鲜红，质稠，心烦少寐，口渴饮冷，溲黄便结，面红唇赤，舌红，苔黄，脉滑数。

【按语】方中黑栀子、侧柏叶、黄芩清热止血安胎；生地黄、白芍养血凉血安胎；杜仲、白术补肾健脾以固胎；阿胶、艾叶养血止血安胎。全方有清热凉血，止血安胎之效。

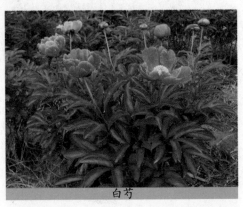
白芍

妊娠呕吐

约有半数以上妇女在怀孕早期会出现早孕反应，包括头晕、疲乏、嗜睡、食欲不振、偏食、厌恶油腻、恶心、呕吐等。症状的严重程度和持续时间因人而异，多数在孕6周前后出现，8～10周达到高峰，孕12周左右自行消失。少数孕妇孕反应严重，频繁恶心呕吐，不能进食，以致发生体液失衡及新陈代谢障碍，甚至危及孕妇生命。

本病的主要机理是冲气上逆，胃失和降。常见分型有胃虚、肝热、痰滞等。治疗以调气和中、降逆止呕为主，并应注意饮食和情志的调节，用药宜忌升散之品。

香砂六君子汤（《名医方论》）

【组成】人参、半夏、甘草各3克，白术、茯苓各6克，陈皮、砂仁2.5克，木香2.2克，加生姜6克。

【用法】水煎服。

【证候】胃虚型。

妊娠早期，恶心呕吐，吐出食物，甚则食入即吐，脘腹胀闷，不思饮食，头晕体倦，怠惰思睡，舌淡，苔白，脉缓滑无力。

【按语】方中参、术、苓、草、大枣健脾养胃，益气和中；生姜、半夏降逆止呕；砂仁、木香、陈皮理气和中。全方补脾胃，降逆气，使呕吐得止。

若脾胃虚寒者，酌加丁香、白豆蔻以增强温中降逆之力；若吐甚伤阴，症见口干便秘者，宜去木香、砂仁、茯苓等温燥或淡渗之品，酌加玉竹、麦冬、石斛、胡麻仁等养阴和胃；若孕妇唾液分泌量异常增多，时时流涎者，古称"脾冷流涎"，原方可加益智仁、白豆蔻温脾化饮，摄涎止唾。

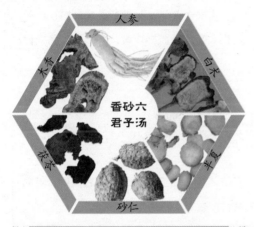

加味温胆汤（《医宗金鉴》）

【组成】陈皮、半夏(制)、茯苓、枳实、竹茹、黄芩、芦根各3克，甘草(炙)1.5克，黄连2.4克，麦冬6克。

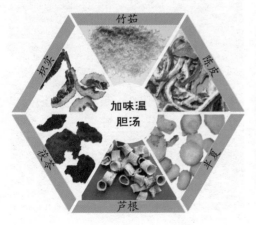

【用法】上药锉碎。加生姜、大枣，水煎服。

【功用】清胃生津，降逆止呕。

【证候】肝热型。

妊娠早期，呕吐酸水或苦水，胸胁满闷，嗳气叹息，头晕目眩，口苦咽干，渴喜冷饮，便秘溲赤，舌红，苔黄燥，脉弦滑数。

【按语】方中黄芩、黄连、竹茹清肝热，除烦止呕；枳实、陈皮宽胸和胃，调气降逆；半夏、茯苓、生姜除湿化痰，降逆止呕；麦冬、芦根养阴清热，除烦止呕；甘草调和诸药。全方有清肝和胃，降逆止呕之效。

若呕甚伤津，五心烦热，舌红口干者，酌加石斛、玉竹、麦门冬以养阴清热；便秘者，酌加胡麻仁润肠通便。

青竹茹汤（《济阴纲目》）

【组成】鲜竹茹、橘皮各9克、白茯苓、生姜各12克、半夏15克。

【用法】水煎服。

【功用】燥湿化痰，降逆止呕。

【证候】痰滞型。

妊娠早期，呕吐痰涎，胸膈满闷，不思饮食，口中淡腻，头晕目眩，心悸气短，舌

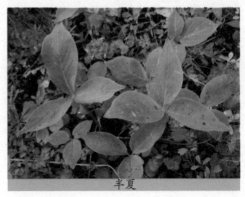

半夏

淡胖，苔白腻，脉滑。

【按语】方中半夏、陈皮燥湿化痰，降逆止呕；竹茹除烦止呕；茯苓、生姜健脾温胃，渗湿止呕；诸药同用共收除湿化痰，降逆止呕之效。

若脾胃虚弱，痰湿内盛者，酌加苍术、白术健脾燥湿；兼寒者，症见呕吐清水，形寒肢冷，面色苍白，宜加丁香、白豆蔻以温中化痰，降逆止呕；若挟热者，症见呕吐黄水，头晕心烦，喜食酸冷，酌加黄芩、知母、前胡，或用芦根汤（芦根、竹茹、橘皮、麦冬、前胡）以祛痰浊，清邪热。

上述三型都可因呕吐不止，不能进食，而导致阴液亏损，精气耗散，出现精神萎靡，形体消瘦，眼眶下陷，双目无神，四肢无力，严重者，出现呕吐带血样物，发热口渴，尿少便秘，唇舌干燥，舌红，苔薄黄或光剥，脉细滑数无力等气阴两亏的严重证候（查尿酮体常呈强阳性反应）。治宜益气养阴，和胃止呕。方用生脉散合增液汤（《温病条辨》方：玄参、麦冬、生地黄）加乌梅、竹茹、芦根。呕吐带血样物者，加藕节、乌贼骨、乌梅炭养阴清热，凉血止血。

妊娠腹痛

妊娠期间，出现以小腹疼痛为主的病症，称为"妊娠腹痛"，亦称"胞阻"。

妊娠腹痛是孕期常见病，若不伴有下血症状，一般预后良好。若痛久不止，病势日进，也可损伤胎元，甚则发展为堕胎、小产。

发病机理主要是胞脉阻滞、气血运行不畅。不通则痛为实，不荣而痛为虚。常见分型有血虚、虚寒、气郁等。本病治法以调理气血为主，使胞脉气血畅通，则其痛自止。

当归芍药散（张仲景《金匮要略》）

【组成】当归9克，白芍48克，川芎24克，党参、茯苓、白术各12克。

【用法】水煎服。

【功用】补血养血，止痛安胎。

【证候】血虚型。

妊娠小腹绵绵作痛，头晕心悸，失眠多梦，面色萎黄，舌淡，苔薄白，脉细滑。

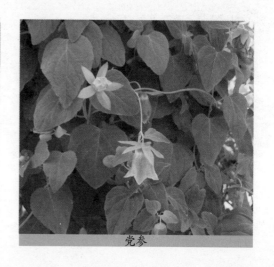
党参

【按语】方中当归、川芎养血活血，行血中之滞；白芍养血缓急止痛；党参、白术、茯苓健脾益气以资生化之源。全方使气充而血沛，气血运行调畅，以收胎安痛止之效。

若血虚甚者，酌加枸杞子、制首乌、菟丝子滋肾养血，濡养胞脉；心悸失眠者，酌加酸枣仁、龙眼肉、五味子养血宁心安神。

胶艾汤（张仲景《金匮要略》）

【组成】川芎、甘草各6克，阿胶、艾叶、当归各9克，白芍12克，干地黄15克。

【用法】水煎取汁，阿胶烊化，温服。

【功用】养血止血，调经安胎。

【证候】虚寒型。

妊娠小腹冷痛，喜温喜按，形寒肢冷，倦怠无力，面色㿠白，舌淡，苔白，脉细滑。

方中艾叶暖宫止痛；当归、川芎养血行滞；白芍、甘草缓急止痛；阿胶、干地黄养血安胎。全方共奏暖宫止痛，养血安胎乏效。

若肾阳虚衰，兼腰痛者，酌加杜仲、巴戟天、补骨脂以温肾助阳，使阴寒消散，气血流畅，则腹痛可止。

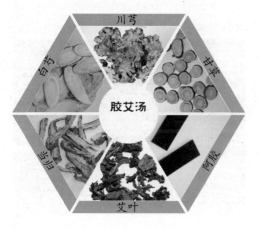

逍遥散（《太平惠民和剂局方》）

【组成】柴胡、当归、白芍、白术、加苏梗、陈皮、茯苓各9克，炙甘草4.5克。

【用法】上药共为细末，每服6~12克，用生姜、薄荷少许煎汤冲服，每日3次；若作汤剂，用量按原方比例酌减。

【功用】舒肝解郁，止痛安脐。

【证候】气郁型。

妊娠小腹胀痛，情志抑郁，或烦躁易怒，伴胸胁胀满，舌红，苔薄，脉弦滑。

【按语】本方为治疗肝郁血虚证的常用方剂。血虚甚者，加熟地黄以养血；肝郁气滞较甚，加郁金、香附以疏肝解郁；肝郁化火者，加栀子、牡丹皮以清热凉血。

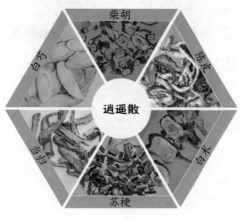

妊娠心烦

妊娠期间，烦闷不安，抑郁不乐，或烦躁易怒者，称为"妊娠心烦"，亦名"子烦"。

主要机理是火热乘心。其火热有阴虚火旺、痰火内蕴、肝经郁火的不同。治疗法是清热以除烦。审因论治，则阴虚者宜养阴清热，痰热者宜涤痰清热，肝热者宜疏肝清热。凡助火生火、伤阴耗液之品皆当忌用。妊娠心烦虽属有热，但不宜苦寒直折其火，应酌情选用清热除烦、宁心安神之品。

人参麦冬散（《妇人秘科》）

【组成】人参、茯苓、黄芩、麦冬、知母、炙甘草、生地黄各等分，竹茹10克。

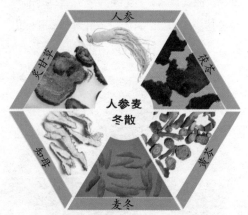

人参 茯苓 炙甘草 人参麦冬散 玄参 麦冬

【用法】水煎服。

【功用】养阴清热除烦。

【证候】阴虚火旺型。

妊娠心中烦闷，坐卧不宁，午后潮热，手足心热，口干咽燥，渴不多饮，小溲短黄，舌红，苔少或苔薄黄而干，脉细数而滑。

【按语】方中人参益气生津；麦冬养阴生津，清热除烦；生地黄滋肾益阴以济心火；知母泻肾火，而降心火，解热除烦；黄芩、

竹茹清热除烦；茯苓、甘草安神调中。全方共奏养阴清热，宁心除烦之效。

若心惊胆怯者，酌加龙齿、石决明以安神定志；肝阳偏亢，症见头晕胀痛者，酌加钩藤、玄参、葛根以平肝熄风。

竹沥汤（《千金要方》）

【组成】竹沥、麦冬、黄芩、茯苓、防风。

【用法】水煎服。

【功用】清热涤痰除烦。

【证候】痰火内蕴型。

妊娠烦闷不安，甚则心悸胆怯，头晕目眩，胸脘满闷，恶心呕吐痰涎，苔黄而腻，脉滑数。

【按语】方中竹沥清热涤痰以除烦；麦冬养阴润肺，清热除烦；茯苓健脾宁心；黄

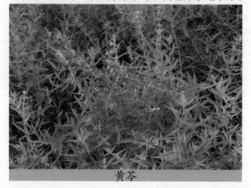

黄芩

芩泻火除烦；佐防风祛风胜湿。全方有清热涤痰除烦之效。

痰黄稠者，去防风，酌加浙贝母、前胡、瓜蒌清热化痰；呕恶甚者，酌加半夏、枇杷叶、藿香和胃降逆止呕。

丹栀逍遥散（《内科摘要》）

【组成】柴胡（去苗）、白芍、白术、茯苓（去皮白）各30克，甘草15克（微炙赤），牡丹皮、栀子、黄芩、竹茹各10克。

【用法】水煎服。

【功用】舒肝清热除烦。

【证候】肝经郁火型。

妊娠烦闷不安，或烦躁易怒，头晕目眩，口苦咽干，两胁胀痛，常欲太息，舌红，苔薄黄，脉弦数而滑。

【按语】方中柴胡、白芍解郁柔肝止痛，牡丹皮、栀子、黄芩、竹茹清肝泄热，白术、茯苓、甘草、和中健胃。

若头晕目眩甚者，酌加钩藤、菊花、夏枯草清热平肝；胸胁胀痛者，酌加川楝子、郁金疏肝解郁，理气止痛。

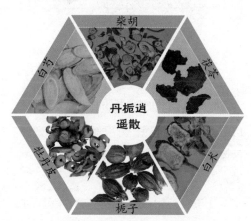

妊娠水肿

妊娠后，肢体面目等部位发生浮肿，称"妊娠水肿"，亦称"妊娠肿胀"。主要由于孕妇内分泌发生改变，致使体内组织中水分及盐类潴留（钠潴留）；另外，妊娠子宫压迫盆腔及下肢的静脉，阻碍血液回流，使静脉压增高，故水肿经常发生在肢远端，以足部及小腿为主。特别从事站立工作的妇女更为明显。

一般水盛肿胀者，皮薄光亮，压痕明显；湿郁肿胀者，皮肤粗厚，压痕不显。同时根据兼症及舌脉等分辨脾虚、肾虚、气滞三种证型，以指导治疗。治疗大法以利水化湿为主。脾虚者健脾利水，肾虚者温肾利水，气滞者理气化湿。按照"治病与安胎并举"的原则，随证加入养血安胎之品，慎用温燥、寒凉、滑利之药，以免伤胎。若水肿明显，需适当休息，必要时需要住院治疗，并进低盐饮食。

白术散（《全生指迷方》）

【组成】橘皮（洗）、大腹皮、茯苓、生姜各15克，白术30克。

【用法】上为细末。每次3克，空腹时用温开水送服。

【功用】健脾利水。

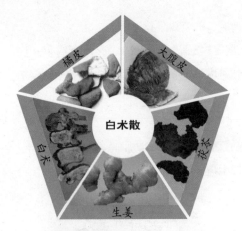

【功用】利水渗湿，温阳化气。

【证候】肾虚型。

妊娠数月，面浮肢肿，下肢尤甚，按之没指，头晕耳鸣，腰酸无力，下肢逆冷，心悸气短，小便不利，面色晦黯，舌淡，苔白滑，脉沉迟。

【按语】方中猪苓、茯苓、泽泻利水渗湿；白术健脾运化水湿；桂枝温阳化气以助膀胱气化，使水湿自小便排出；山药、菟丝子补益肾气，以固冲安胎。全方共奏温阳化气，行水消肿之效。

若腰痛甚者，酌加杜仲、续断、桑寄生固肾强腰安胎。

【证候】脾虚型。

妊娠数月，面浮肢肿，甚则遍身俱肿，皮薄光亮，按之凹陷，脘腹胀满，气短懒言，口中淡腻，食欲不振，小便短少，大便溏薄，舌体胖嫩，边有齿痕，苔薄白或薄腻，脉缓滑无力。

【按语】方中白术、茯苓健脾除湿行水；生姜皮温中理气化饮；大腹皮下气宽中行水；橘皮理气和中。全方有健脾除湿，行水消肿之效。

若肿势明显，小便短少者，酌加猪苓、泽泻、防己以利水消肿；肿甚以致胸闷而喘者，酌加葶苈子、杏仁、厚朴以宽中行气，降逆平喘；食少便溏者，酌加山药、薏苡仁、扁豆、芡实以实脾利湿；脾虚气弱，见气短懒言，神疲乏力者，酌加参、芪以补脾益气。

五苓散（张仲景《伤寒论》）

【组成】泽泻15克，山药、猪苓、茯苓、白术各9克，菟丝子、桂枝各6克。

【用法】为散剂，每次服3～6克；或作汤剂，水煎服。

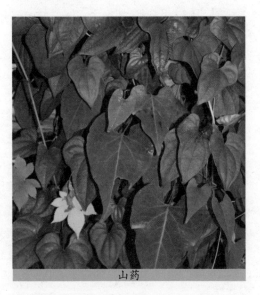

山药

天仙藤散（《妇人大全良方》）

【组成】天仙藤（洗、略炒）、香附子（炒）、陈皮、甘草、乌药（不须要天台者，但得软白、香而辣者良）

【用法】上等分，净秤为细末，每服6克。

水 500 毫升，姜 3 片，木瓜 3 片，紫苏 3 叶，同煎至 350 毫升，放温澄清，空心、食前服，1 日 3 服。

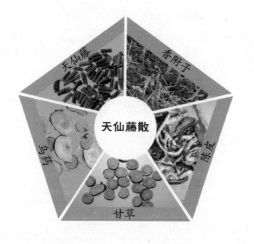

天仙藤散

【功用】理气行滞，化湿消肿。

【证候】气滞型。

妊娠数月，肢体肿胀，始肿两足，渐及于腿，皮色不变，压痕不显，头晕胀痛，胸胁胀满，饮食减少，苔薄腻，脉弦滑。

【按语】方中天仙藤、香附理气行滞；陈皮、生姜温中行气；苏叶宣上焦之滞气；乌药开下焦之郁滞；木瓜行气除湿，舒筋活络；甘草调和诸药。全方共奏理气行滞，化湿消肿之功用。

若兼脾虚湿阻者，症见头晕头重，胸闷腹胀，纳少呕恶，便溏尿少，苔白腻，脉弦滑，治宜解郁行气，健脾利水，方用茯苓导水汤去槟榔。

难产

妊娠足月临产时，胎儿不能顺利娩出者，称为"难产"，古称"产难"。

气血失调难产的机理主要有虚、实两方面，虚者是气虚不运而难产，实者是湿瘀阻滞而难产。常见分型有肾气虚弱、气血虚弱、气滞血瘀、气滞湿郁四型。

本病的处理原则是促进和协调子宫的收缩，促进产程进展，尽量减少创伤，以恰当而安全的方式结束分娩。在辨证治疗中要注意与交骨不开难产、胎位异常难产及胎儿异常难产严格区别。

治疗大法是虚弱者补气行血以运胎，湿瘀者行气活血以滑胎。但补虚不可过用滋腻之药，以防滞产；化瘀不可过用破血耗气之品，以防伤胎。

神效催生丹（《卫生家宝产科备要》）

【组成】腊月兔脑髓 1 枚（去皮膜，研如泥）冰片（另研，代麝香）、母丁香（极细末）各 5 克，乳香末（另研）12.5 克。

【用法】上药研细，用兔脑髓为丸，鸡头实大，阴干后瓷瓶收封备用。临产时温丁香汤送服 1 丸。

【功用】补肾降气，开窍催产。

【证候】肾气虚弱。

产时阵痛微弱，宫缩不强，产程过长，腰酸痛重，头晕耳鸣，努责无力，舌淡，苔薄润；脉细滑。

【按语】方中兔脑髓补肾益精，催生滑胎；公丁香、母丁香温，肾降逆，开窍催产；乳香、冰片活血散结，开窍催产。全方共奏补肾降气，开窍催产之效。

送子丹(《傅青主女科》)

【组成】生黄芪、当归(酒洗)、麦冬(去心)各30克，熟地黄(九蒸)15克，川芎9克。

【用法】水煎，连服二剂。

【功用】补气养血，润胎催产。

【证候】气血虚弱。

主要证候：产时阵痛微弱，宫缩不强，产程过长，神倦乏力，心悸气短，或用力过早，努责无力，面色苍白，舌淡，苔薄，脉虚大或细弱。

【按语】方中生黄芪补益中气，气足以推送胞胎；熟地黄、麦冬、当归、川芎养血益阴，血旺以润泽胞胎。血旺则气得所养，气足则血得所依，气血俱旺，以收润胎催产之效。

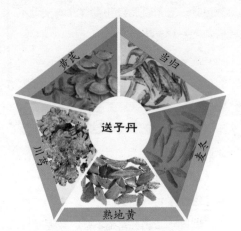

催生立应散(《济阴纲目》)

【组成】车前子、当归各30克，白芷、冬葵子各9克，牛膝、大腹皮、枳壳、川芎各6克，白芍3克。

【用法】水煎熟，入酒少许服之。

【功用】行气化瘀，滑胎催产。

【证候】气滞血瘀。

产时腰腹持续胀痛，疼痛剧烈，宫缩虽强，但无规律、无推力，久产不下，精神紧张，烦躁不安，胸闷脘胀，时欲呕恶，面色紫黯，舌黯红，苔薄白，脉弦大或至数不匀。

【按语】方中当归、川芎、牛膝活血化瘀，润胎催产为君；大腹皮、枳壳宽中下气，行滞催产为臣；车前子、冬葵子利水滑胎；白芷、白芍药养血消肿，缓急止痛。全方共奏行气化瘀，滑胎催产之效。

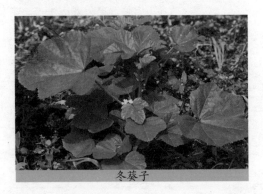

冬葵子

陈氏七圣散(《妇人大全良方》)

【组成】延胡索、没药、白矾、白芷、姜黄、当归、桂心各等分。

【用法】水煎熟，入酒少许服之。

【功用】活血化瘀，滑胎催产。

【证候】气滞血瘀。

若血瘀甚者，症见临产腰腹持续疼痛不止，呼喊不已，剧痛难忍，面色紫黯，脉滑大。

【按语】方中延胡索、没药、姜黄、当归、桂心温经化瘀，行气止痛，滑胎催产；白芷消肿止痛；白矾消肿止血。全方共奏活血化瘀，滑胎催产之效。

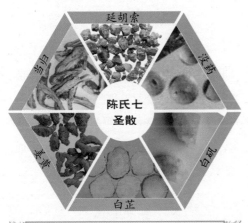

陈氏七圣散

延胡索　没药　白矾　白芷　姜黄　当归

神效达生散（《达生篇》）

【组成】苏梗 4.5 克，当归（酒洗）、川芎（酒炒）、大腹皮（黑豆汁洗）、枳壳（麸炒）、冬葵子、白术（土炒）各 3 克，陈皮 2.5 克，贝母（去心）、白芍（酒炒）各 6 克，甘草 1 克，葱头 2 个。

【功用】理气化湿，滑胎催产。

【证候】气滞湿郁。

产时腰腹持续胀痛，疼痛难忍，宫缩虽强，但无规律、无推力，久产不下，面浮肢肿，头晕目眩，心悸气短，胸膈满闷，恶心呕吐，舌黯，苔白腻，脉弦滑或滑大。

【按语】方中白术、陈皮、贝母健脾化湿，理气调中，化痰散结；苏梗、枳壳利膈宽中，顺气催产；大腹皮、冬葵子下气利水，消肿滑胎；葱白通阳散结。全方共奏理气化湿，滑胎催产之效。

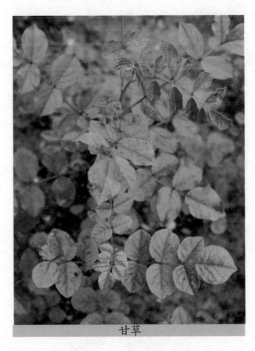

甘草

产后出血

产妇在分娩时，随着胎盘的排出，都有一定量的出血（一般为100～300毫升），这是正常现象。如果胎儿娩出后24小时内阴道流血量达到或超过500毫升者称为产后出血。产后24小时以内发生大出血的，称为早期产后出血；分娩24小时以后，在产褥期的任何时候（一般多在产后1～2周）发生子宫大出血的，则称为晚期产后出血。因为出血过多，常导致严重贫血和失血性休克，甚至危及产妇生命。因此，要加强孕期保健，对贫血、血液系统疾病、病毒性肝炎或其他全身性疾病，要及时纠正或控制。

升举大补汤（《傅青主女科·产后编》卷上）

【组成】黄芪、白术、陈皮各1.2克，人参6克，炙甘草、升麻各1.2克，当归、熟地黄各6克，麦门冬3克，川芎3克，白芷1.2克，炒黄连0.9克，荆介穗(炒黑)1.2克。去黄连，加地榆炭、乌贼骨。

【用法】加大枣，水煎服。

【功用】补气固冲，摄血止崩。

【证候】气虚型。

新产后突然阴道大量出血，血色鲜红，头晕目眩，心悸怔忡，气短懒言，肢冷汗出，面色苍白，舌淡，脉虚数。

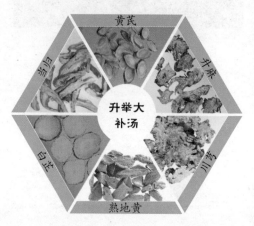

升举大补汤

【按语】方中人参、黄芪、白术、炙甘草、升麻、乌贼骨益气升提，固冲摄血；熟地黄、当归、川芎补血益精；麦门冬养阴生津；白芷辛香醒神；黑芥穗、地榆炭固经止血。汗多，加麻黄根3克，浮小麦9克；大便不通，加肉苁蓉3克。

化瘀止崩汤（《中医妇科学》）

【组成】炒蒲黄、五灵脂、益母草、南沙参、当归、川芎、三七粉。

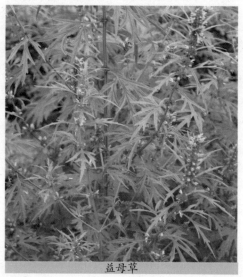

益母草

【用法】水煎服。

【功用】活血祛瘀，理血归经。

【证候】血瘀型。

新产后突然阴道大量下血，夹有血块，小腹疼痛拒按，血块下后腹痛减轻，舌淡黯或有瘀点瘀魔，脉沉涩。

【按语】方中五灵脂、益母草活血祛瘀以止痛；当归、川芎养血活血；炒蒲黄、三七粉活血止血，理血归经；沙参益气养阴，使祛瘀而不伤正。全方共奏活血祛瘀，理血归经之效。

牡蛎散（《证治准绳》）

【组成】煅牡蛎、川芎、熟地黄、白茯苓、龙骨、续断、当归、炒艾叶、人参、五味子、地榆、甘草。

【用法】水煎服。

【功用】益气养血，生肌固经。

【证候】产伤型。

新产后突然阴道大量下血，血色鲜红，持续不止，软产道有裂伤，面色苍白，舌淡，苔薄，脉细数。

【按语】方中人参、甘草益气；熟地黄、当归、川芎养血；续断补肾强腰以续筋脉；龙骨、牡蛎育阴潜阳，生肌固经；茯苓、五味子交通心肾而宁神；炒艾叶、地榆止血。全方共收益气养血，生肌固经止崩之效。

若软产道裂伤明显，应及时缝合止血，继以中药调治。

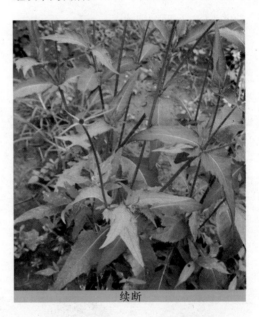
续断

产后腹痛

产妇分娩后，小腹疼痛者，称为"产后腹痛"，又称"儿枕痛"。产后腹痛有虚实之分。血虚者，小腹隐痛，喜按，恶露量少，色淡；血瘀者，小腹疼痛拒按，恶露量少，色黯有块；热结者，小腹灼痛，按之剧痛，恶露初则量多，继则量少，甚如败脓。

肠宁汤（《傅青主女科》）

【组成】当归（酒洗）、熟地黄（九蒸）各30克，人参、麦冬（去心）、阿胶（蛤粉炒）、山药（炒）各9克，续断6克，甘草3克，肉桂0.6克（去粗，研）。

【用法】水煎服。

【功用】养血益气。

【证候】血虚。

产后小腹隐隐作痛，喜揉喜按，恶露量少，色淡，头晕眼花，心悸怔忡，大便秘结，舌淡红，苔薄白，脉细弱。

【按语】方中当归、熟地黄、阿胶养血滋阴；人参、山药、甘草益气健脾以资化源；续断补肝肾，益精血；麦冬养阴生津；佐以少量肉桂以温通血脉。全方合用，养血益阴，补气生津，血旺则胞脉得以濡养，气旺则率血以行，其痛可除。

当归建中汤（《千金翼方》）

【组成】当归12克，桂心、生姜各9克，甘草（炙）6克，芍药18克，大枣（擘）6枚。

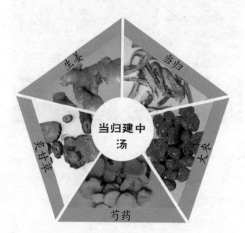

【用法】水煎服。若大虚，加饴糖30克。

【功用】温补气血，缓急止痛。

【证候】血虚兼寒者。

面色青白，小腹疼痛，得热痛减，形寒肢冷，或大便溏薄，舌淡，脉细而迟。

【按语】方中当归、白芍养血和血；饴糖、甘草、大枣温中补虚；桂心、生姜温中除寒；芍药配甘草缓急止痛。全方共奏养血温中，祛寒止痛之效。

生化汤（《傅青主女科》）

【组成】全当归24克，川芎9克，桃仁（去皮尖，研）6克，干姜（炮黑）、甘草（炙）各2克。

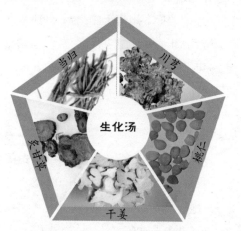

【用法】黄酒、童便各半煎服。现代用法：水煎服，或酌加黄酒同煎。

【功用】养血祛瘀，温经止痛。

【证候】血瘀。

产后小腹疼痛拒按，得热痛减，恶露量少，色紫黯，夹有血块，块下痛减，形寒肢冷，面色青白，舌淡黯，脉沉紧或沉弦。

【按语】方中当归、川芎补血活血；桃仁化瘀止痛；炙甘草补气缓急止痛；炮姜温经止痛。全方寓攻于补之中，化瘀血，生新血，血行流畅，通则痛止。

若兼小腹冷痛、绞痛者，酌加小茴香、吴茱萸以增温经散寒之功；若伴肢体倦怠，气短乏力，酌加黄芪、党参以益气补虚；若兼心烦易怒，胸胁胀痛，小腹胀甚而痛者，酌加郁金、香附以舒肝理气，行滞止痛。

大黄牡丹皮汤（《金匮要略》）

【组成】大黄6克，芒硝（冲）6克，牡丹皮9克，桃仁9克，冬瓜仁3克。

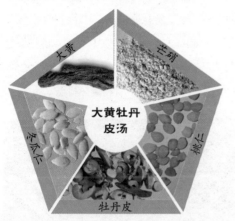

大黄牡丹皮汤

【用法】水煎服。

【功用】清热凉血，祛淤散结。

【证候】热结。

产后小腹疼痛拒按，或灼热疼痛，恶露初则量多，继则量少，色紫黯或如败脓，其气秽臭，高热不退，口渴欲饮，大便秘结，小便短赤，舌红绛，苔黄而燥，或起芒刺，脉弦数。

【按语】方中大黄、芒硝荡涤瘀结，通腑泻热；桃仁、牡丹皮凉血祛瘀，与大黄同用逐瘀力更强；冬瓜仁清热消痈排脓。本方有急下存阴，逐瘀止痛之效。

产后血晕

产妇分娩后突然头晕眼花，不能起坐，或心胸满闷，恶心呕吐，或痰涌气急，甚则神昏口噤，不省人事，称为产后血晕，又称"产后血运"。

主要病机不外虚实两端，阴血暴亡，心神失养，或瘀血停滞，气逆攻心。治疗首当辨其虚实，分清脱证与闭证。本病无论虚实都属危急重症，均须及时救治，必要时，中西医结合抢救。

清魂散（《丹溪心法》）

【组成】人参、泽兰、甘草（炙）各1克、川芎1.5克、荆芥3克。

【用法】水煎服。

【功用】益气固脱。

【证候】血虚气脱型。

新产去血过多，突然昏晕，面色苍白，心悸馈闷，甚则昏不知人，眼闭口开，手撒

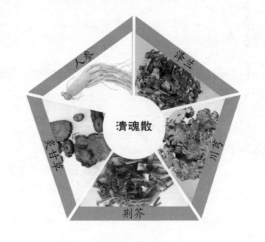

清魂散

肢冷，冷汗淋漓，舌淡，苔少，脉微欲绝或浮大而虚。

【按语】方中人参、甘草补气固脱；荆芥理血升散以达清空；川芎活血上行头目，合泽兰辛散芳香以醒神。全方共凑益气固脱醒神之效。

心清神醒之后，继之则应大补气血，方用加味当归补血汤（《医理真传》）去葱白、甜酒，加人参、熟地黄。

夺命散（《妇人大全良方》）

【组成】没药、血竭、当归、川芎。

【用法】水煎服。

【功用】活血逐瘀。

【证候】血瘀气逆型。

产后恶露不下，或下也甚少，小腹疼痛拒按，甚则心下满闷，气粗喘促，恶心呕吐，神昏口噤，不省人事，两手握拳，面色青紫，

唇舌紫黯，脉涩有力。

【按语】方中没药、血竭活血理气，逐瘀止痛，加当归、川芎以增强活血行瘀之力，瘀去则气机条畅，逆气可平，晕厥除则神自清。

若血瘀里实，症见大便燥结，腹满胀痛，神昏谵语者，宜祛瘀通腑，方用牡丹散（《三因极一病证方论》）。方中大黄、桃仁、牡丹皮活血行瘀；芒硝软坚散结，与大黄配伍能通腑泻热；冬瓜子清利湿热排脓。

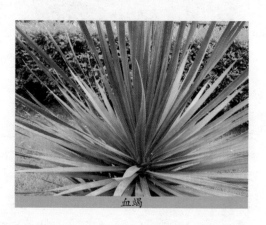

血竭

产后缺乳

哺乳期间，产妇乳汁甚少或全无，称为"缺乳"，亦称"乳汁不行"或"乳汁不足"。

缺乳有虚实两端。一般乳房柔软、乳汁清稀者，多为虚证；乳房胀硬而痛，乳汁浓稠者，多为实证。虚者补气养血，实者疏肝解郁，均宜佐以通乳之品。

通乳丹（《傅青主女科》）

【组成】人参、黄芪各30克；当归60克（酒洗），麦冬15克（去心），木通、桔梗各0.9克；七孔猪蹄2个（去爪壳）。

【用法】水煎服。二剂乳如泉涌。

【功用】补气血，通乳汁。

【证候】气血虚弱。

产后乳少，甚或全无，乳汁清稀，乳房

柔软，无胀满感，神倦食少，面色无华，舌淡，苔少，脉细弱。

【按语】方中人参、黄芪大补元气；当归、麦冬养血滋液；猪蹄补血通乳；木通宣络通乳；桔梗载药上行。全方共奏补气养血，宣络通乳之效。

若纳少便溏者，酌加炒白术、茯苓、山药以健脾止泻。

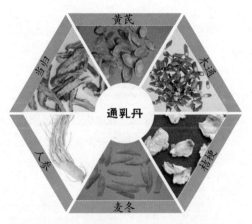

通乳丹

下乳涌泉散（《清太医院配方》）

【组成】当归、白芍、川芎、生地黄、柴胡、青皮、天花粉、漏芦、通草、桔梗、白芷、穿山甲、王不留行、甘草。

【用法】水煎服。

【功用】疏肝解郁，活络通乳。

【证候】肝气郁滞型。

产后乳汁涩少，浓稠，或乳汁不下，乳房胀硬疼痛，情志抑郁，胸胁胀闷，食欲不振，或身有微热，舌质正常，苔薄黄，脉弦细或弦数。

【按语】方中青皮、柴胡舒肝解郁；川芎、当归、白芍、生地黄、天花粉养血滋液；穿山甲、王不留行、漏芦活络下乳；桔梗、通草宣络通乳；甘草调和诸药。全方共奏疏肝解郁，通络下乳之效。

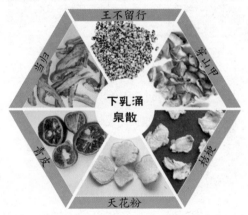

下乳涌泉散

子宫脱垂

子宫脱垂为妇科常见病之一，指子宫偏离正常位置，沿着阴道下降，低于子宫颈外阴道口到坐骨棘水平以下，甚至完全脱出阴道口外。本病多见于经产妇，与生育有密切关系。妇女原本体质虚弱，气血受损，生产婴儿时用力太过，或产后过早从事重体力劳动，致使子宫松弛，从正常位置下坠。子宫脱垂病情有轻有重，重者会严重影响身体健康和日常生活。当子宫滑出阴道外时，患者站立都会感到阴部下坠，走路感动腰酸疼。再严重时，脱出物常会发生充血、水肿，也会导致阴道发炎、输尿管积水和肾盂积水等。

中医称子宫脱垂为"阴挺""阴颓""阴疝"等，认为此病根本原因为肾气衰弱，不能统固胞经所致，治疗时宜益肾补气。常用的防治名方金方以下几种。

补中益气汤（李东垣《内外伤辨惑论》）

【组成】黄芪18克，炙甘草、白术各9克，人参、陈皮、柴胡、升麻各6克，当归3克。

【用法】水煎服；或制成丸剂，每次服9～15克，每日2～3次，温开水或姜汤送下。

【功用】补中益气，升阳举陷。

【证候】气虚型。

子宫下移，或脱出阴道口外，劳则加剧，小腹下坠，神倦乏力，少气懒言，小便频数，或带下量多，色白质稀，面色少华，舌淡，苔薄，脉缓弱。

【按语】本方为补气升阳、甘温除热的代表方。方中黄芪味甘微温，入脾肺经，补中益气，升阳固表，故为君药。配伍人参、炙甘草、白术，补气健脾为臣药。当归养血和营，协人参、黄芪补气养血；陈皮理气和胃，使诸药补而不滞，共为佐药。少量升麻、柴胡升阳举陷，协助君药以升提下陷之中气，共为佐使。炙甘草调和诸药为使药。

若带下量多，色白质稀者，酌加山药、芡实、桑螵蛸以止带固脱。

阴虚发热，内热炽盛者忌用。

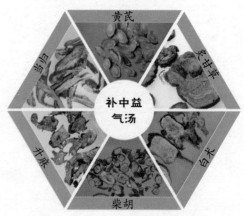

大补元煎（《千家妙方》）

【组成】人参、升麻、鹿角胶各10克，山药、熟地黄、杜仲、当归、山茱萸、枸杞子各15克。

【用法】水煎服，隔日1剂。

【功用】补脾益肾，平肝升提。

【证候】肾虚型。

子宫下移，或脱出阴道口外，小腹下坠，小便频数，腰酸腿软，头晕耳鸣，舌淡，苔薄，脉沉细。

【按语】方中人参大补元气，熟地黄、当归滋阴补血，枸杞子、山茱萸补肝肾，山药、鹿角胶、杜仲温肾阳，升麻升阳举陷。

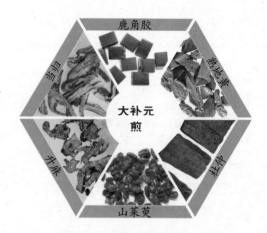

鹿角胶　熟地黄　当归　大补元煎　杜仲　升麻　山茱萸

阴疮

阴疮是指妇人外阴部结块红肿，或溃烂成疮，黄水淋沥，局部肿痛，甚则溃疡如虫蚀者，称"阴疮"，又称"阴蚀"、"阴蚀疮"。阴疮多见于西医的外阴溃疡、前庭大腺脓肿。本病及时治疗，预后良好。但也有少数患者转为恶性，预后差。

首先辨别阴阳。红肿热痛，发热急骤，脓稠臭秽，或伴全身发热者，为湿热证属阳；肿块坚硬，皮色不变，日久不消，或溃后脓稀淋漓，形体虚羸者，为寒湿属阴。其次要辨善恶。溃疡症轻，毒浅，体健者，多属善候；疮疡溃腐，久不收敛，脓水淋漓，恶臭难闻者，多属热毒蕴瘀而气血衰败之恶候。治疗原则，应按热者清之、寒者温之、湿者化之、坚者削之、虚者补之、下陷者托之的原则处理，常采用内外合治的方法。

龙胆泻肝汤（汪昂《医方集解》）

【组成】龙胆草、木通、车前子、生地黄、柴胡、生甘草各6克，黄芩、栀子、泽泻各9克，当归3克。

【用法】水煎服；或制成丸剂，名龙胆泻肝丸，每服6~9克，温开水送下，每日2次。

【功用】清肝胆实火，泻下焦湿热。

【证候】阴部生疮，红肿热痛，甚则溃烂流脓，黏稠臭秽，头晕目眩，口苦咽干，身热心烦，大便干结。舌红，苔黄，脉滑数。

【按语】方用龙胆草大苦大寒，上泻肝胆实火，下清下焦湿热。黄芩、栀子具有苦寒泻火之功。泽泻、木通、车前子清热利湿，使湿热从水道排除。生地黄、当归滋阴养血，以使标本兼顾。方用柴胡，是为引诸药入肝胆而设，甘草有调和诸药之效。综观全方，是泻中有补，利中有滋，以使火降热清，湿浊分清，循经所发诸证乃克相应而愈。

若肝胆实火较盛，可去木通、车前子，加黄连以助泻火之力；若湿盛热轻者，可去黄芩、生地黄，加滑石、薏苡仁以增强利湿之功。

仙方活命饮（薛己《校注妇人良方》）

【组成】金银花25克，陈皮9克，赤芍、当归、乳香、没药、白芷、贝母、防风、皂角刺、穿山甲、天花粉、甘草各6克。

【用法】水煎服，或水酒各半煎服。

【功用】清热解毒，消肿溃坚，活血止痛。

【证候】热毒壅盛。

发热不退，渴喜冷饮，溃脓臭秽

【按语】方中金银花清热解毒；白芷、防风散风祛湿；赤芍、归尾、乳香、没药活血化瘀消肿；穿山甲、皂角刺活血软坚散结；陈皮、贝母理气化痰；天花粉养阴清热；甘草解毒和中。若疮久不愈，正气不足，邪毒内陷者，宜扶正托毒，方用补中益气汤。

若日久伤阴者，治宜养阴清热解毒，方用百合地黄汤（《金匮要略》方：百合、生地黄，加苍术、茯苓、莪术、皂角刺）。

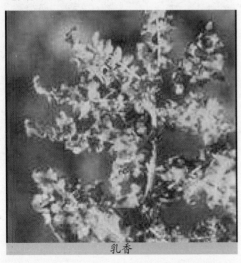

乳香

阳和汤（王维德《外科证治全生集》）

【组成】熟地黄30克，鹿角胶9克，白芥子苍术、茯苓、莪术、皂角刺各6克，肉桂粉、生甘草各3克，姜炭、麻黄各2克。

【用法】除肉桂粉、鹿角胶外，余药水煎，汤成去渣，加入肉桂粉，鹿角胶烊化混匀，分2～3次服。

【功用】温阳补血，散寒通滞。

【证候】阴疮坚硬，皮色不变，或有疼痛，溃后脓水淋漓，神疲倦怠，食少纳呆，舌淡，苔白腻，脉细弱。

【按语】方中熟地黄、鹿角胶补精血而助阳；姜炭、肉桂温经通脉；麻黄、白芥子通阳散滞消疮；莪术、皂角刺行气活血散结；苍术、茯苓燥湿利水以化浊；甘草解毒而调和诸药。

托里消毒散《女科正宗》）

【组成】人参、川芎、白芍、黄芪、当归、白术、茯苓、金银花各3克，白芷、甘草、皂角刺、桔梗各1.5克。

【用法】水煎服。

【功用】托里消毒。

【证候】正虚邪盛者，症见疮久不敛，心悸气短。

【按语】方中参、术、芪、草补气助阳；当归、白芍、川芎养血和血；金银花、白芷、皂角刺解毒消肿以排脓；黄芪、桔梗外提托毒。

第五章 男科金方

遗精

遗精是指因脾肾亏虚，精关不固，或火旺湿热，扰动精室所致的以不因性生活而精液频繁遗泄为临床特征的病证。本病发病因素比较复杂，主要有房事不节，先天不足，用心过度，思欲不遂，饮食不节，湿热侵袭等。有梦而遗精者，称为梦遗；无梦而遗精，甚至清醒时精液自出者，称为滑精。

本病应结合脏腑，分虚实而治。实证以清泄为主，心病者兼用安神；虚证以补涩为主，属肾虚不固者，补肾固精；劳伤心脾者，益气摄精；肾阳虚者，温补肾阳；肾阴虚者，滋养肾阴，其中重症患者，宜酌配血肉有情之品以补肾填精。阴虚火旺者，治以滋阴降火。

三才封髓丹（《卫生宝鉴》）

【组成】天冬、熟地黄、人参各15克，炙甘草23克，缩砂仁45克，黄柏90克。

【用法】共研细面，依法制为糊丸，每次服9克，肉苁蓉煎汤送服。

【功用】补肾泻火、固精。

【证候】君相火旺。

少寐多梦，梦中遗精，伴有心中烦热，头晕目眩，精神不振，倦怠乏力，心悸不宁，善恐健忘，口干，小便短赤，舌质红，脉细数。

相火妄动，水不济火者，用三才封髓丹，又名三才封髓丸。方中天冬、熟地黄、人参为三才汤；黄柏、砂仁、甘草名封髓丹。三才封髓丹用天冬、熟地黄滋肾养阴，人参、甘草宁心益气，黄柏清热泻火以坚阴，砂仁行滞悦脾以顾护中焦。若久遗伤肾，阴虚火旺明显者，可用知柏地黄丸或大补阴丸以滋阴泻火。

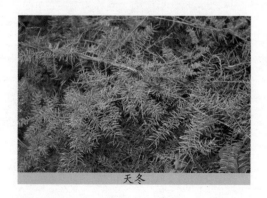

天冬

程氏萆薢分清饮（清·程国彭《医学心悟》）

【组成】萆薢6克、黄柏（炒褐色）和石菖蒲各1.5克、茯苓和白术各3克、莲子心2克、丹参和车前子各4.5克。

【用法】水煎服。

【功用】清热利湿，清心安神。

【证候】湿热下注。

遗精频作，或有梦或无梦，或尿时有少量精液外流，小便热赤浑浊，或尿涩不爽，口苦或渴，心烦少寐，口舌生疮，大便溏臭，或见脘腹痞闷，恶心，苔黄腻，脉濡数。

【按语】方中萆薢、黄柏、茯苓、车前子清热利湿，莲子心、丹参、石菖蒲清心安神，白术健脾利湿。

若饮食不节，醇酒厚味损伤脾胃，酿痰化热，宜清热化痰，可用苍白二陈汤加黄柏；若湿热流注肝之经脉者，宜苦泄厥阴，用龙胆泻肝汤清热利湿；精中带血，又称血精，可加白茅根、炒蒲黄等清热凉血止血；若患者尿时不爽，少腹及阴部作胀不适，为病久夹有瘀热之征，可加虎杖、败酱草、赤芍、川牛膝等以化瘀清热。

妙香散（《太平惠民各剂局方》）

【组成】炒远志（制，去心）、山药（姜汁炙）、茯苓、茯神（去木）、黄芪炙各一两（30克），甘草、人参、桔梗各五钱（15克），辰砂（另研）三钱（9克），麝香二钱（6克）。

【用法】另研细末，每服二钱（6克），水煎汤服。

【功用】补气宁神，行气开郁。

【证候】劳伤心脾。

劳累则遗精，心悸不宁，失眠健忘，面色萎黄，四肢困倦，食少便溏，舌淡，苔薄白，脉细弱。

【按语】方中人参、黄芪益气以生精，山药、茯苓扶脾，远志、辰砂清心安神，木

香理气，桔梗升清，麝香开窍，使气充神守，遗精自愈。

若中气不升，可加升麻、柴胡，或改用补中益气汤以升提中气。

左归饮（张介宾《景岳全书》）

【组成】熟地黄9克，山药、枸杞子、山茱萸各6克，茯苓4.5克，炙甘草3克。

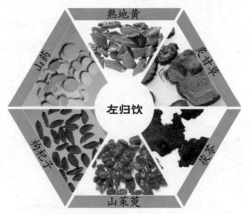

【用法】水煎服。

【功用】补肾益阴。

【证候】肾虚不固。

梦遗频作，甚至滑精，腰酸膝软，咽干，心烦，眩晕耳鸣，健忘失眠，低热颧赤，形瘦盗汗，发落齿摇，舌红少苔，脉细数。

【按语】方中熟地黄、山茱萸、枸杞子补肾益精；山药、茯苓、甘草健脾益气，补后天以补先天。若腰酸膝软者，可用左归丸。左归饮与左归丸均为纯补之剂，同治肾阴不足之证。然左归饮皆以纯甘壮水之品滋阴填精，补力较缓，故用饮以取其急治，适宜于肾阴不足较轻之证；左归丸则在滋阴之中又配以血肉有情之味及助阳之品，补力较峻，

常用于肾阴亏损较重者，意在以丸剂缓图之。

金锁固精丸（汪昂《医方集解》）

【组成】沙苑蒺藜、芡实、莲须各12克，煅龙骨、煅牡蛎各10克。

【用法】上药为细末，以莲子粉糊丸，每次服9克，每日1～2次，空腹淡盐汤送服；亦可作汤剂，用量按原方用量比例酌减，并加莲子肉适量，水煎服。

【功用】补肾涩精。

【证候】肾虚遗精。

遗精滑泄，神疲乏力，腰酸耳鸣，四肢酸软，舌淡苔白，脉细弱。

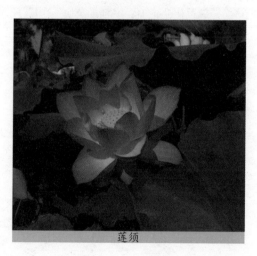
莲须

【按语】本方为治疗肾虚遗精的常用方剂。方用沙苑蒺藜补肾益精，芡实、莲须、龙骨、牡蛎固涩止遗。腰痛者，可加续断、杜仲以补肾强腰；肾阴虚而有火者，可加黄柏、知母以滋阴降火；兼见阳痿者，可加仙灵脾、锁阳以补肾壮阳；大便溏泄者，可加五味子、菟丝子以补肾固涩；大便秘结者，可加肉苁蓉、熟地黄以润肠通便。

本方药物多为收涩之品，若因相火内盛或下焦湿热所致的遗精者，则不宜使用。

水陆二仙丹（《洪氏集验方》）

【组成】芡实、金樱子各等份（各12克）。

【用法】将芡实研末，金樱子熬膏，拌和制成丸。每服6～9克，日服2次，盐汤送下。

【功用】补肾涩精。

【证候】肾阴亏虚。

症见头晕目眩、耳鸣腰酸、神疲乏力、形体瘦弱、舌红少津、脉来弦细带数者

【按语】方用，芡实、金樱子固涩止遗。与左归饮或右归丸同用，有标本兼治之效。

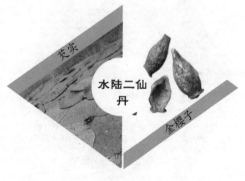
芡实　水陆二仙丹　金樱子

早泄

早泄是指在性交之始即行排精，甚至性交前即泄精的病证。早泄始见于《辨证录·种嗣门》，早泄常与遗精、阳痿等病证并见，因此治疗方法每多类同。

房劳过度，频犯手淫，以竭其精，而致肾精亏耗，肾阴不足，则相火偏亢，扰动精室，发为早泄；禀赋素亏，遗精日久，阴损及阳，导致肾阴肾阳俱虚，精关不固，亦可引起早泄。早泄的辨证有阴虚火旺及阴阳两虚之不同。其治疗以滋阴补肾益精为主，火旺者兼降火，阳虚者兼温肾阳。

知柏地黄丸（清·吴谦《医宗金鉴》）

【组成】由六味地黄丸（熟地黄24克，山萸肉、干山药各12克，泽泻、牡丹皮、茯苓各9克）加知母、黄柏各6克组成。

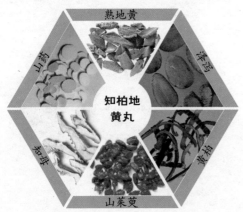

知柏地黄丸

【用法】上药为细末，炼蜜为丸，每次服6克，每日2次，温开水送下。

【功用】滋阴降火。

【证候】阴虚火旺。

欲念时起，阳事易举，或举而不坚，临房早泄，梦遗滑精，腰酸膝软，五心烦热，头晕目眩，心悸耳鸣，口燥咽干，舌红少苔，脉细数。

【按语】本方以六味地黄滋补肝肾，加知母、黄柏清泻虚火。便秘者，加柏子仁、火麻仁润肠通便；大便带血者，加三七、茜草、仙鹤草化瘀止血；遗精加芡实、金樱子益肾固精。

大补阴丸（原名大补丸朱震亨《丹溪心法》）

【组成】熟地黄、龟板各18克，黄柏、知母各12克。

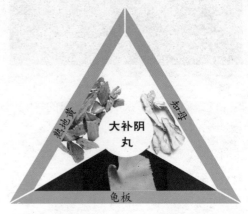

大补阴丸

【用法】以上四味，研为细末，猪脊髓适量蒸熟，捣为泥状，炼蜜为丸，每次服6～9

克，淡盐开水送服；或作汤剂，用量按原方比例酌定。

【功用】滋阴降火。

【证候】阴虚火旺证。

骨蒸潮热，盗汗遗精，咳嗽咯血，心烦易怒，足膝痛热，舌红少苔，尺脉数而有力。

【按语】

本方为滋阴降火的常用方。方中熟地黄、龟板补肾滋阴，阴复则火自降；黄柏、知母苦寒泻火，火降则阴可保；猪脊髓与蜂蜜均属血肉之品，能填精益髓，保阴生津。诸药合用，共收滋阴降火之效。咳嗽、咳痰不畅，可加贝母、百部、款冬花以润肺止咳；咯血、呕血，可加仙鹤草、白茅根以止血；阴虚较重者，可加麦冬、天冬以养阴润燥；盗汗甚者，可加牡蛎、浮小麦以敛津止汗。

脾胃虚弱，食少便溏，以及火热属于实证者不宜使用。

肾气丸（张仲景《金匮要略》）

【组成】干地黄240克，山茱萸、山药各120克，泽泻、茯苓、牡丹皮各90克，桂枝、附子各30克。

【用法】上药研末，炼蜜为丸，每次服6～9克，每日1～2次，开水或淡盐汤送下；或作汤剂，用量按原方比例酌定。

【功用】补肾助阳。

【证候】阴阳两虚。

遗精日久，畏寒肢冷，面白无华，气短乏力，腰酸膝软，阳痿精薄，小便清长，夜尿多，舌淡，苔薄白，脉沉细弱。

【按语】本方为治疗肾阳不足的常用代表方。方中附子大辛大热，温阳补火；桂枝辛甘而温，温通阳气，二药相合，补肾阳，助气化。干地黄滋阴补肾生精，配伍山茱萸、山药补肝养脾益精，阴生则阳长。泽泻、茯苓利水渗湿，配桂枝又善温化痰饮；牡丹皮活血散瘀，伍桂枝则可调血分之滞，此三味寓泻于补，俾邪去而补药得力，并制诸滋阴药碍湿之虞。诸药合用，助阳之弱以化水，滋阴之虚以生气，使肾阳振奋，气化复常，则诸症自除。

若咽干口燥，舌红少苔，属肾阳不足、虚火上火者，不宜应用。

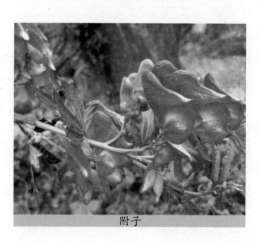
附子

175

阳痿

阳痿，是性功用障碍之一，指性生活时阴茎无法勃起，或勃起不坚，无法完成正常的性交活动。男性勃起是一个复杂的活动，涉及大脑、激素、肌肉、神经、情感等多感因素，所以阳痿致病原因分为多种。不过，它造成的伤害是一样的，会影响男性生育，给患者造成心理负担，给夫妻感情带来伤害，等等。

阳痿的治疗主要从病因病机入手，属虚者宜补，属实者宜泻，有火者宜清，无火者宜温。命门火衰者，真阳既虚，真阴多损，应温肾壮阳，滋肾填精，忌纯用刚热燥涩之剂，宜选用血肉有情温润之品；心脾受损者，补益心脾，恐惧伤肾者，益肾宁神；肝郁不舒者，疏肝解郁；湿热下注者，苦寒坚阴，清热利湿，即《素问·脏气法时论篇》所谓"肾欲坚，急食苦以坚之"的原则。

归脾汤（薛己《正体类要》）

【组成】人参一钱（6克），白术、当归、白茯苓、黄芪、炒远志、龙眼肉、酸枣仁（炒）各一钱（3克），木香五分（1.5克），甘草（炙）三分（1克）。

【用法】加生姜、大枣，水煎服。

【功用】益气补血，健脾养心。

【证候】心脾受损。

阳事不举，精神不振，夜寐不安，健忘，胃纳不佳，面色少华，舌淡，苔薄白，脉细。

【按语】方中用党参、黄芪、白术、茯苓、炙甘草健脾益气，枣仁、远志、桂圆肉养心安神，当归补血，诸药合用，共奏益气补血，养心健脾安神之功。

大补元煎（《景岳全书》）

【组成】熟地黄9克，人参、炒山药、杜仲、当归、枸杞子各6克，山茱萸、炙甘草各3克。

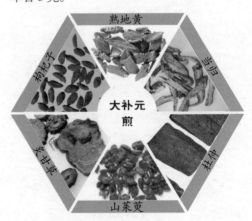

大补元煎

【用法】水煎服。

【功用】益肾宁神。

【证候】恐惧伤肾。

阳痿不举，或举而不坚，胆怯多疑，心

悸易惊，夜寐不安，易醒，苔薄白，脉弦细。

【按语】方中熟地黄、山茱萸、杜仲、枸杞子益肾，人参、当归、山药、炙甘草补益气血。可加枣仁、远志养心安神；因恐则气下，还可加升麻、柴胡以升阳。

逍遥散（《太平惠民和剂局方》）

【组成】柴胡、当归、白芍、白术、茯苓各9克，炙甘草4.5克。

【用法】上药共为细末，每服6～12克，用生姜、薄荷少许煎汤冲服，每日3次；若作汤剂，用量按原方比例酌减。

【功用】疏肝解郁，养血健脾。

【证候】肝郁不舒。

阳痿不举，情绪抑郁或烦躁易怒，胸脘不适，胁肋胀闷，食少便溏，苔薄，脉弦。有情志所伤病史。

【按语】本方为治疗肝郁血虚证的常用方剂。方中柴胡、白芍、当归疏肝解郁，养血和血；白术、茯苓、甘草健运脾胃，实土御木。

另可加香附、川楝子、枳壳理气调肝；补骨脂、菟丝子、枸杞子补益肝肾。诸药相配，共奏疏肝解郁、理气和中、益肾助阳之功。

龙胆泻肝汤（汪昂《医方集解》）

【组成】龙胆草、木通、车前子、生地黄、柴胡、生甘草各6克，黄芩、栀子、泽泻各9克，当归3克。

【用法】水煎服；或制成丸剂，名龙胆泻肝丸，每服6～9克，温开水送下，每日2次。

【功用】清肝胆实火，泻下焦湿热。

【证候】湿热下注。

阴茎痿软，阴囊湿痒臊臭，下肢酸困，小便黄赤，苔黄腻，脉濡数。

【按语】本方为清泻肝胆实火及下焦湿热的代表方。方中龙胆草、黄芩、山栀、柴胡疏肝清热泻火，味苦坚肾；木通、车前子、泽泻清热利湿；当归、生地黄养阴、活血、凉血，与清热泻火药配伍，泻中有补，使泻火药不致苦燥伤阴。会阴部坠胀疼痛，小便不畅，余沥不尽，可加虎杖、川牛膝、赤芍等活血化瘀。

若症见梦中阳举，举则遗精，寐则盗汗，五心烦热，腰酸膝软，舌红，少苔，脉细数，为肝肾阴伤，虚火妄动，治宜滋阴降火，方用知柏地黄丸合大补阴丸加减。

本方药物多属苦寒，易伤脾胃，应中病即止，不宜多服久服。脾胃虚弱者尤当慎用。方中木通应该用川木通，关木通有毒，不能用。

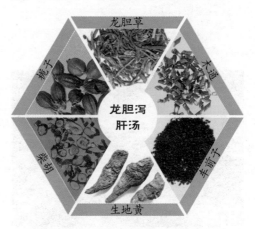

前列腺增生

前列腺增生是老年男性常见疾病，65 岁以上的男性，有 70% 的人患有不同程度的前列腺增生症。前列腺位于膀胱的下方，大小和形状如粟子，当它增生时，体积会膨胀，如鸡蛋般大。膨胀过程中，会对其上方的膀胱底部及尿道形成挤压，使尿道变狭、拉长和弯曲，引起尿道阻塞，临床上表现为尿频、尿急、夜间尿次增加和排尿费力等症状，并能导致泌尿系统感染、膀胱结石和血尿等并发症。目前，西医对前列腺增生的致病原因还不清楚，一般认为与内分泌失调有关。中医中所说的"癃闭"指的就是前列腺增生，其发病与三焦失常，治疗原则为补肾温阳，滋阴润肺，清热利水，活血化瘀。

黄芩清肺饮（《美容护肤中医八法》）

【处方】黄芩、川芎、赤芍、生地黄、葛根、天花粉各 9 克，当归、红花 6 各克，薄荷 1 克。

【功用主治】清肺热，行郁滞。

【用法】水煎服，每日 1 剂，日服 3 次。

【证候】肺热失宣小便不畅或点滴不通；咽干口燥，胸闷，呼吸不利，咳嗽咯痰；舌红，苔薄黄，脉数。

【按语】方中生地黄、赤芍、川芎、红花、当归皆为凉血、活血之品，可散瘀血之痹阻；天花粉、黄芩、葛根、薄荷清肺泄火，祛风邪而解毒热。

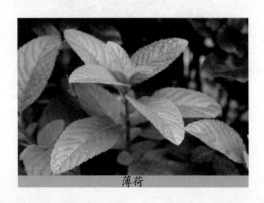
薄荷

八正散（《太平惠民和剂局方》）

【组成】瞿麦、萹蓄、车前子、木通、滑石、山栀子、大黄、炙甘草各 500 克。

【用法】以上诸药共为细末，每次服 6 ~ 9 克，加灯心草少量，水煎温服；亦可作汤剂，用量按原方比例酌定。

【功用】清热泻火，利水通淋。

【证候】湿热下注尿少黄赤，尿频涩痛，点滴不畅，甚至尿闭，小腹胀满；口渴不欲饮，发热，或大便秘结；舌红，苔黄腻，脉滑数。

【按语】本方为治疗湿热淋证的常用方剂。方用瞿麦利水通淋，清热凉血，木通利水降火为主；辅以萹蓄、车前子、滑石、灯心清热利湿，利窍通淋，以山栀子、大黄清热泻火，引热下行；甘草和药缓急，止尿道涩痛。诸药合用，而有清热泻火、利水通淋之功。湿热蕴结而致石淋涩痛者，宜加海金沙、金钱草以化石通淋；热伤膀胱血络、小便出血者，宜加白茅根、小蓟、旱莲草以凉血止血；小便浑浊较甚者，宜加石菖蒲、萆薢以分清化浊。

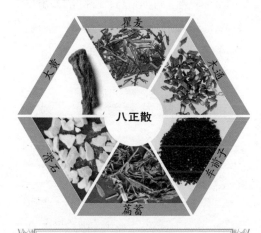

补中益气汤（李东垣《内外伤辨惑论》）

【组成】黄芪18克，炙甘草、白术各9克，人参、陈皮、柴胡、升麻各6克，当归3克。

【用法】水煎服；或制成丸剂，每次服9～15克，每日2～3次，温开水或姜汤送下。

【功用】补中益气，升阳举陷。

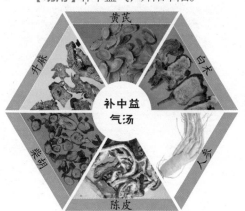

【证候】中气下陷小腹坠胀，小便欲解不爽，尿失禁或夜尿遗尿；精神倦怠，少气懒言；舌淡，苔薄白，脉细弱。

【按语】本方为补气升阳、甘温除热的代表方。方中重用黄芪补中益气，升阳固表。伍人参、炙甘草、白术补气健脾，与黄芪合用，以增强其补益中气之功。当归养血和营，协人参、黄芪以补气养血；陈皮理气和胃，使诸药补而不滞。并以少量升麻、柴胡升阳举陷，炙甘草调和诸药。诸药合用，使气虚得补，气陷得升则诸症自愈。气虚发热者，亦借甘温益气而除之。

咳嗽者，加麦冬、五味子以敛肺止咳；头痛者，加川芎、蔓荆子；头顶痛者，加细辛、藁本以疏风止痛；兼腹中痛者，加白芍以柔肝止痛；兼气滞者，加枳壳、木香以理气解郁。

知柏地黄汤《医宗金鉴》

【处方】熟地黄、知母、黄柏各24克，山茱萸、干山药各12克，泽泻、茯苓（去皮）、牡丹皮各9克。

【功用】滋阴降火。

【用法】水煎服，每日1剂，日服2次。

【证候】肾阴亏虚，小便频数不爽，淋漓不尽；头晕目眩，腰酸膝软，失眠多梦，咽干；舌红，苔薄，脉细数。

【按语】本方以六味地黄滋补肝肾，加知母、黄柏清泻虚火。便秘者，加柏子仁、火麻仁润肠通便；兼脾虚气滞者，加砂仁、白术、陈皮等以健脾和胃。

桂枝茯苓丸（张仲景《金匮要略》）

【组成】桂枝、茯苓、牡丹皮（去心）、桃仁（去皮尖，熬）、芍药各等份（9克）。

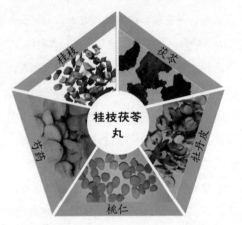

【用法】共为末，炼蜜和丸，每日服3～5克。

【功用】活血化瘀，缓消癥块。

【证候】气滞血瘀。小便努责方出或点滴全无，会阴、小腹胀痛，偶有血尿或血精；舌紫黯或有瘀斑，脉沉涩。

【按语】本方桂枝温经散寒，活血通络；茯苓益气养心，能利腰脐间血；牡丹皮、桃仁、芍药活血化瘀，芍药并能养血和营。以蜜为丸，取其缓消癥积而不伤正。疼痛剧烈者，宜加没药、延胡索、乳香等以活血止痛；瘀血阻滞较甚，可加川芎、丹参等以活血祛瘀；气滞者，加陈皮、香附等以理气行滞；出血多者，可加蒲黄、茜草等以活血止血。

前列腺增生患者不宜久坐

人端坐时，重心落于前列腺的位置，坐的时间久了，前列腺必然承受体重压力。普通人这时还可以承受，但是前列腺增生的病人就有大碍了，因为增生的前列腺会被迫向尿道管扩张，压迫尿道，造成排尿困难甚至闭尿。所以，前列腺患者在久坐时，可有意识地晃动身体，让身体重心移向左臀部或右臀部，左右臀适当轮换。

第六章 儿科金方

口疮

口疮是指以口腔内黏膜、舌、唇、齿龈、上腭等处发生溃疡为特征的一种小儿常见的口腔疾患。口疮发生于口唇两侧者，又称燕口疮；满口糜烂，色红作痛者，又称口糜。本病相当于西医学口炎。任何年龄均可发生，以2～4岁的小儿多见；一年四季均可发病。可单独发生，也常伴发于其他疾病之中。小儿口疮一般预后良好；若失治、误治，体质虚弱，可导致重症，或反复发作，迁延难愈。

凉膈散（《太平惠民和剂局方》）

【组成】川大黄、朴硝、甘草（炙）各二十两（600克），山栀子仁、薄荷（去梗）、黄芩各十两（300克），连翘二斤半（1250克）。

【用法】上药为粗末，每服二钱（6克），水一盏，入竹叶七片，蜜少许，煎至七分，去滓，食后温服。小儿可服半钱，更随岁数加减服之。得利下，住服。现代用法：上药共为粗末，每服6～12克，加竹叶3克，蜜少许，水煎服。亦可作汤剂煎服。

【功用】泻火通便，清上泄下。

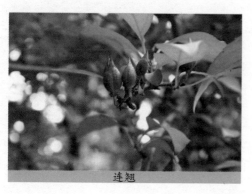
连翘

【证候】风热乘脾。

以口颊、上腭、齿龈、口角溃疡为主，甚则满口糜烂，或为疱疹转为溃疡，周围掀红疼痛拒食，烦躁不安，口臭，涎多，小便短黄，大便秘结，或伴发热，咽红，舌红，苔薄黄，脉浮数。

【按语】方中黄芩、金银花、连翘、栀子清热解毒，大黄通腑泻火，竹叶清心除烦，薄荷升散郁火、外解表热，甘草和中解毒。发热恶风、咽红，加牛蒡子、土牛膝根、桔梗；咳嗽加杏仁、桑叶、前胡。大便不实，去大黄，加生石膏、玄参、赤茯苓。

泻心导赤汤（《医宗金鉴》）

【组成】木通、生地黄、黄连、生甘草、灯心草。

【用法】水煎服。

【功用】清心泻火。

【证候】心火上炎。

舌上、舌边溃疡较多，色红疼痛，心烦不安，口干欲饮，小便短黄，舌尖红，苔薄黄，脉数。

【按语】方中黄连泻心火，生地黄凉心血，竹叶清心除烦，木通导热下行，甘草调和诸药。心烦不安加连翘、灯心清心泻火除烦；口干欲饮加生石膏、芦根、天花粉清热生津；小便短黄加车前子、茯苓、滑石利尿泄热。

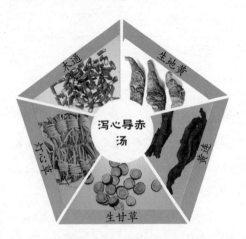

知柏地黄丸（清·吴谦《医宗金鉴》）

【组成】由六味地黄丸（熟地黄 24 克，山萸肉、干山药各 12 克，泽泻、牡丹皮、茯苓各 9 克）加知母、黄柏各 6 克组成。

【用法】上药为细末，炼蜜为丸，每次服 6 克，每日 2 次，温开水送下。

【功用】滋阴降火。

【证候】虚火上炎。

口舌溃疡或糜烂，稀散色淡，不甚疼痛，反复发作或迁延难愈，神疲颧红，口干不渴，舌红，苔少或花剥，脉细数。

【按语】方中六味地黄丸滋阴补肾，知母、黄柏清热降火，佐牛膝引火下行。若久泻之后，脾肾大虚，无根之火上浮，而见口舌生疮，神疲面白，大便溏薄，舌淡苔白者，改用理中汤加肉桂以温补脾肾，引火归原。

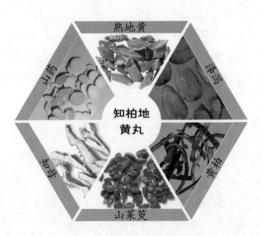

鹅口疮

鹅口疮是以口腔白屑为特征的一种常见疾病。因口腔满布白屑时状如鹅口，故名。又因其色白如雪片，故又称"雪口"。本病无明显季节性，常见于禀赋不足，体质虚弱，营养不良，久病、久泻的小儿，尤以早产儿、新生儿多见。一般预后良好。本病在《诸病源候论·鹅口候》中已作了较为系统的论述，书中说："小儿初生口里白屑起，乃至舌上生疮，如鹅口里，世谓之鹅口。此由在胎时受谷气盛，心脾热气熏发于口故也。"明确指出了鹅口疮是由心脾积热所致。

清热泻脾散（清·吴谦《医宗金鉴》卷五十一）

【组成】栀子、生地黄、黄芩、茯苓各9克，石膏15克，黄连、灯心草各3克。

【用法】上药共研为末。每次3～6克，水煎服。

【功用】清热泻火、解毒。

【证候】心脾积热。

口腔舌上白屑堆积，周围红较甚，面赤唇红，烦躁不宁，吮乳啼哭，或伴发热，口干或渴，大便秘结，小便短黄，舌质红，脉滑数，或指纹紫滞。

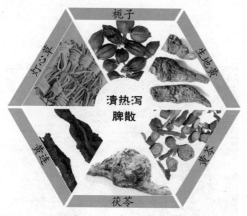

清热泻脾散

栀子　生地黄　灯心草　黄连　茯苓

【按语】黄连、连翘、栀子清心火，黄芩、生石膏泻脾热，生地黄凉血滋阴，茯苓、灯心草导热下行利湿。大便秘结加大黄通腑泻热；口干喜饮加芦根、天花粉清热生津。

知柏地黄丸（清·吴谦《医宗金鉴》）

【组成】由六味地黄丸（熟地黄24克，山萸肉、干山药各12克，泽泻、牡丹皮、茯苓各9克）加知母、黄柏各6克组成。

【用法】上药为细末，炼蜜为丸，每次服6克，每日2次，温开水送下。

【功用】滋阴降火。

【证候】虚火上浮。

口腔舌上白屑稀散，周围红晕不著，形体怯弱，面白颧红，手足心热，口干不渴，或大便溏，舌嫩红，苔少，脉细数无力，或指纹淡紫。

【按语】生地黄、熟地黄、山茱萸滋肾养阴，山药、茯苓、泽泻健脾利湿，牡丹皮、知母、黄柏清热降火，佐牛膝引火下行，焦山楂消食助运。若大便溏薄，舌淡等偏于脾肾阳虚者，用附子理中汤合参苓白术散加减，以温补脾肾之阳，摄纳无根之火。

小儿哮喘

哮喘是小儿时期的常见肺系疾病，以发作性喉间哮鸣气促，呼气延长为特征，严重者不能半卧。哮指声响，喘指气息，临床上哮常兼喘。本病包括了西医学所称喘息性支气管炎、支气管哮喘。本病发作有明显的季节性，以冬季及气温多变季节发作为主，年龄以 1 ~ 6 岁多见。95% 的发病诱因为呼吸道感染，发病有明显的遗传倾向，起病愈早遗传倾向愈明显。

小青龙汤合三子养亲汤

小青龙汤（张仲景《伤寒论》）组成：麻黄（去节）、芍药、桂枝（去皮）各三两（9克），细辛、干姜、甘草（炙）各三两（6克），五味子半升（6克），半夏（洗）半升（9克）。用法：水煎温服。功用：解表散寒，温肺化饮。

三子养亲汤（《皆效方》）组成：紫苏子、白芥子、莱菔子各9克。用法：三药微炒，捣碎，布包微煮，频服。功用：温肺化痰，降气消食。

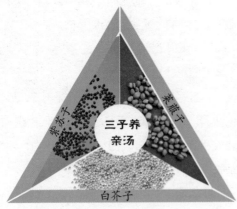

【证候】寒性哮喘。

咳嗽气喘，喉间有痰鸣音，痰多白沫，形寒肢冷，鼻流清涕，面色淡白，恶寒无汗，舌淡红，苔白滑，脉浮滑。

【按语】方中麻黄、桂枝宣肺散寒，细辛、干姜温肺化饮，白芥子、苏子、莱菔子行气化痰，白芍、五味子敛肺平喘。

咳甚加紫菀、款冬花化痰止咳；哮吼甚加地龙、僵蚕化痰解痉；气逆者，加代赭石降气；便秘者，加全瓜蒌通腑涤痰。

加味麻杏石甘汤（《重订通俗伤寒论》）

【组成】麻黄（蜜炙）、生石膏、瓜蒌仁各12克，光杏仁6克，生甘草1.2克，竹沥半夏4.5克，广皮红、小枳实各3克。水煎服。

【功用】宣肺清热，化痰止咳。

【证候】热性哮喘。

咳嗽哮喘，声高息涌，咯痰稠黄，喉间

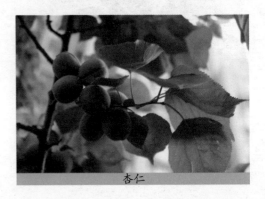

杏仁

哮吼痰鸣，胸膈满闷，身热，面赤，口干，咽红，尿黄便秘，舌质红，苔黄腻，脉滑数。

【按语】方中麻黄、生石膏宜肺清热，杏仁、葶苈子、桑白皮泻肺降逆，苏子化痰，生甘草调和诸药。

喘急者加地龙、胆南星涤痰平喘；痰多者，加天竺黄、竹沥豁痰降气；热重者加虎杖、栀子清热解毒；便秘者，加全瓜蒌、大黄降逆通腑。

大青龙汤（张仲景《伤寒论》）

【组成】麻黄（去节）六两（12克），桂枝（去皮）、甘草（炙）各二两（6克），杏仁（去皮尖）四十枚（6克），生姜（切）三两（9克），大枣（擘）十二枚（4枚），石膏（碎）如鸡子大（18克）。

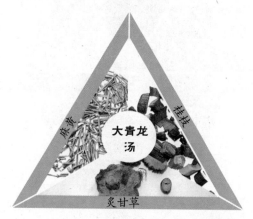

【用法】上七味，以水九升，先煮麻黄，减二升，去上沫，内诸药，煮取三升，去滓。温服一升，取微似汗。汗出多者，温粉扑之。一服汗者，停后服。若复服，汗多亡阳，遂虚，恶风烦躁不得眠也。现代用法：水煎服。

【功用】发汗解表，兼清里热。

【证候】外寒内热。

恶寒发热，鼻塞喷嚏，流清涕，咯痰黏稠色黄，口渴引饮，大便干结，舌红，苔薄白；脉滑数。

【按语】方中麻黄、桂枝、生姜温肺平喘，生石膏清里热，生甘草和中，白芍、五味子敛肺。

热重者，加黄芩、鱼腥草清肺热；咳喘哮吼甚者，加射干、桑白皮泄肺热；痰热明显者，加地龙、僵蚕、黛蛤散、竹沥清化痰热。

射干麻黄汤合都气丸

射干麻黄汤（《金匮要略》）组成：射干十三枚（9克），麻黄四两（9克），生姜四两（6克），细辛、紫菀、款冬花各三两（6克），半夏（大者，洗）半升（9克），五味子半升（3克），大枣七枚（3枚）。用法：水煎服。功用：宣肺祛痰，下气止咳。

都气丸（又名七味都气丸、都丸）组成：熟地黄24克，山茱萸、干山药各12克，泽泻、茯苓、牡丹皮各9克，五味子6克。炼蜜为丸，每丸约重15克，每日服3次，每次1丸；亦可用饮片作汤剂水煎服。功用：滋肾纳气。

【证候】肺实肾虚。

病程较长，哮喘持续不已，动则喘甚，面色欠华，小便清长，常伴咳嗽、喉中痰吼，舌淡苔薄腻，脉细弱。

【按语】方中麻黄、射干平喘化痰，半夏、款冬、紫菀清肺化痰，细辛、五味子敛汗平喘，山茱萸、熟地黄益肾，淮山药、茯苓健脾化痰。

动则气短难续，加胡桃肉、紫石英、诃

子摄纳补肾；畏寒肢冷，加补骨脂、附片行气散寒；痰多色白，屡吐不绝者，加白果、芡实补肾健脾化痰；发热咯痰黄稠，加黄芩、冬瓜子、金荞麦清泄肺热。

人参五味子汤合玉屏风散

五味子汤（《奇效良方》）组成：人参、五味子、麦冬、杏仁、橘皮各6克，生姜3片，大枣3枚。用法：水煎服。功用：补肺、化痰止咳。

玉屏风散（金礼蒙《医方类聚》）组成：防风一两（30克），黄芪（蜜炙）、白术各二两（60克）。用法：上药共为粗末，每次服6～9克，每日2次，水煎服；亦可作汤剂，用量按原方比例酌定。功用：益气固表、止汗。

【证候】肺脾气虚。

气短多汗，咳嗽无力，常见感冒，神疲乏力，形瘦纳差，面色苍白，便溏，舌淡，苔薄白，脉细软。

【按语】方中人参、五味子补气敛肺，茯苓、白术健脾补气，黄芪、防风益气固表，百部、橘红化痰止咳。

汗出甚加煅龙骨、煅牡蛎固涩止汗；痰多加半夏、天竺黄化痰；纳谷不香加神曲、谷芽消食助运；腹胀加木香、枳壳理气；便溏加山药、扁豆健脾。

金匮肾气丸（张仲景《金匮要略》）

【组成】干地黄240克，山茱萸、山药各120克，泽泻、茯苓、牡丹皮各90克，桂枝、附子各30克。

【用法】上药研末，炼蜜为丸，每次服6～9克，每日1～2次，开水或淡盐汤送下；或作汤剂，用量按原方比例酌定。

【功用】补肾助阳。

【证候】脾肾阳虚。

面色㿠白，形寒肢冷，脚软无力，动则气短心悸，腹胀纳差，大便溏泻，舌淡苔薄白，脉细弱。

【按语】方中附子、肉桂温肾补阳，山茱萸、熟地黄补益肝肾，淮山药、茯苓健脾，胡桃肉、五味子、白果敛气固摄。

虚喘明显加蛤蚧、冬虫夏草补肾敛气；咳甚加款冬花、紫菀止咳化痰；夜尿多者，加益智仁、菟丝子补肾固摄。

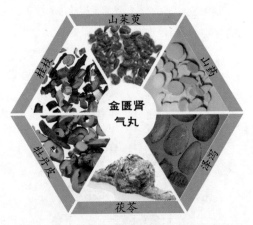

麦味地黄丸（明·龚廷贤《寿世保元》）

【组成】由六味地黄丸加麦冬9克，五味子6克组成。

【用法】上药为细末，炼蜜为丸，每次服9克，每日2次，空腹时用姜汤送下。

【功用】滋补肺肾。

【证候】肺肾阴虚。

面色潮红，咳嗽时作，甚而咯血，夜间盗汗，消瘦气短，手足心热，夜尿多，舌红苔花剥，脉细数。

【按语】方中麦门冬、百合润养肺阴，五味子益肾敛肺，熟地黄、枸杞子、山药补益肾阴，牡丹皮清热。

盗汗甚加知母、黄柏、瘪桃干清热敛汗；夜间呛咳加百部、北沙参养阴止咳；咯痰带血加阿胶、白芍养阴止血；潮热加青蒿清虚热。

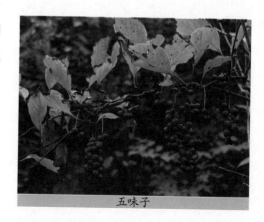

五味子

小儿食积

食积是因小儿喂养不当，内伤乳食，停积胃肠，脾运失司所引起的一种小儿常见的脾胃病证。临床以不思乳食，腹胀嗳腐，大便酸臭或便秘为特征。食积又称积滞。与西医学消化不良相近。本病一年四季皆可发生，夏秋季节，暑湿易于困遏脾气，发病率较高。小儿各年龄组皆可发病，但以婴幼儿多见。常在感冒、泄泻、疳证中合并出现。脾胃虚弱，先天不足以及人工喂养的婴幼儿容易反复发病。少数患儿食积日久，迁延失治，脾胃功用严重受损，导致小儿营养和生长发育障碍，形体日渐羸瘦，可转化成疳，故前人有"积为疳之母，无积不成疳"之说。《诸病源候论·小儿杂病诸候》所记载的"宿食不消候"、"伤饱候"是本病的最早记载。其后《活幼心书》和《婴童百问》又分别提出了"积证"和"积滞"的病名。

消乳丸或保和丸

消乳丸（《婴童百问》卷七）组成：香附（炒）、缩砂仁、神曲（炒）、麦蘖（炒）各30克，甘草（炙）、陈皮（去白）各15克。用法：上为末，泡雪糕丸，如黍米大，7岁以上绿豆大。每次服30丸，食后姜汤下。功用：温中快膈，止呕吐，消乳食。

保和丸（朱震亨《丹溪心法》）组成：山楂18克，半夏、茯苓各9克，神曲、莱菔子、陈皮、连翘各6克。用法：以上诸药共为细末，水泛为丸，每次服6～9克，温开水或麦芽煎汤送服；亦可作汤剂，用量按原方比例酌定。功用：消食和胃。

【证候】乳食内积。

乳食不思，食欲不振或拒食，脘腹胀满，疼痛拒按；或有嗳腐恶心，呕吐酸馊乳食，烦躁哭闹，夜卧不安，低热，肚腹热甚，大便秽臭，舌红苔腻。

【按语】山楂、神曲、莱菔子、麦芽消食化积，陈皮、香附、砂仁理气消滞，茯苓、半夏健脾化湿、消胀除满，连翘清解郁积之热。脘腹胀满疼痛加厚朴、枳实行气消滞宽中；便秘加木香、槟榔消积导滞；重者暂加大黄通腑；呕吐甚者，加姜竹茹清胃降逆止呕；低热、舌红、苔腻微黄，加胡黄连消积清热。

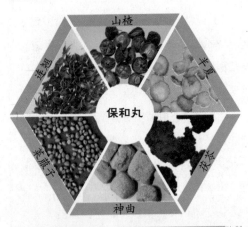

健脾丸（王肯堂《证治准绳》）

【组成】白术75克，白茯苓60克，人参45克，神曲、麦芽、山楂、陈皮、砂仁、山药、肉豆蔻各30克，甘草、木香、黄连各22克。

【用法】上药共碾为末，做成糊丸或水泛为丸，每次服6～9克，温开水送下，每日2次。

【功用】健脾和胃，消食止泻。

【证候】脾虚夹积。

神倦乏力，面色萎黄，形体消瘦，夜寐不安，不思乳食，食则饱胀，腹满喜按，呕吐酸馊乳食，大便溏薄、夹有乳凝块或食物残渣，舌淡红，苔白腻，脉沉细而滑。

【按语】党参、白术健脾益气，山楂、神曲、麦芽消食导滞，枳实、陈皮理气消胀，虚实兼顾，消补并施。苔腻、纳呆，加藿香、砂仁化湿醒脾；舌淡、腹胀、便溏，加炮姜、厚朴、苍术温中运脾。

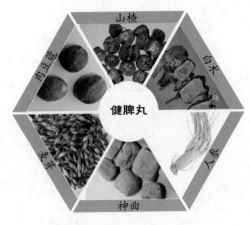

小儿厌食

厌食指小儿较长时期不思进食，厌恶摄食的一种病症。目前，本病在儿科临床上发病率较高，尤在城市儿童中多见。好发于1～6岁的小儿。厌食指以厌恶摄食为主证的一种小儿脾胃病症，若是其他外感、内伤疾病中出现厌食症状，则不属于本病。本病治疗，以脾健不在补贵在运为原则。宜以轻清之剂解脾气之困，拨清灵脏气以恢复转运之机，俾使脾胃调和，脾运复健，则胃纳自开。脾运失健证固当以运脾开胃为主治。若是脾胃气虚证，亦当注意健脾益气而不壅补碍胃，同时佐以助运开胃之品；若是脾胃阴虚证，亦当注意益阴养胃而不滋腻碍脾，同时适加助运开胃之品。在药物治疗同时应注重饮食调养，纠正不良的饮食习惯，才能取效。

异功散（宋·钱乙《小儿药证直诀》）

【组成】即四君子汤加陈皮各等份（各6克）。

【用法】水煎服，用量按原方比例，酌情增减。

【功用】益气健脾，行气化滞。

【证候】脾胃气虚。

不思进食，食不知味，食量减少，形体偏瘦，面色少华，精神欠振，或有大便溏薄夹不消化物，舌质淡，苔薄白。

【按语】方中党参、茯苓、白术、甘草健脾益气，佐以陈皮理气助运、焦建曲消食助运。舌苔白腻加苍术、扁豆燥湿助运；脘腹作胀加木香、香附理气助运；大便稀溏加煨姜、益智仁温运脾阳；水谷不化加山药、焦山楂健脾化食；多汗易感加黄芪、防风固护卫表。

养胃增液汤加减（中医儿科学）

【组成】石斛、乌梅、北沙参、玉竹、甘草、白芍、香橼皮、谷芽、麦芽。

【用法】水煎服。

【功用】养胃育阴。

【证候】脾胃阴虚。

不思进食，食少饮多，口舌干燥，大便偏干，小便色黄，面黄少华，皮肤失润，舌红少津，苔少或花剥，脉细数。

【按语】方中沙参、石斛、玉竹滋脾养胃，乌梅、白芍、甘草酸甘化阴。佐以香橼皮理气助运而不过于温燥，谷芽、麦芽和中开胃而不过于消削。脾气薄弱加山药、扁豆补益气阴；口渴引饮加天花粉、芦根生津止渴；大便秘结加火麻仁、瓜蒌仁润肠通便；阴虚内热加牡丹皮、知母养阴清热；夜寐不宁加酸枣仁、莲子心宁心安神。

小儿夜啼

婴儿白天能安静入睡，入夜则啼哭不安，时哭时止，或每夜定时啼哭，甚则通宵达旦，称为夜啼。多见于新生儿及6个月内的小婴儿。

新生儿及婴儿常以啼哭表达要求或痛苦，饥饿、惊恐、尿布潮湿、衣被过冷或过热等均可引起啼哭。此时若喂以乳食、安抚亲昵、更换潮湿尿布、调整衣被厚薄后，啼哭可很快停止，不属病态。

乌药散合匀气散

乌药散（《小儿药证直诀》卷下）组成：天台乌药、香附子(破，用白者)、高良姜、白芍各等分。用法：上药研末。每服3克，用水150毫升，煎至90毫升，温服。功用：行气疏肝，散寒止痛。

匀气散（《医宗金鉴》卷五十）组成：陈皮、桔梗各5克，炮姜、砂仁、炙甘草各2.5克，木香1.5克。用法：上药为末。水煎服。功用：理气健脾，和胃进食。

【证候】脾寒气滞。

啼哭时哭声低弱，时哭时止，睡喜蜷曲，腹喜摩按。四肢欠温，吮乳无力，胃纳欠佳，大便溏薄，小便较清，面色青白，唇色淡红，舌苔薄白，指纹多淡红。

【按语】方中乌药、高良姜、炮姜温中散寒，砂仁、陈皮、木香、香附子行气止痛；白芍、甘草缓急止痛，桔梗载药上行，调畅气机。

大便溏薄加党参、白术、茯苓健脾益气；时有惊惕加蝉蜕、钩藤祛风镇惊；哭声微弱，胎禀怯弱，形体羸瘦可酌用附子理中汤治之，以温中健脾，同时注意保暖。

导赤散（钱乙《小儿药证直诀》）

【组成】木通、生地黄、生甘草各等份。

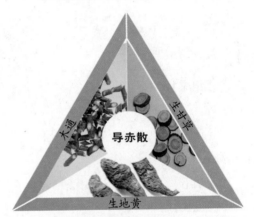

【用法】上药为粗末，每次用9～15克，加淡竹叶适量煎服；亦作汤剂，用量按原方比例酌定，加入淡竹叶适量，水煎服。

【功用】清心利水养阴。

【证候】心经积热。

啼哭时哭声较响，见灯尤甚，哭时面赤唇红，烦躁不宁，身腹俱暖，大便秘结，小便短赤，舌尖红，苔薄黄，指纹多紫。

【按语】方中生地黄清热凉血，竹叶、木通清心降火，甘草梢泻火清热，灯心引诸药入心经。同时要注意避免衣被及室内过暖。

大便秘结而烦躁不安者，加生大黄以泻火除烦；腹部胀满而乳食不化者，加麦芽、莱菔子、焦山楂以消食导滞；热盛烦闹者加黄连、栀子以泻火除烦。

远志丸去朱砂（《重订严氏济生方》）

【组成】石菖蒲、远志各60克，茯神、白茯苓、人参、龙齿各30克。

【用法】依法制为蜜丸。每服9克，每日2次。

【功用】补心气，镇心安神。

【证候】惊恐伤神。

夜间突然啼哭，似见异物状，神情不安，时作惊惕，紧偎母怀，面色乍青乍白，哭声时高时低，时急时缓，舌苔正常，指纹色紫，脉数。

【按语】方中远志、石菖蒲、茯神、龙齿定惊安神，人参、茯苓补气养心。

睡中时时惊惕者，加钩藤、蝉蜕、菊花以熄风镇惊。也可用琥珀抱龙丸以安神化痰。

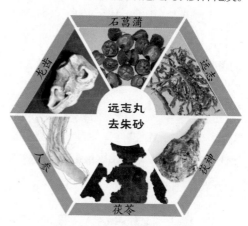

小儿惊风

惊风是小儿时期常见的一种急重病证，以临床出现抽搐、昏迷为主要特征。又称"惊厥"，俗名"抽风"。任何季节均可发生，一般以1～5岁的小儿为多见，年龄越小，发病率越高。其证情往往比较凶险，变化迅速，威胁小儿生命。所以，古代医家认为惊风是一种恶候。如《东医宝鉴·小儿》说："小儿疾之最危者，无越惊风之证"。《幼科释谜·惊风》也说："小儿之病，最重惟惊"。

惊风的症状，临床上可归纳为八候。所谓八候，即搐、搦、颤、掣、反、引、窜、视。八候的出现，表示惊风已在发作。但惊风发作时，不一定八候全部出现。由于惊风的发病有急有缓，证候表现有虚有实，有寒有热，故临证常将惊风分为急惊风和慢惊风。凡起病急暴，属阳属实者，统称急惊风；凡病势缓慢，属阴属虚者，统称慢惊风。

银翘散（吴瑭《温病条辨》）

【组成】金银花、连翘各15克，荆芥穗、淡竹叶各4克，淡豆豉、生甘草各5克，牛蒡子、薄荷、桔梗各6克。

【用法】共为粗末，每服18克，以鲜

芦根汤送服。

【功用】辛凉透表，清热解毒。

【证候】风热动风。

发热骤起，头痛身痛，咳嗽流涕，烦躁不宁，四肢拘急，目睛上视，牙关紧闭，舌红苔白，脉浮数或弦数。

【按语】方中金银花、连翘、薄荷疏风清热，防风、蝉蜕、菊花祛风解痉，僵蚕、钩藤熄风定惊。另加服小儿回春丹以清热定惊。

喉间痰鸣者，加竹黄、瓜蒌皮清化痰热；高热，便秘、乳蛾红肿者，加大黄或凉膈散釜底抽薪。以往有高热惊厥史患儿，在感冒发热初起，宜加服紫雪散以防惊厥发作。

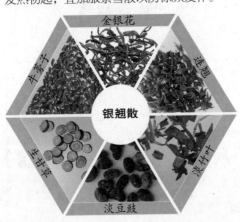

银翘散

清瘟败毒饮（余师愚《疫疹一得》卷下）

【组成】生石膏15～60克，生地黄9～30克，犀角1～3克，黄连3～9克，栀子、黄芩、知母、赤芍、玄参、连翘、牡丹皮各9克，桔梗、甘草、鲜竹叶各6克。

【用法】水煎服。

【功用】清热解毒，凉血泻火。

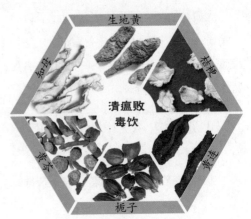

清瘟败毒饮

【证候】气营两燔。

起病急骤，高热烦躁，口渴欲饮，神昏惊厥，舌苔黄糙，舌质深红或绛，脉数有力。

【按语】方中连翘、石膏、黄连、黄芩、栀子、知母清气透热，生地黄、水牛角、赤芍、玄参、牡丹皮清营凉血，羚羊角、石决明、钩藤熄风平肝。

神志昏迷加石菖蒲、郁金，或用至宝丹、紫雪丹熄风开窍；大便秘结加生大黄、芒硝通腑泄热；呕吐加半夏、玉枢丹降逆止吐。

羚角钩藤汤（俞根初《通俗伤寒论》）

【组成】羚羊角片4.5克，钩藤、菊花、茯神、生白芍各9克，桑叶6克，川贝母12克，鲜地黄、淡竹茹各15克，生甘草2.4克。

【用法】水煎服。

【功用】凉肝熄风，增液舒筋。

【证候】邪陷心肝。

高热烦躁，手足躁动，反复抽搐，项背强直，四肢拘急，口眼相引，神识昏迷，舌质红绛，脉弦滑。

【按语】方中羚羊角、钩藤、僵蚕、菊花平肝熄风，石菖蒲、川贝母、广郁金、龙骨豁痰清心，竹茹、黄连清化痰热。同时，另服安宫牛黄丸清心开窍。

热盛加生石膏、知母清热泻火；便干加生大黄、玄明粉泻热通便；口干舌红加生地黄、玄参养阴生津。

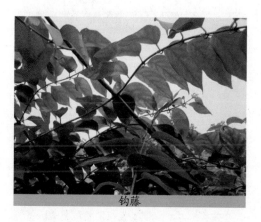
钩藤

黄连解毒汤

【组成】黄连、栀子各9克，黄芩、黄柏各6克。

【用法】水煎，分2次服。

【功用】泻火解毒。

【证候】湿热疫毒。

起病急骤，突然壮热，烦躁谵妄，神志昏迷，反复惊厥，呕吐腹痛，大便腥臭，或夹脓血，舌质红，苔黄腻，脉滑数。

【按语】黄芩泻上焦之火，黄连泻中焦之火，黄柏泻下焦之火，山栀通泻三焦之火，导火下行，四药合用，苦寒直折，泻火解毒。

舌苔厚腻，大便不爽加生大黄、厚朴清肠导滞，泻热化湿；窍闭神昏加安宫牛黄丸清心开窍；频繁抽风加紫雪丹平肝熄风；呕吐加玉枢丹辟秽解毒止吐。

小儿水肿

小儿水肿是指体内水液潴留，泛溢肌肤，引起面目、四肢甚至全身浮肿，小便短少的一种常见病证。根据其临床表现分为阳水和阴水。阳水多见于西医学急性肾小球肾炎，阴水多见于西医学肾病综合征。小儿水肿好发于2～7岁的儿童。阳水发病较急，若治疗及时，调护得当，易于康复，预后一般良好；阴水起病缓慢，病程较长，容易反复发作，迁延难愈。

麻黄连翘赤小豆汤(《伤寒论》)

【组成】麻黄、生姜、甘草各6克，连翘、杏仁各9克，赤小豆30克，大枣12枚，桑白皮、车前子各10克。

【用法】水煎服。

【功用】解表散邪，清热除湿。

【证候】风水相搏。

水肿大都先从眼睑开始，继而四肢，甚则全身浮肿，来势迅速，颜面为甚，皮肤光亮，按之凹陷即起，尿少或有尿血，伴发热恶风，咳嗽，咽痛，肢体酸痛，苔薄白，脉浮。

【按语】方中麻黄发散风寒、宣肺利水，连翘清热解毒，赤小豆利水消肿，三者为主药。配杏仁、桑白皮、车前子宣肺降气、利水消肿，生姜、大枣调和营卫，甘草调和诸药。

表寒重加防风、荆芥、桂枝祛风散寒解表；表热重加金银花、浮萍辛凉清热解表；尿少、水肿甚者，加泽泻、茯苓、猪苓利水消肿；尿血加白茅根、大蓟、小蓟凉血止血；咽痛、咳嗽，加土牛膝根、牛蒡子、蝉蜕清热解毒，宣肺利咽止咳。若头痛目眩，去麻黄，加浮萍、钩藤、菊花、决明子平肝潜阳。

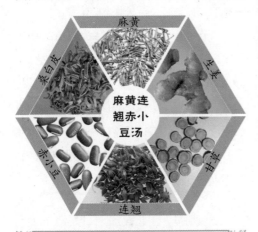

麻黄连翘赤小豆汤

大腹皮、茯苓皮利水消肿，陈皮理气和中。

高热口渴加生石膏、知母清热生津；大便干结加大黄泄热通腑；皮肤疮毒加苦参、白鲜皮清热解毒；小便灼热短黄加黄柏、车前子清下焦湿热以利尿；尿血加大蓟、小蓟，并服琥珀粉，以清热凉血止血。

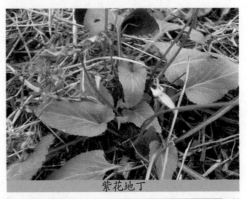

紫花地丁

参苓白术散合玉屏风散
（中医儿科学）

【组成】党参、黄芪、白术、山药、莲子、薏仁、茯苓、砂仁、甘草。

【用法】水煎服。

【功用】益气健脾，利水渗湿。

【证候】肺脾气虚。

浮肿不著，或仅见面目浮肿，面色少华，倦怠乏力，纳少便溏，小便略少，易出汗，易感冒，舌质淡，苔薄白，脉缓弱。

【按语】方中党参、黄芪、白术、山药、莲子补气益肺以固表、健脾以利湿，薏仁、茯苓健脾利湿，砂仁醒脾开胃，防风配黄芪、白术益气祛风固表，甘草调和诸药。

食少便溏加苍术、焦山楂运脾消食以止泻；脘痞腹胀加陈皮、半夏理气宽中消胀。若小便清长，四肢欠温，加附子、桂枝温阳

五味消毒饮合五皮饮
（中医儿科学）

【组成】金银花、野菊花、蒲公英、紫花地丁、天葵子、桑白皮、生姜皮、大腹皮、茯苓皮、陈皮。

【用法】水煎服。

【功用】清热解毒，利水消肿。

【证候】湿热内侵。

面肢浮肿或轻或重，小便黄赤短少或见尿血，常患有脓疱疮、疖肿、丹毒等疮毒，烦热口渴，大便干结，舌红，苔黄腻，脉滑数。

【按语】方中金银花、野菊花、蒲公英、紫花地丁、天葵子清热解毒，桑白皮、生姜皮、

通经；镜下血尿加益母草、牡丹皮活血止血；水肿明显，去山药、莲子、砂仁，加桑白皮、泽泻、大腹皮、车前子利水消肿。

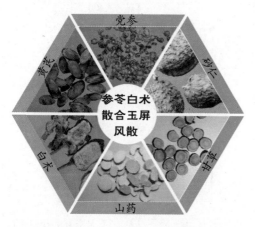

真武汤（张仲景《伤寒论》）

【组成】附子、茯苓、白芍、生姜各9克，白术6克。

【用法】水煎服。

【功用】温阳利水。

【证候】脾肾阳虚。

全身浮肿，以腰腹下肢为甚，按之深陷难起，畏寒肢冷，面白无华，神倦乏力，小便少，大便溏，舌淡胖，苔白滑，脉沉细。

【按语】方中附子温肾壮阳以化气行水，白术、茯苓健脾利水，白芍、生姜和营温中。

偏于脾阳虚者，加苍术、党参、干姜温阳助运；偏于肾阳虚者，加仙灵脾、肉桂温肾壮阳；神疲气短乏力，加党参、黄芪补气益肾健脾；水肿较甚，尿少，加猪苓、泽泻、大腹皮、桂枝化气利水；久病夹瘀，加丹参；水蛭活血化瘀。

己椒苈黄丸合参附汤

【组成】葶苈子、大黄、椒目、防己、人参、附子。

【用法】水煎服。

【功用】泻肺逐水，温阳扶正。

【证候】水气上凌心肺。

肢体浮肿，尿少或尿闭，咳嗽，气急，心悸，胸闷，烦躁夜间尤甚，喘息不得平卧，口唇青紫，指甲发绀，苔白或白腻，脉细数无力。

【按语】方中葶苈子、大黄泻肺逐水，椒目、防己利水，人参大补元气，附子温阳救逆。

水肿、喘息较甚，二便不利，体质尚好者，可短期应用峻下逐水药物，如商陆、牵牛子、桑白皮、车前子，以泻肺逐水。胸闷心悸，唇甲青紫，加桃仁、红花、丹参、赤芍活血祛瘀；痰浊内闭，神志不清者，加用苏合香丸以芳香开窍。

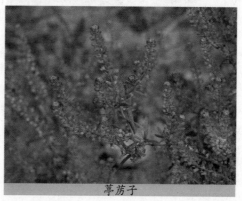

葶苈子

龙胆泻肝汤合羚角钩藤汤

【组成】龙胆草、栀子、黄芩、木通、

泽泻、车前子、甘草、当归、生地黄、柴胡、羚羊角、钩藤、菊花、桑叶、白芍、川贝、竹茹、茯苓。

【用法】水煎服。

【功用】平肝潜阳，泻火熄风。

【证候】邪陷心肝。

头痛，眩晕，视物模糊，烦躁，甚则抽搐、昏迷，舌红，苔黄糙，脉弦。

【按语】方中龙胆草泻肝经实火，山栀、黄芩苦寒泻火，泽泻、木通、车前子清热利湿，羚羊角、钩藤、菊花平肝熄风，生地黄、当归、白芍滋阴养血柔肝，甘草调和诸药。

大便秘结加大黄泻火通腑；呕恶加半夏、胆星化痰降逆；神昏、抽搐者，选用牛黄清心丸或紫雪丹，以清心开窍，熄风止痉。

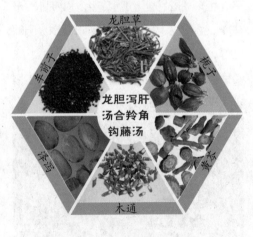

温胆汤合附子泻心汤

【组成】大黄、黄芩、黄连、陈皮、半夏、附子、生姜、竹茹、枳实、甘草。

【用法】水煎服。

【功用】辛开苦降，辟秽解毒。

【证候】水毒内闭。

全身浮肿，尿少或尿闭，头晕，头痛，恶心呕吐，口中气秽，腹胀，甚或昏迷，苔腻，脉弦。

【按语】方中大黄、黄连、黄芩泻三焦之火，泄浊毒之邪，通壅阻之气。陈皮、半夏燥湿化浊，附子、生姜辛开温中扶阳，竹茹清化痰浊，枳实破气消滞，甘草调和诸药。

恶心呕吐频繁者，先服玉枢丹辟秽解毒；尿少尿闭，加车前子、泽泻、茯苓通利小便；抽搐者，加羚羊角粉、紫雪丹止痉开窍。

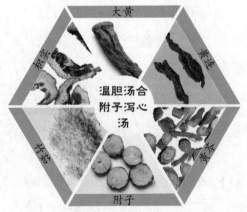

第七章 癌症金方

肺癌

肺癌原发于支气管黏膜上皮，是最常见的恶性肿瘤之一，严重威胁着人类的健康和生命。肺癌的早期临床表现有轻有重，其症状轻重和出现的迟早取决于肿瘤发生的部位、大小及发展程度，一般为中心型出现症状较早、较多，周围型则较晚、较少。肺癌按组织学分类，有鳞状细胞癌、腺癌、未分化癌（包括大细胞癌、小细胞癌）、细支气管肺泡癌等。肺癌的早期症状有刺激性干咳、血痰、胸痛等，另有约15%～20%的患者以发热为首发症状，多为肿瘤引起支气管阻塞，产生炎症而发热；也可因癌组织坏死，癌性毒素吸收引起发热。对于早、中期肺癌采取手术切除及放疗，化疗适用于已有远处转移，不适合手术及放疗，术后或放疗后又出现转移或复发者，也可以作为术后和放疗后的辅助治疗。

血府逐瘀汤（王清任《医林改错》）

【组成】桃仁12克，红花、当归、生地黄、牛膝各9克，赤芍、枳壳各6克，川芎、桔梗各5克，柴胡、甘草各3克。

【用法】水煎服。

【功用】活血散瘀，行气化滞。

【证候】气血瘀滞。

咳嗽不畅，胸闷气憋，胸痛有定处，如锥如刺，或痰血暗红，口唇紫暗，舌质暗或有瘀斑，苔薄，脉细弦或细涩。

【按语】本方用桃红四物汤活血化瘀；柴胡、枳壳疏肝理气；牛膝活血化瘀，引血下行；桔梗载药上行，直达病所；甘草调和诸药。胸痛明显者可配伍香附、延胡索、郁金以等理气通络，活血定痛。若反复咯血，血色暗红者，可减少桃仁、红花的用量，加蒲黄、三七、藕节、仙鹤草、茜草根祛瘀止血；瘀滞化热，暗伤气津见口干、舌燥者，加沙参、天花粉、生地黄、玄参、知母等清热养阴生津；食少、乏力、气短者，加黄芪、党参、白术益气健脾。

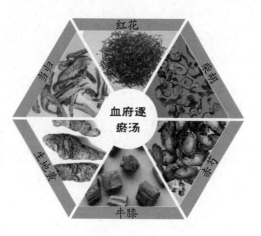

二陈汤合瓜蒌薤白半夏汤

二陈汤（《太平惠民和剂局方》）

组成：半夏、橘红各15克，白茯苓9克，炙甘草5克。用法：加生姜3克，乌梅一个，水煎服。功用：燥湿化痰，理气和中。

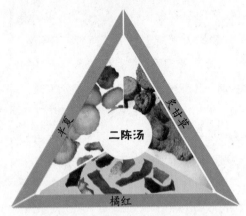

瓜蒌薤白半夏汤（东汉，张仲景，《金匮要略》）

组成：瓜蒌、半夏各12克，薤白9克，白酒适量。水煎服。

功用：通阳散结，祛痰宽胸。

【证候】痰湿蕴肺。

咳嗽，咯痰，气憋，痰质稠黏，痰白或黄白相兼，胸闷胸痛，纳呆便溏，神疲乏力，舌质淡，苔白腻，脉滑。

【按语】二陈汤理气燥湿化痰，合瓜蒌薤白半夏汤以助行气祛痰、宽胸散结之功。若见胸脘胀闷，喘咳较甚者，可加用葶苈大枣泻肺汤以泻肺行水；痰郁化热，痰黄稠黏难出者，加海蛤壳、鱼腥草、金荞麦根、黄芩、栀子清化痰热；胸痛甚，且瘀象明显者，加川芎、郁金、延胡索行瘀止痛；神疲、纳呆者，加党参、白术、鸡内金健运脾气。

沙参麦冬汤合五味消毒饮

沙参麦冬汤（《温病条辨》）

组成：沙参、麦冬各9克，玉竹6克，冬桑叶、生扁豆、花粉各4.5克，生甘草3克。

用法：水煎服。久热久咳者，加地骨皮9克。

功用：清养肺胃，生津润燥。

五味消毒饮（《医宗金鉴》）

组成：金银花20克，野菊花、蒲公英、紫花地丁、紫背天葵子各15克。

用法：水煎服。

功用：清热解毒，消散疔疮。

【证候】阴虚毒热。

咳嗽无痰或少痰，或痰中带血，甚则咯血不止，胸痛，心烦寐差，低热盗汗，或热势壮盛，久稽不退，口渴，大便干结，舌质红，舌苔黄，脉细数或数大。

治法：养阴清热，解毒散结。

【按语】方中用沙参、玉竹、麦冬、甘草、桑叶、天花粉、生扁豆养阴清热；金银花、野菊花、蒲公英、紫花地丁、紫背天葵清热解毒散结。若见咯血不止，可选加白及、白茅根、仙鹤草、茜草根、三七凉血止血；低热盗汗加地骨皮、白薇、五味子育阴清热敛汗；大便干结加全瓜蒌、火麻仁润燥通便。

生脉饮合百合固金汤

生脉饮（张元素《医学启源》）

组成：人参9克，麦冬9克，五味子6克。

用法：水煎服。功用：益气生津，敛阴

止汗。

百合固金汤（周之干《慎斋遗书》）

组成：熟地黄、生地黄、归身各三钱（9克），贝母（6克）、麦冬（9克）、百合（12克）各一钱半，白芍（6克）、甘草（3克）各一钱，桔梗（6克）、玄参各八分（3克）。

用法：水煎服。

功用：滋养肺肾，止咳化痰。

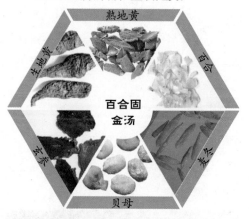

【证候】气阴两虚。

咳嗽痰少，或痰稀而黏，咳声低弱，气短喘促，神疲乏力，面色㿠白，形瘦恶风，自汗或盗汗，口干少饮，舌质红或淡，脉细弱。

【按语】生脉饮中人参大补元气，麦冬养阴生津，五味子敛补肺津，三药合用，共奏益气养阴生津之功。百合固金汤用生地黄、熟地黄、玄参滋阴补肾；当归、芍药养血平肝；百合、麦冬、甘草润肺止咳；桔梗止咳祛痰。气虚征象明显者加生黄芪、太子参、白术等益气补肺健脾；咯痰不利，痰少而黏者加贝母、瓜蒌、杏仁等利肺化痰。

若肺肾同病，由阴损阳，出现以阳气虚衰为突出的临床表现时，可选用右归丸温补肾阳。

上述证候中，如合并有上腔静脉压迫综合征，出现颜面、胸上部青紫水肿，声音嘶哑，头痛晕眩，呼吸困难，甚至昏迷的严重症状，严重者可在短期内死亡。中医治疗从瘀血、水肿论治，活血化瘀，利水消肿可使部分病人缓解。常用方剂如通窍活血汤、五苓散、五皮饮、真武汤等。压迫症状较轻者，可在辨证施治方药中，酌加葶苈子、猪苓、生麻黄、益母草等泻肺除壅，活血利水。

抗肺癌的中草药

在肺癌长期临床研究过程中，已筛选出一此较常用的抗肺癌的中草药，如清热解毒类的白花蛇舌草、半边莲、半枝莲、拳参、龙葵、蛇莓、马鞭草、凤尾草、蚤休、山豆根、蒲公英、野菊花、金荞麦、蝉蜕、黄芩、苦参、马勃、射干等；化痰散结类的瓜蒌、贝母、南星、半夏、杏仁、百部、马兜铃、海蛤壳、牡蛎、海藻等；活血化瘀类的桃仁、大黄、穿山甲、三棱、莪术、鬼箭羽、威灵仙、紫草、延胡索、郁金、三七、虎杖、丹参等；攻逐水饮类的猪苓、泽泻、防己、大戟、芫花等。上述这些具有一定抗肺癌作用的药物，可在辨证论治的基础上，结合肺癌的具体情况，酌情选用。

食管癌

　　食管癌是指发生于食管黏膜上基底细胞的恶性肿瘤，为消化道的常见恶性肿瘤之一。食管癌最常见的症状为吞咽困难，早期症状多不明显，有时仅感吞咽食物时不适，食物停滞感或有噎塞感，随病情发展而发生进行性吞咽困难。中晚期患者伴有前胸后背持续性疼痛，胸骨后有烧灼感，伴发纵隔炎、肺炎，消瘦明显，体重下降，大便秘结，呕吐涎沫，声音嘶哑等症状。食管癌应争取早期发现，早期诊断，早期治疗。现代医学对本病的治疗手段主要有外科手术、放射治疗和化学药物治疗。外科手术切除对早期食管癌疗效较好，术后 5 年生存率达 90％ 左右。晚期食管癌不宜手术而常采取放射治疗。术后治疗可结合放疗、化疗和中医药综合治疗，可延长患者生存期，缓解临床症状。本病属祖国传统医学噎膈、反胃、关格等范畴。

启膈散（程国彭《医学心悟》）

　　【组成】沙参、丹参各 9 克，川贝母 4.5 克，茯苓 3 克，郁金、杵头糠各 1.5 克，砂仁 1.2 克，荷叶蒂二个。

　　【用法】水煎服。

　　【功用】润燥解郁，化痰降逆。

　　【证候】痰气交阻。

　　进食梗阻，脘膈痞满，甚则疼痛，情志舒畅则减轻，精神抑郁则加重，嗳气呃逆，呕吐痰涎，口干咽燥，大便艰涩，舌质红，苔薄腻，脉弦滑。

　　【按语】方中丹参、郁金、砂仁理气化痰解郁，沙参、贝母、茯苓润燥化痰，杵头糠和胃降逆。可加瓜蒌、半夏、天南星以助化痰之力，加麦冬、玄参、天花粉以增润燥之效。若郁久化热，心烦口苦者，可加栀子、黄连、山豆根以清热；若津伤便秘，可加增

液汤和白蜜，以助生津润燥之力；若胃失和降，泛吐痰涎者，加半夏、陈皮、旋覆花以和胃降逆。

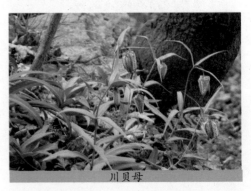
川贝母

沙参麦冬汤（《温病条辨》）

　　【组成】沙参、麦冬各 9 克，玉竹 6 克，冬桑叶、扁豆、天花粉各 4.5 克，生甘草 3 克。

　　【用法】水煎服。

　　【功用】清养肺胃，生津润燥。

　　【证候】津亏热结。

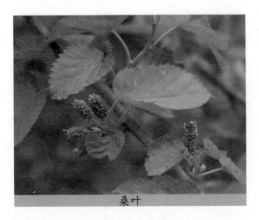

桑叶

进食时梗涩而痛，水饮可下，食物难进，食后复出，胸背灼痛，形体消瘦，肌肤枯燥，五心烦热，口燥咽干，渴欲饮冷，大便干结，舌红而干，或有裂纹，脉弦细数。治法：养阴生津，泻热散结。

【按语】方中沙参、麦冬、玉竹滋养津液，桑叶、天花粉养阴泄热，扁豆、甘草安中和胃。可加玄参、生地黄、石斛以助养阴之力，加栀子、黄连、黄芩以清肺胃之热。若肠燥失润，大便干结，可加火麻仁、瓜蒌仁、何首乌润肠通便；若腹中胀满，大便不通，胃肠热盛，可用大黄甘草汤泻热存阴，但应中病即止，以免重伤津液；若食管干涩，口燥咽干，可饮五汁安中饮以生津养胃。

通幽汤（《兰室秘藏》）

【组成】桃仁（研）、当归、升麻各3克，槟榔（研末，冲）、生地黄、熟地黄各2克，甘草、红花各1克。

【用法】水煎服。

【功用】养血活血，润燥通幽。

【证候】瘀血内结。

进食梗阻，胸膈疼痛，食不得下，甚则滴水难进，食入即吐，面色暗黑，肌肤枯燥，形体消瘦，大便坚如羊屎，或吐下物如赤豆汁，或便血，舌质紫暗，或舌红少津，脉细涩。

【按语】方中桃仁、红花活血化瘀，破结行血用以为君药；当归、生地黄、熟地黄滋阴养血润燥；槟榔下行而破气滞，升麻升清而降浊阴，一升一降，其气乃通，噎膈得开。可加乳香、没药、丹参、赤芍、三七、三棱、莪术破结行瘀，加海藻、昆布、瓜蒌、贝母、玄参化痰软坚，加沙参、麦冬、白芍滋阴养血。若气滞血瘀，胸膈胀痛者，可用血府逐瘀汤；若服药即吐，难于下咽，可先服玉枢丹，可用烟斗盛该药，点燃吸入，以开膈降逆，其后再服汤剂。

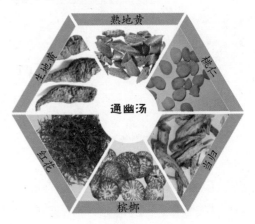

通幽汤

熟地黄　桃仁　生地黄　白芍　红花　槟榔

胃癌

胃癌是指发生在贲门、胃体、幽门部胃黏膜上皮及肠化上皮恶性肿瘤，在我国占各部位恶性肿瘤死因的第1位。胃癌的早期没有什么症状，或者没有什么特殊的症状，随着癌肿的发展，可以出现一系列的变化。例如上腹饱胀，上腹不适，或感到隐痛，也可剧痛。胃纳减退，消化不良。癌症较严重时，会出现消瘦、乏力、精神不振、贫血、呕血、胃穿孔等，同时可伴有低热。如果病人身体较消瘦，他自己甚至还可在上腹部摸到肿块。

为什么会得胃癌？很重要会一条原因就是饮食习惯。一些人比较爱吃重口味的食物，如腌制食物、辛辣食物、盐渍食品、熏制食物、含亚硝胺类化合物类食物等，这些都增加了胃癌发病的机率。进食霉变的食物，也会诱发胃癌。除饮食条件外，遗传因素、环境因素、个人的免疫因素也与胃癌有关。总之，胃癌的发病原因比较复杂。

胃癌患者在治疗过程中，可遵医嘱配合食物疗法更显效果。改变不良的饮食习惯，多吃新鲜蔬菜、水果，多饮新鲜牛奶，提倡饮茶，食物冰箱贮藏等。不吃烫食，不暴饮暴食，不过快进食，避免进食粗糙食物，不在情绪欠佳时进食，不酗酒，不吸烟。此外，还应切实做到高度重视胃部慢性疾病的治疗，防患于未然。

开郁至神汤（《辨证录》卷四）

【组成】人参、白术、炒栀子各3克，香附9克，茯苓、当归各6克，白芍、柴胡各15克，陈皮、甘草各1.5克。

【用法】水煎服。

【功用】理气化痰。

【证候】痰气交阻。

胃脘满闷作胀或痛，窜及两胁，呃逆，呕吐痰涎，胃纳减退，厌肉食，苔白腻，脉弦滑。

【按语】方中人参、白术、茯苓、陈皮

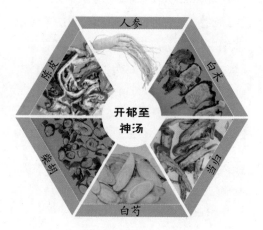

健脾理气，脾气健则气机运行正常，痰湿无从内生；香附、当归、柴胡调和肝脾之气血，理气化痰；佐以苦寒的栀子以解痰气交阻郁久之热，以泻火除烦，清热利湿；甘草调和

诸药。可加半夏、天南星以助化痰之力；闷胀、疼痛明显者，可加厚朴、郁金以行气活血定痛；呕吐痰涎者，可加半夏、旋覆花以和胃降逆。

导痰汤（《传信适用方》引皇甫坦方）

【组成】半夏（汤洗七次）四两（120克），天南星（细切，姜汁浸）、枳实（去瓤）、橘红、赤茯苓各一两（30克）。

【用法】原方为粗末，每服三大钱，水二盏，姜十片，煎至一盏，去滓，温服，食前。

【功用】祛风导痰，下气开郁。

【证候】痰湿凝滞。

胃脘满闷，面黄虚胖，呕吐痰涎，腹胀便溏，痰核累累，舌淡滑，苔滑腻。

【按语】以祛痰降逆的二陈汤为基础，加入理气宽胀的枳壳，祛风涤痰的天南星，共呈祛风涤痰功用。方中天南星、半夏燥湿祛痰力量颇强，故本方是强有力的祛痰剂。若伴腹胀便溏，可加猪苓、泽泻、苍术以利水渗湿，健脾理气。

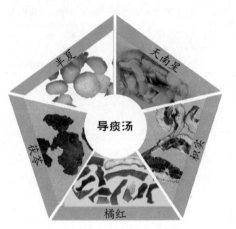

膈下逐瘀汤（清·王清任《医林改错》）

【组成】五灵脂、当归、桃仁、甘草、红花各9克，川芎、牡丹皮、赤芍、乌药各6克，枳壳5克，延胡索、香附各3克。

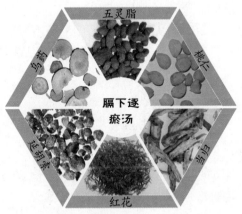

【用法】水煎服。

【功用】活血祛瘀，行气止痛。

【证候】瘀血内结。

胃脘刺痛而拒按，痛有定处，或可扪及腹内积块，腹满不食，或呕吐物如赤豆汁样，或黑便如柏油样，或左颈窝有痰核，形体日渐消瘦，舌质紫黯或有瘀点，脉涩。

【按语】方中桃仁、红花、当归、川芎、牡丹皮、赤芍、延胡索、五灵脂活血化瘀止痛；香附、乌药、枳壳疏肝理气，取气行则血行之意；甘草调和诸药。可加三棱、莪术破结行瘀，但有呕血或黑便者，应注意把握活血药物的种类和剂量，可配伍白及、仙鹤草、地榆、槐花以止血；加海藻、瓜蒌化痰软坚；加沙参、麦冬、白芍滋阴养血。吞咽梗阻，腹满不食者，也可改用通幽汤破结行瘀，滋阴养血。

竹叶石膏汤（张仲景《伤寒论》）

【组成】竹叶二把（6克），石膏一斤（50克），半夏（洗）半升（9克），麦冬（去心）一升（20克），人参、甘草（炙）各二两（6克），粳米半升（10克）。

【用法】上七味，以水一斗，煮取六升，去滓，内粳米，煮米熟，汤成去米，温服一升，日三服。

【功用】清热生津，益气和胃。

【证候】胃热伤阴。

胃脘部灼热，口干欲饮，胃脘嘈杂，食后剧痛，进食时可有吞咽梗噎难下，甚至食后即吐，纳差，五心烦热，大便干燥，形体消瘦，舌红少苔，或舌黄少津，脉细数。

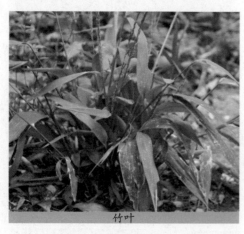

竹叶

【按语】方中用竹叶、石膏辛凉甘寒，清胃之热；人参、麦冬益气生津；半夏降逆下气，其性虽温，但配于清热生津药中，则温燥之性去而降逆之用存，不仅无害，且能转输津液，活动脾气，使参、麦生津而不腻滞；配甘草、粳米扶助胃气，又可防石膏寒凉伤胃。若大便干结难解，加火麻仁、郁李仁润肠通便。

理中汤（《医宗金鉴》）

【组成】人参、干姜、炙甘草、白术各三两（90克）。

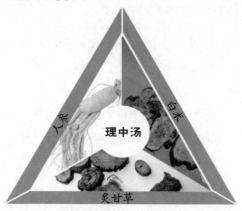

【用法】上四味锉碎，以水八升，煮取三升，去滓，温服一升，日三服。

【功用】温中祛寒。

【证候】脾胃虚寒。

胃脘隐痛，喜温喜按，腹部可触及积块，朝食暮吐，或暮食朝吐，宿食不化，泛吐清涎，面色㿠白，肢冷神疲，面部、四肢浮肿，便溏，大便可呈柏油样，舌淡而胖，苔白滑润，脉沉缓。

【按语】人参大补元气；干姜温中散寒；白术、甘草健脾益气，共奏健脾温中之效。可加丁香、吴茱萸温胃降逆止吐。若肢冷、呕吐、便溏等虚寒症状明显者，可加肉桂、附子即桂附理中汤，以增加温阳补虚散寒之力。全身浮肿者，可合真武汤以温阳化气利水。便血者，可合黄土汤温中健脾，益阴止血。

十全大补汤（《太平惠民和剂局方》）

【组成】人参（去芦）、肉桂（去皮）、川芎、干熟地黄、茯苓、白术、甘草（炒）、黄芪、当归（去芦）、白芍各等份。

【用法】上为细末，每服二大钱（9克），用水一盏，加生姜三片、枣子二枚，同煎至七分，不拘时候温服。

【功用】温补气血。

【证候】气血两亏。

胃脘疼痛绵绵，全身乏力，心悸气短，头晕目眩，面色无华，虚烦不眠，自汗盗汗，面浮肢肿，或可扪及腹部积块，或见便血，纳差，舌淡苔白，脉沉细无力。

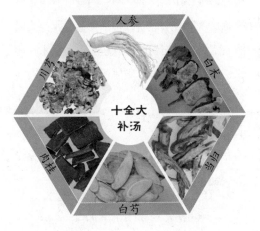

【按语】该方以四君子汤补气健脾，以四物汤补血调肝，在此基础上更配伍黄芪益气补虚，肉桂补元阳，暖脾胃。共奏气血双补、补虚暖中之效。此证型多属胃癌晚期，以虚为主，气血两亏，不任攻伐，当以救后天生化之源、顾护脾胃之气为要，待能稍进饮食与药物，再适当配合行气、化痰、活血等攻邪之品，且应与益之品并进，或攻补两法交替使用。若气血亏虚损及阴阳，致阴阳俱虚，阳竭于上而水谷不入，阴竭于下而二便不通，则为阴阳离决之危候，当积极救治。

抗胃癌的中草药

经现代药理及临床研究，已筛选出一些较常用的抗胃癌及其他消化道肿瘤的中药，如清热解毒类的白花蛇舌草、半枝莲、菝葜、肿节风、藤梨根、拳参、苦参、野菊花、野葡萄藤等；活血化瘀类的鬼箭羽、丹参、虎杖、三棱、莪术、铁树叶等；化痰散结类的牡蛎、海蛤、半夏、瓜蒌、石菖蒲等；利水渗湿类的防己、泽泻等。上述这些具有一定抗癌作用的药物，可在辨证论治的基础上，结合胃癌的具体情况，酌情选用。

肝癌

肝癌是指发生于肝脏的恶性肿瘤。肝细胞癌变初期，症状通常不太显明，容易让人忽视，但还是有以下特点：食欲明显减退，腹部闷胀，消化不良，有时出现恶心、呕吐；不明原因的鼻出血、皮下出血；右上腹隐痛，或肝区持续性或间歇性的疼痛，变换体位时疼痛有时加剧；人的体重减轻，四肢无力，不明原因的发热及水肿，皮肤瘙痒，甚至出现黄疸。

肝癌分为两种，即原发性肝癌和继发性肝癌。人们日常所说的肝癌多为原发性肝癌。原发性肝癌的发病率占恶性肿瘤的前五位。病毒性肝炎患者是肝癌高发人群，特别是乙肝患者，比没有患过乙肝的人患肝癌的几率要高10倍之多。大量酗酒、长期进食含有毒素成分的食物等人，也是肝癌多发人群。

柴胡疏肝散（王肯堂《证治准绳》）

【组成】柴胡、陈皮（醋炒）各二钱（6克），川芎、枳壳（麸炒）、芍药、香附各一钱半（4.5克），甘草（炙）五分（1.5克）。

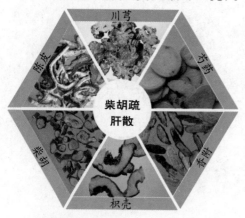

柴胡疏肝散

川芎　芍药　陈皮　柴胡　香附　枳壳

【用法】水煎服。

【功用】疏肝解郁，行气止痛。

【证候】肝气郁结。

右胁部胀痛，右胁下肿块，胸闷不舒，善太息，纳呆食少，时有腹泻，月经不调，舌苔薄腻，脉弦。

【按语】方中柴胡、枳壳、香附、陈皮疏肝理气；川芎活血化瘀；白芍、甘草平肝缓急。疼痛较明显者，可加郁金、延胡索以活血定痛。已出现胁下肿块者，加莪术、桃仁、半夏、浙贝母等破血逐瘀，软坚散结。纳呆食少者，加党参、白术、薏苡仁、神曲等开胃健脾。

复元活血汤（李杲《医学发明》）

【组成】大黄30克，柴胡15克，当归、桃仁、瓜蒌根各9克，红花、穿山甲、甘草各6克。

【用法】水煎服。

【功用】活血祛瘀，疏肝通络。

【证候】气滞血瘀。

右胁疼痛较剧，如锥如刺，入夜更甚，甚至痛引肩背，右胁下结块较大，质硬拒按，或同时见左胁下肿块，面色萎黄而黯，倦怠乏力，脘腹胀满，甚至腹胀大，皮色苍黄，脉络暴露，食欲不振，大便溏结不调，月经不调，舌质紫暗有瘀点瘀斑，脉弦涩。

【按语】方中桃仁、红花、大黄活血祛瘀；天花粉"消扑损瘀血"；当归活血补血；柴胡行气疏肝；穿山甲疏通肝络；甘草缓急止痛。可酌加三棱、莪术、延胡索、郁金、水蛭、䗪虫等以增强活血定痛，化瘀消积之力。或配用鳖甲煎丸或大黄广虫丸，以消癥化积。

若转为鼓胀之腹胀大，皮色苍黄，脉络暴露者，加甘遂、大戟、芫花攻逐水饮，或改用调营活血化瘀，行气利水。

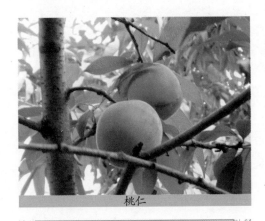
桃仁

茵陈蒿汤（张仲景《伤寒论》）

【组成】茵陈蒿18克，栀子、大黄各9克。

【用法】水煎服。

【功用】清热，利湿，退黄。

【证候】湿热聚毒。

右胁疼痛，甚至痛引肩背，右胁部结块，身黄目黄，口干口苦，心烦易怒，食少厌油，腹胀满，便干溲赤，舌质红，苔黄腻，脉弦滑或滑数。

【按语】方中茵陈、栀子、大黄清热除湿，利胆退黄。常加白花蛇舌草、黄芩、蒲公英清热泻火解毒。疼痛明显者，加柴胡、香附、延胡索疏肝理气，活血止痛。

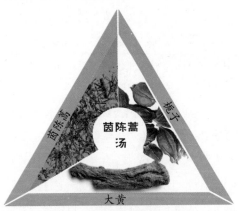
茵陈蒿汤
茵陈蒿　栀子　大黄

一贯煎（魏之琇《续名医类案》）

【组成】北沙参、麦冬、当归身各9克，生地黄18～30克，枸杞子9～18克，川楝子4.5克（原书未著用量）。

【用法】水煎服。

【功用】滋阴疏肝。

【证候】肝阴亏虚。

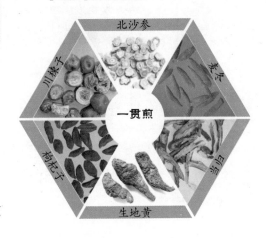
一贯煎
北沙参　麦冬　当归　生地黄　枸杞子　川楝子

胁肋疼痛，胁下结块，质硬拒按，五心烦热，潮热盗汗，头昏目眩，纳差食少，腹胀大，甚则呕血、便血、皮下出血，舌红少苔，脉细而数。

【按语】方中以生地黄、当归、枸杞子滋养肝肾阴血；沙参、麦冬滋养肺胃之阴；川楝子疏肝解郁。出血者，加仙鹤草、白茅根、牡丹皮清热凉血止血。出现黄疸者，可合茵陈蒿汤清热利胆退黄。

肝阴虚日久，累及肾阴，而见阴虚症状突出者，加生鳖甲、生龟板、女贞子、旱莲草滋肾阴，清虚热。肾阴虚日久常可阴损及阳而见肾之阴阳两虚，临床见形寒怯冷、腹胀大、水肿、腰酸膝软等症，可用金匮肾气丸温补肾阳为主方加减化裁。

抗肝癌的中草药

在辨证论治的基础上应当选用具有一定抗肝癌作用的中草药，如清热解毒类的白花蛇舌草、半枝莲、半边莲、拳参、蛇莓、马鞭草、凤尾草、紫草、苦参、蒲公英、重楼、野菊花、肿节风、夏枯草等；活血化瘀类的大蓟、菝葜、鬼箭羽、地鳖虫（䗪虫）、虎杖、丹参、三棱、水红花子、水蛭等；软坚散结类的海藻、夏枯草、牡蛎等。

肠癌

肠癌是发生于人体肠道的恶性肿瘤，主要指直肠癌和结肠癌。直肠和结肠都属于人体大肠组织，当它们的细胞癌变时，人通常会出现便血，并有不同程度的便不尽感、肛门下坠感，甚至出现腹泻。往往忽视这些细胞癌变示警信号，误认为是痔疮。癌症继续恶化后，出现腹泻、贫血、体力下降等症状。肠癌还会侵犯膀胱、肺脏等，引发尿急、尿痛、干咳、胸痛等。

关于肠癌发病的原因，医学界至今还未弄清晰。但可以肯定的是，它与人的饮食习惯、遗传因素有着密切关切。中医认为，肠癌与人们过食肥甘、霉变食物或因大肠慢性疾病等有关。

槐角丸（《抉寿精方》）

【组成】槐角30克，枳壳（麸炒）、当归、黄芩、黄柏、侧柏叶（各酒洗）、黄连、荆芥、防风、地榆各15克。

【用法】上为末，酒糊为丸，如梧桐子大。每服70丸，空腹时用米汤送下。

【功用】清热利湿，化瘀解毒。

【证候】湿热下注。

腹部阵痛，便中带血或黏液脓血便，里

急后重，或大便干稀不调，肛门灼热，或有发热、恶心、胸闷、口干、小便黄等症，舌质红，苔黄腻，脉滑数。

【按语】方中槐角、地榆、侧柏叶凉血止血；黄芩、黄连、黄柏清热燥湿，泻火解毒；荆芥、防风、枳壳疏风理气；当归活血祛瘀。腹痛较著者可加香附、郁金，以行气活血定痛；大便脓血黏液，泻下臭秽，为热毒炽盛，加白头翁、败酱、马齿苋以清热解毒，散血消肿。

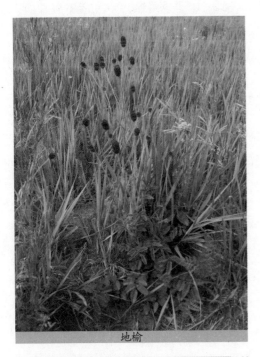
地榆

膈下逐瘀汤加味（清·王清任《医林改错》）

【组成】五灵脂、当归、桃仁、甘草、红花各9克，川芎、牡丹皮、赤芍、乌药各6克，枳壳5克，延胡索、香附各3克。

【用法】水煎服。

【功用】活血化瘀，清热解毒。

【证候】瘀毒内阻。

腹部拒按，或腹内结块，里急后重，大便脓血，色紫暗，量多，烦热口渴，面色晦暗，或有肌肤甲错，舌质紫暗或有瘀点、瘀斑，脉涩。

【按语】本方用桃仁、红花、五灵脂、延胡索、牡丹皮、赤芍、当归、川芎活血通经，行瘀止痛；以香附、乌药、枳壳调理气机；甘草调和诸药，共呈活血化瘀，行气止痛的功用。临床应用常配伍黄连、黄柏、败酱等，以加强清热解毒之力。

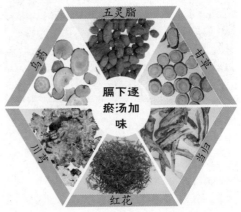
膈下逐瘀汤加味

附子理中汤（《三因极一病证方论》卷二）

【组成】大附子（炮，去皮、脐）、人参、干姜（炮）、甘草（炙）、白术各等份。

【用法】上药锉散。每服12克，用水225毫升，煎取160毫升，去滓，不拘时服。

【功用】补虚回阳，温中散寒。

【证候】脾肾阳虚。

腹痛喜温喜按，或腹内结块，下利清谷或五更泄泻，或见大便带血，面色苍白，少气无力，畏寒肢冷，腰酸膝冷，苔薄白，舌质淡胖有齿痕，脉沉细弱。

【按语】理中汤温中健脾，更加附子以增强温肾散寒之力。如下利清谷、腰酸膝冷之症突出，可配四神丸以温补脾肾，涩肠止泻。四神丸中补骨脂、肉豆蔻温脾肾而涩肠止泻；吴茱萸暖脾散寒除湿；五味子酸甘温涩。

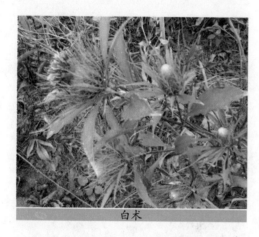

白术

八珍汤（萨迁《瑞竹堂经验方》）

【组成】人参、白术、白茯苓、当归、川芎、白芍、熟地黄、甘草（炙）各一两（30

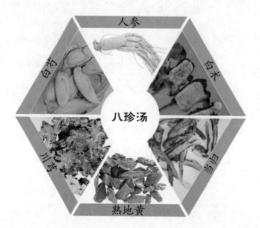

克）。

【用法】或作汤剂，加生姜三片，大枣五枚，水煎服，用量根据病情酌定。

【功用】益气补血。

【证候】气血两虚。

腹痛绵绵，或腹内结块，肛门重坠，大便带血，泄泻，面色苍白，唇甲不华，神疲肢倦，心悸气短，头晕目眩，形瘦纳少，苔薄白，舌质淡，脉沉细无力。

【按语】以四君汤益气健脾，以四物汤补血调血。腹痛绵绵，重用白芍、炙甘草以缓急止痛；便血不止者，加三七、茜草、仙鹤草化瘀止血；泄泻者，加肉豆蔻、赤石脂以收敛固涩；心悸失眠者，加酸枣仁、远志养心安神。

知柏地黄丸（清·吴谦《医宗金鉴》）

【组成】由六味地黄丸（熟地黄24克，山萸肉、干山药各12克，泽泻、牡丹皮、茯苓各9克）加知母、黄柏各6克组成。

【用法】上药为细末，炼蜜为丸，每次服6克，每日2次，温开水送下。

【功用】滋阴降火。

【证候】肝肾阴虚。

腹痛隐隐，或腹内结块，便秘，大便带血，腰膝酸软，头晕耳鸣，视物昏花，五心烦热，口咽干燥，盗汗，遗精，月经不调，形瘦纳差，舌红少苔，脉弦细数。

【按语】本方以六味地黄滋补肝肾，加知母、黄柏清泻虚火。便秘者，加柏子仁、火麻仁润肠通便；大便带血者，加三七、茜草、仙鹤草化瘀止血；遗精加芡实、金樱子益肾固精；月经不调者加香附、当归益气活血调经。

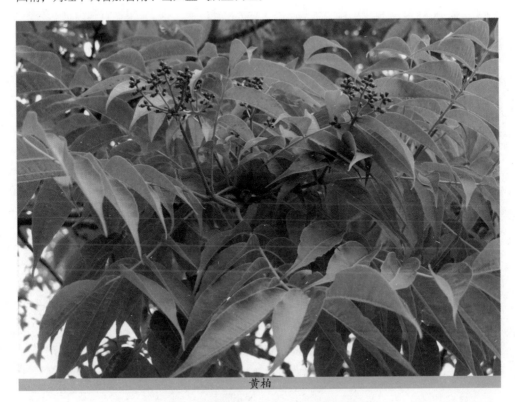

黄柏

降低肠癌有方法

肠癌严重威胁人体健康，发病率呈逐年上升趋势。预防肠癌是有方法的，具体如下：

1.吃全麦面。全麦面是用没去麸皮的麦子磨成的面粉。全麦面里面保留了许多有益物质，能吸收人体内的亚硝胺等许多致癌物质，随粪便一起排出体外，从而减少肠癌的发生。

2.散步。每天坚持散步20分钟以上，患肠癌的风险可降低20%。散步的时间越长，患肠癌的风险也就越低。为什么散步能防肠癌。原因很简单，散步加快了肠蠕动，减少了便秘的发生，从而降低了肠组织癌变的几率。

3.吃富含钙的食物。研究发现，女性每天摄入一定量的富含钙的食物，可以降低直肠癌的发病率。原来，钙进入人体后，可以中和肠道中胆汁酸，而胆汁酸恰恰是让大肠组织癌变的诱因。

白血病

白血病是儿童和青少年中较为常见的一种恶性肿瘤，又称血癌，是人血液中的造血干细胞出现异常，肝、脾、淋巴结等器官和组织中的白细胞大量增生积聚，并使正常造血受抑制。临床表现为贫血、出血、感染及各器官浸润症状。

在临床上，白血病有急性和慢性之分。急性白血病病情进展迅速，自然病程仅有数周至数月。慢性白血病发病缓慢，早期通常表现为倦怠乏力，然后逐渐出现头晕、心悸气短、低热、盗汗、皮肤瘙痒等相应的症状。病情让人难以察觉，等到病人觉察到自己身体异常时，已经耽误了治疗的最佳时机。

许多生活中的因素会导致白血病的发生，如病毒、放射、药物、遗传因素、化学毒物等，而且往往多种因素交织在一起。就拿化学毒物来讲，苯致白血病已经得到证实，所致白血病通常为急性粒细胞白血病、红白血病和慢性粒细胞白血病这三类；烷化剂则可致继发性白血病。

另外，白血病与遗传因素也有关。一些白血病有家庭性。另外，单卵双胎如一人患白血病，另一人患白血病的几率为20%。

中医没有白血病这种说法，有关白血病的证候、治疗等内容散见于"虚劳""恶核"等病症中。

清瘟败毒饮（余师愚《疫疹一得》卷下）

【组成】生石膏15～60克，生地黄9～30克，犀角1～3克，黄连3～9克，栀子、黄芩、知母、赤芍、玄参、连翘、牡丹皮各9克，桔梗、甘草、鲜竹叶各6克。

【用法】水煎服。

【功用】清热解毒，凉血泻火。

【证候】热邪炽盛。

急性发作，高热骤起而持续，发热不恶寒或微恶寒，汗出热不解，口渴喜冷饮，烦躁不安，鼻衄，齿衄，紫斑，骨关节疼痛，或颈、腋下触及痰核，或胁下癥结，便秘，尿黄，舌红，苔黄，脉洪大。

【按语】本方由白虎汤、犀角地黄汤、黄连解毒汤三方加减而成。石膏、知母、甘草、竹叶清肺、胃气分的邪热；犀角、地黄、牡丹皮、赤芍、玄参凉血救阴，清血分之热；黄连、黄芩、栀子、连翘清热解毒。骨节疼痛明显者可加羌活、独活，祛风除湿止痛；便秘加大黄、枳实通腑泻热。

神犀丹（《温热经纬》引叶天士方）

【组成】犀角（水牛角代）1800克，

石菖蒲、黄芩各180克，生地黄（绞汁）、金银花各500克，金汁、连翘各300克，板蓝根270克，淡豆豉240克，玄参210克，天花粉、紫草各120克。

【用法】各生晒研细，以水牛角、地黄汁、金汁和捣为丸，每重（3克），凉开水化服，日二次，小儿减半。

【功用】清热开窍，凉血解毒。

【证候】毒盛伤血。

壮热谵语，胸中烦闷，口干而渴，皮肤黏膜瘀点、瘀斑，色鲜红或紫红，全身各部均可出血，如鼻衄、齿衄、尿血、便血等，舌红绛，苔黄，脉弦数。

【按语】犀角、生地黄、玄参、板蓝根、紫草清营凉血，合金银花、连翘、黄芩、天花粉清热解毒，佐淡豆豉宣达郁热，石菖蒲芳香开窍。出血严重者，可加大蓟、小蓟、仙鹤草凉血止血；神昏谵语者，可加服安宫牛黄丸、至宝丹，以清心开窍。

生脉散（张元素《医学启源》）

【组成】人参9克，麦冬9克，五味子6克。

【用法】水煎服。

【功用】益气生津，敛阴止汗。

【证候】气阴两虚。

体倦乏力，语音低微，自汗盗汗，口渴，手足心热，反复低热，头晕目眩，皮肤紫斑或衄血，眠差，纳差，舌红或淡，少苔或花剥苔，脉细弱。

【按语】人参、麦冬、五味子益气生津。

气虚症状突出者，可合四君子汤健脾益气；阴虚症状突出者，可合六味地黄丸滋阴补肾；出血症状突出者，可加仙鹤草、蒲黄、三七等止血；眠差者，加酸枣仁、夜交藤养心安神；纳差者，加神曲、麦芽、谷芽开胃健脾。

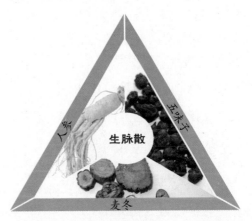

右归丸（张景岳《景岳全书》）

【组成】熟地黄240克，山药（炒）、菟丝子（制）、鹿角胶（炒珠）、杜仲（姜汁炒）各120克，山茱萸（微炒）、枸杞子（微炒）、当归各90克，肉桂、制附子各60克。

【用法】水煎服，用量按原方比例酌减。

【功用】温补肾阳，填精益髓。

【证候】脾肾阳虚。

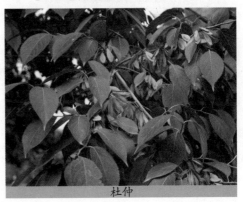

杜仲

面色㿠白，唇甲不荣，气短乏力，畏寒肢冷，四肢浮肿，腰酸膝软，皮肤紫斑，衄血，尿血，便血，消瘦纳呆，自汗便溏，小便清长，阳痿遗精，舌质淡边有齿痕，苔白润，脉弱无力。

【按语】本方温补之力颇强，方中肉桂、附子、鹿角胶温补肾阳，填精补髓；熟地黄、山茱萸、山药、菟丝子、枸杞子、杜仲滋阴益肾，养肝补脾；当归补血养肝。

膈下逐瘀汤（清·王清任《医林改错》）

【组成】五灵脂、当归、桃仁、甘草、红花各9克，川芎、牡丹皮、赤芍、乌药各6克，枳壳5克，延胡索、香附各3克。

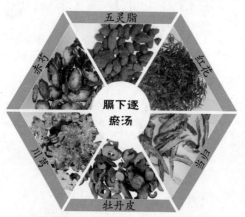

膈下逐瘀汤

【用法】水煎服。

【功用】活血祛瘀，行气止痛。

【证候】瘀血内阻。

形体消瘦，胸胁胀痛痞闷，腹中坚硬症积，肝脾肿大明显，神疲乏力，面色黧黑，午后发热，手足心热，大便色黑，月经不调，舌红或紫，苔薄，脉涩。

【按语】红花、桃仁、五灵脂、玄胡、牡丹皮、赤芍、当归、川芎活血化瘀，消癥止痛；香附、乌药、枳壳调气疏肝；甘草调和诸药。肝脾肿大者，可吞服鳖甲煎丸以加强消癥化积之力。

贫血明显者，可合当归补血汤即黄芪、当归，以补气养血。

青蒿鳖甲汤（吴瑭《温病条辨》）

【组成】青蒿、知母各6克，牡丹皮9克，生地黄12克，鳖甲15克。

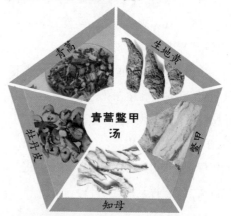

青蒿鳖甲汤

【用法】水煎服。

【功用】养阴透热。

【证候】血热毒盛。

低热不退，夜热早凉，咽喉肿痛，口腔糜烂，颈腋痰核肿大，头晕耳鸣，口渴咽干，盗汗，腰酸，全身骨节疼痛，鼻衄齿衄，或见吐血、便血、尿血，皮肤紫斑，舌质红，脉细数。

【按语】青蒿清透邪热，引邪出表，鳖甲养血滋阴，两药合用共呈滋阴透热之效；知母、牡丹皮助青蒿凉血清热解表；生地黄助鳖甲滋阴。咽喉肿痛，口腔糜烂，加金银花藤、鱼腥草、射干清热解毒利咽；颈腋痰核肿大质硬者，加三棱、莪术、胆南星破血逐瘀，化痰散结。

麦味地黄丸（明·龚廷贤《寿世保元》）

【组成】由六味地黄丸加麦冬9克，五味子6克组成。

【用法】上药为细末，炼蜜为丸，每次服9克，每日2次，空腹时用姜汤送下。

【功用】滋补肺肾。

【证候】肝肾阴虚。

头晕眼花，目涩，视物不清，口干舌燥，心烦失眠，耳鸣耳聋，腰膝酸软，五心烦热，遗精，月经不调，皮肤紫斑，舌红少苔，脉弦细。

【按语】六味地黄丸滋补肝肾，麦冬、五味子养阴敛阴。出血者，加血余炭、侧柏叶炭止血。

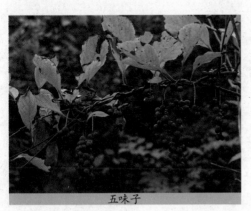
五味子

八珍汤（萨迁《瑞竹堂经验方》）

【组成】人参、白术、白茯苓、当归、川芎、白芍、熟地黄、甘草（炙）各一30克。

【用法】或作汤剂，加生姜三片，大枣五枚，水煎服，用量根据病情酌定。

【功用】益气补血。

【证候】气血两亏。

面色㿠白，神疲倦怠，心悸气短，皮肤紫斑，或见其他部位出血，舌体胖边齿痕，舌质淡，苔薄白，脉弱。

【按语】四君子汤补气健脾，四物汤补血调肝。出血较重者，加阿胶、何首乌、仙鹤草补血止血。常选用具有一定抗白血病的药物，如白花蛇舌草、半枝莲、拳参、紫草、牛耳大黄、青黛、重楼、野菊花、鬼箭羽、虎杖、丹参、海藻、两面针等。

白血病的饮食讲究多

白血病是一种恶性的血液系统疾病，对人体消耗极大。为了对抗这种消耗，患者就必须在饮食上加强营养。日常营养素的供应中，高热量、高蛋白食物不能少，这些食物包括瘦肉、禽蛋、鱼类、动物内脏和豆类及其制品等；高维生素食物也不能少，新鲜蔬菜、水果等每餐必食；注重钠、钾、钙等无机盐的供应，维持身体电解质的平衡。

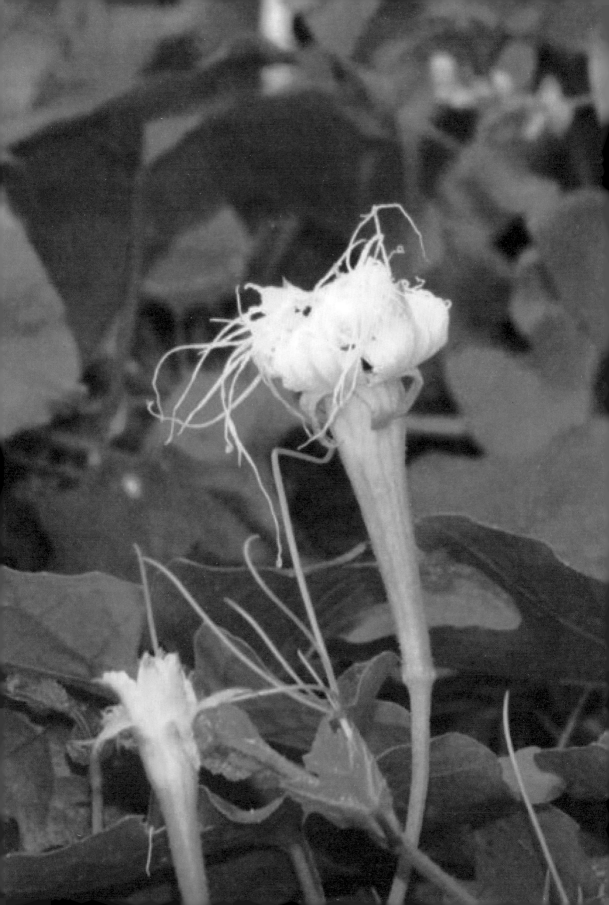